Heinz K. J. Lettnin

Tauchen mit Mischgas

Springer

Berlin
Heidelberg
New York
Barcelona
Budapest
Hongkong
London
Mailand
Paris
Santa Clara
Singapur

Heinz K. J. Lettnin

Tauchen mit Mischgas

Theorie, Technik, Anwendung

Dritte, neubearbeitete Auflage

Mit 104 Abbildungen

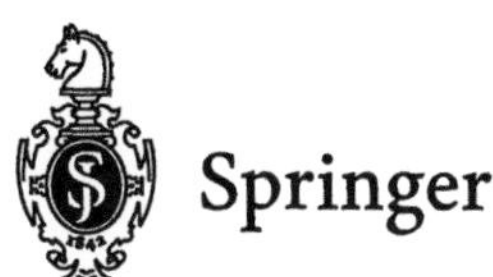

Dr. -Ing. Heinz K. J. Lettnin
Wilhelmsburger Straße 1
21502 Geesthacht

Die Einbandgrafik wurde von The Image Bank® Bildagentur GmbH, Frankfurt/M, zur Verfügung gestellt.

Die Deutsche Bibliothek - CIP Einheitsaufnahme
Lettnin, Heinz K. J.:
Tauchen mit Mischgas: Theorie, Technik, Anwendung / Heinz K.J. Lettnin.
3.,neubearb.Aufl.
Berlin; Heidelberg; New York; Barcelona; Budapest; Hongkong; London;
Mailand; Paris; Santa Clara; Singapur; Tokio: Springer, 1998
ISBN-13: 978-3-642-72206-6

ISBN-13: 978-3-642-72206-6 e-ISBN-13: 978-3-642-72205-9
DOI: 10.1007/978-3-642-72205-9

Softcover reprint of the hardcover 3th edition 1998

Einbandentwurf: Struve & Partner, Heidelberg
Satz: Reproduktionsfertige Vorlage durch Autor
SPIN: 10674657 68/3020 - 5 4 3 2 1 0 - Gedruckt auf säurefreiem Papier

Vorwort zur 3. Auflage

Das Tauchen mit künstlichen Atemgasgemischen ist heute als Standard anzusehen. Eingeführt und angewendet in der kommerziellen Taucherei und hier speziell im Offshorebereich, wächst inzwischen auch unter Sporttauchern das Interesse am Tauchen mit Mischgasen.

Ein großer Schritt vorwärts in dieser Entwicklung war die Einführung der französischen Tauchtabellen in 1992/93 für Arbeiten in hyperbarer Umgebung. Unter Berücksichtigung des aktuellen Standes der Tauchmedizin und Tauchtechnik stehen damit frei zugängliche Dekompressionstabellen, u.a. für den Einsatz von Mischgasen, zur Verfügung.

Im deutschen Bereich wird an der Neufassung der Unfallverhütungsvorschrift Taucherarbeiten (VBG 39) gearbeitet, die in ihrer vorläufig letzten Fassung vom Februar 1997 vorliegt und etliche Neuerungen bringt. Dazu gehört der empfohlene Einsatz von Sauerstoff bei der Dekompression sowie auch die Anwendung der Oberflächendekompression. Die in der Neufassung vorgestellten Dekompressionstabellen lehnen sich stark an die oben genannten französischen Tauchtabellen an.

Die vorliegende dritte Auflage wurde ergänzt und aktualisiert soweit dies möglich war, da im Rahmen der europäischen Harmonisierung nationale Normen und Richtlinien zum Teil noch überarbeitet werden.

Das Buch will eine Einführung in das weite Feld des Mischgastauchens und der damit verbundenen Fragen und Probleme geben. Darüber hinaus will es das Interesse für eine Technik wecken, die die Erschließung mariner Rohstoffquellen für den Menschen erst möglich gemacht hat.

Geesthacht, März 1998 H.K.J. Lettnin

Vorwort zur 2. Auflage

Das Tauchen mit Mischgas hat nichts von seiner Aktualität verloren. Das Gegenteil ist der Fall, wie der Ende 1992 erfolgreich durchgeführte Rekordtauchgang auf 701 m zeigt. Französischen Tauchern gelang im November 1992 in Marseille mit einem Atemgasgemisch aus Sauerstoff, Helium und Wasserstoff den bisherigen amerikanischen Rekord für bemannte Tauchgänge von 686 m auf 701 mTiefe zu erweitern.

Mit dieser zweiten Auflage werden neuere Entwicklungen berücksichtigt, wobei Gliederung und Aufbau der ersten Auflage beibehalten wurden, jedoch der Inhalt aktualisiert und z.T. erweitert wurde.

Insbesondere wurden die seit 1993 verfügbaren französischen Vorschriften über Arbeiten in hyperbarer Umgebung mit eingearbeitet, jedoch nur der Teil, der Taucherarbeiten berücksichtigt. Die Vorschriften behandeln neben den Taucherarbeiten sowohl Druckkammereinsätze zu medizinischen Zwecken als auch Druckluftarbeiten.

Damit liegt jetzt in der zweiten Auflage eine aktualisierte Fassung vor, die Tauchpraktikern und Kammerfahrpersonal, aber auch tauchtechnisch interessierten Laien eine umfassende Einführung in das heutige Mischgastauchen gibt.

Geesthacht, März 1994 H.K.J. Lettnin

Vorwort

Die weltweite Nutzung mariner Resourcen, insbesondere die Nutzung von Öl- und Gaslagerstätten im Meer, wären ohne die gewaltigen Fortschritte in der Tauchtechnik nicht möglich gewesen. Der Einsatz von Mischgasen und modernsten Tauchtechniken hat dem Menschen unter Wasser ganz neue Dimensionen eröffnet. Heute sind mehrwöchige Taucheinsätze bis zu Tiefen von 300 m als Standard anzusehen.

Da die einschlägige Literatur zum Mischgas/Sättigungstauchen, soweit sie frei verfügbar ist, vorwiegend anglo-amerikanischen Ursprungs ist, soll mit dieser Arbeit versucht werden, dem deutschsprachigen Leserkreis eine umfassende Darstellung der heute bestehenden Tauchtechniken zu geben. Aus Gründen der Systematik sind daher auch die Drucklufttauchverfahren mit eingeschlossen worden.

Das Buch wendet sich sowohl an Tauchpraktiker, Meerestechniker und Kammerfahrpersonal als auch an den tauchtechnisch interessierten Laien.

Für Praktiker sind vielleicht Verfahren für Einsätze über 50 m Wassertiefe, Methoden zur Verlängerung der Tauchzeit sowie Taucheinsätze in kontaminierten Gewässern und in Medien dichter als Wasser besonders interessant. Darüberhinaus werden tauchtechnische Grundlagen und Aufgaben des Gasmanagements behandelt und durch zahlreiche Beispiele aus der Praxis ergänzt. Diese praxisorientierten Aufgaben sollen helfen, das Verständnis für die physikalischen Zusammenhänge zu erleichtern.

Breiten Raum nehmen naturgemäß Dekompressions- und Behandlungsverfahren ein. Obwohl diese Verfahren weitgehend durch medizinisch-physiologische Überlegungen bestimmt werden, wurden hier bewußt medizinische Fragen ausgeklammert und mehr die technischen Verfahrensweisen in den Vordergrund gestellt. Es gibt eine umfassende Fachliteratur zur Tauchmedizin, auf die hier verwiesen wird.

Den Abschluß bilden Fragen der Sicherheit und der Sicherheitsgesetzgebung sowie Arbeitstechniken und Arbeitsbedingungen Offshore.

Für weitere Fragen wird auf die Referenzliste verwiesen, in der weiterführende Literatur zu den behandelten Themen zusammengestellt ist.

Diese Arbeit entstand im Rahmen der Ausbildungstätigkeit von Tauch- und Kammerfahrpersonal des GKSS-Forschungszentrums Geesthacht. Der Autor dankt dem Forschungszentrum, insbesondere dem Institut für Anlagentechnik, für die Voraussetzungen und die Unterstützung zu diesem Buch.

Geesthacht, Juli 1990 H. K. J. Lettnin

Inhaltsverzeichnis

1 *Einleitung* 1

2 *Gesetzliche Maßeinheiten* 4

2.1 Abgeleitete Einheiten 4
2.2 Umrechnung in amerikanische Maßeinheiten 7

3 *Eigenschaften des Wassers* 9

3.1 Thermodynamische Eigenschaften des Wassers 9
3.2 Akustische Eigenschaften des Wassers 12
3.3 Optische Eigenschaften des Wassers 13

4 *Eigenschaften der Luft* 16

5 *Tauchgase und ihre Eigenschaften* 19

5.1 Einführung 19
5.2 Sauerstoff 20
5.3 Stickstoff 25
5.4 Luft und Nitrox 27
5.5 Kohlendioxid 27
5.6 Helium 29
5.7 Wasserstoff 32

6 *Gasgesetze* 34

6.1 Ideales Gasgesetz 34

6.2 Abgeleitete Gasgesetze. 35
6.2.1 Gasgesetz von Boyle-Mariotte 35
6.2.2 Gasgesetz von Gay-Lussac 36

6.2.3 Partialdruckgesetz 36
6.2.4 Gesetz von Henry 38
6.3 Anwendungsbeispiele 39

7 Gasmanagement 46

7.1 Einführung 46
7.2 Gesetzliche Grundlagen beim Umgang mit Druckgasen 46
7.3 Kennzeichnung von Druckgasbehältern 47
7.4 Reinheit von Gasen 48
7.5 Gasanalyse 51
7.5.1 Einführung 51
7.5.2 Analysegeräte 52
7.6 Sauerstoffhandhabung und Komponentenreinigung 54
7.7 Physikalisch-mathematische Grundlagen des Gasmanagements 57
7.7.1 Volumenbestimmungen 57
7.7.2 Gasbedarfsrechnungen 58
7.7.3 Berechnungsbeispiele 63
7.8 Mischen von Gasen 70
7.8.1 Einführung 70
7.8.2 Mischformeln 72
7.8.3 Berechnungsbeispiele 76
7.9 Gasbedarfsrechnung für ein komplettes Tauchsystem 78

8 Grundlagen der Hydrostatik 88

8.1 Wasserdruck 88
8.2 Das Archimedische Prinzip 91
8.3 Auströmende Flüssigkeiten 93
8.4 Anwendungsbeispiele 95

9 Tauchverfahren 102

9.1 Einführung 102
9.2 1 bar-Tauchsysteme (ADS) 105
9.3 Autonomes Tauchen 106
9.3.1 Einführung 106
9.3.2 Technisches System 108

9.3.3 Tauchgase . . . 111
9.4 Oberflächenversorgtes Tauchen . . . 112
9.4.1 Einführung . . . 112
9.4.2 Technisches System . . . 113
9.4.3 Tauchgase . . . 115
9.5 Einsatz von Tauchglocken . . . 116
9.6 Nitroxtauchen . . . 121
9.6.1 Einführung . . . 121
9.6.2 Technisches System . . . 124
9.7 Mischgastauchen . . . 124
9.7.1 Einführung . . . 124
9.7.2 Technisches System . . . 125
9.8 Sättigungstauchen . . . 126
9.8.1 Einführung . . . 126
9.8.2 Technisches System . . . 130
9.8.3 Tauchgase . . . 136

10 Tauchen in kontaminierten Gewässern . . . 139

10.1 Einführung . . . 139
10.2 Thermische Kontaminationen . . . 140
10.3 Biologische Kontaminationen . . . 141
10.4 Chemische Kontaminationen . . . 142
10.5 Radiologische Kontaminationen . . . 143
10.5.1 Radioaktivität . . . 143
10.5.2 Radiologische Einheiten und Grenzwerte . . . 147
10.5.3 Radiologische Quellen und ihre Abschirmung . . . 148

11 Kompression und Dekompression . . . 152

11.1 Einführung . . . 152
11.2 Kompression . . . 153
11.3 Physikalisch-physiologische Grundlagen der Dekompression . . . 156
11.3.1 Mathematische Modelle des Gastransports . . . 156
11.3.2 Auf- und Entsättigungsprozesse . . . 158
11.3.3 Dekompressionskriterien . . . 163
11.3.4 Bestimmung von Austauchtabellen . . . 165
11.3.5 Gasaustausch ungelöster Inertgase . . . 168

11.4 Dekompressionen bei Druckluft/Nitrox Tauchverfahren 169
11.4.1 Normale Druckluft-Dekompression 169
11.4.2 Dekompression bei Wiederholungstauchgängen 171
11.4.3 Druckluftdekompression im Wasser unter Einsatz von Sauerstoff 173
11.4.4 Oberflächendekompression mit Sauerstoff Druckluft 174
11.4.5 Dekompression bei Verwendung von Nitrox 176
11.4.6 Dekompression beim Tauchen in Medien dichter als Wasser 178

11.5 Dekompressionen bei Einsatz von Mischgasen 179
11.5.1 Einführung 179
11.5.2 Dekompression beim autonomen Mischgastauchen 179
11.5.3 Dekompressionen beim schlauchversorgten Mischgastauchen 180
11.5.4 Beispielrechnungen für schlauchversorgte Mischgastauchverfahren 186
11.5.5 Dekompression bei Einsatz von Tauchglocken (bell bounce) 193
11.5.6 Notfallprozeduren beim Mischgastauchen 196

11.6 Dekompressionsverfahren beim Sättigungstauchen 198

12 Dekompressionskrankheiten und ihre Behandlung 204

12.1 Taucherkrankheiten 204
12.2 Dekompressionskrankheiten 207

12.3 Therapeutische Rekompression und Behandlung 213
12.3.1 Allgemeines 213
12.3.2 Behandlung von Dekompressionskrankheiten nach Druckluft/Nitrox Tauchoperationen 215
12.3.3 Behandlung von Dekompressionskrankheiten nach Mischgaseinsätzen 219

12.4 Isobare Gegendiffusion 221
12.4.1 Einführung und Definitionen 221
12.4.2 Mathematische und physikalische Modelle 223
12.4.3 Praktische Anwendungen der isobaren Gegendiffusion 225

13 *Sicherheit und Sicherheitsgesetze* 229

13.1 Einführung 229
13.2 Tauchbezogene deutsche Rechtsgrundlagen 232
13.3 Tauchbezogene ausländische Rechtsgrundlagen 235
13.4 Verantwortlichkeiten im Offshore-Bereich 237
13.5 Sicherheit beim Tauchen 241
13.6 Personalqualifikation und Arbeitsbedingungen 242
13.6.1 Personalqualifikation 242
13.6.2 Tauchgangsabwicklung und Arbeitsbedingungen 246
13.6.3 Vergütungsrahmen 248

14 *Taucheraktivitäten Offshore* 251

14.1 Einführung 251
14.2 Übersicht über Unterwasserarbeitstechniken 253
14.2.1 Reinigungs/Konservierungsarbeiten 254
14.2.2 Bergungsarbeiten 255
14.2.3 Trennverfahren 257
14.2.4 Fügearbeiten 261
14.2.5 Ingenieurbau unter Wasser 265
14.3 Übersicht über Unterwasserinspektionstechniken 266
14.3.1 Übersichtsinspektionen 266
14.3.2 Zerstörungsfreie (NDT) Inspektionen 268
14.4 Übersicht über Taucheraktivitäten im Offshore-Bereich 271
14.4.1 Einführung 271
14.4.2 Exploration 271
14.4.3 Produktion 274
14.4.4 Unterwasserinspektionen 279
14.4.5 Offshore-Unfälle 282

Literatur 285

Sachregister 297

1 Einleitung

Der Mensch, obwohl im Laufe der erdgeschichtlichen Entwicklung dem Meer entstiegen, beginnt erst heute mit übergreifender Forschung und wirtschaftlicher Nutzung des "nassen" Kontinents. Dies ist umso erstaunlicher, da über 70% unserer 509 Mill km^2 großen Erdoberfläche mit Wasser bedeckt sind. Während unsere Kontinente, die nur 29% der Gesamtoberfläche darstellen, erforscht und bekannt sind, steckt die systematische Erforschung der Weltmeere sowie der Wechselwirkungen zwischen Meer und Atmosphäre und die Nutzung ihrer Rohstoffquellen erst in den Anfängen.

Dabei hat der Mensch, seit er als Landlebewesen existiert, immer das Wasser gesucht. Die ersten Siedlungen lagen an Fluß- oder Meeresufern und versorgten ihn neben dem lebensnotwendigen Wasser auch mit Nahrung aus dem Wasser. Er lernte auch sehr früh sich im Wasser zu bewegen und sich das Wasser als Transportweg nutzbar zu machen.

Die Anfänge des Schwimmens dürften auch die Anfänge des Tauchens gewesen sein, als der Mensch entdeckte, daß er sich mit angehaltenem Atem auch unter Wasser bewegen kann. Professionelles Tauchen, wenn dieser Ausdruck für das Tauchen nach Schwämmen, Perlen, Korallen und auch untergegangenen Schiffen verstanden wird, wird schon seit mehreren tausend Jahren betrieben.

Selbst der Einsatz von Tauchglocken ist keine Erfindung von heute, sondern geht mindestens 2000 Jahre zurück bis in das 3. Jahrhundert vor Christus. Alexander der Große soll sich in einer gläsernen Glocke in die Bosporusgewässer hinabgelassen haben, wie zeitgenössische Chroniken berichten, siehe Abb 1.1 [1]. Die Tauchglocke war offensichtlich groß genug und die Tauchzeit so kurz, daß das eingeschlossene Sauerstoffvolumen ausreichte und der Kohlendioxidspiegel in der Glocke zu tolerieren war.

Erst wesentlich später gegen Ende des 17. Jahrhunderts verbesserte der britische Astronom Edmund Halley die Tauchtechnik mit Tauchglocken durch laufende Lufterneuerung in der Glocke. Dazu wurden luftgefüllte

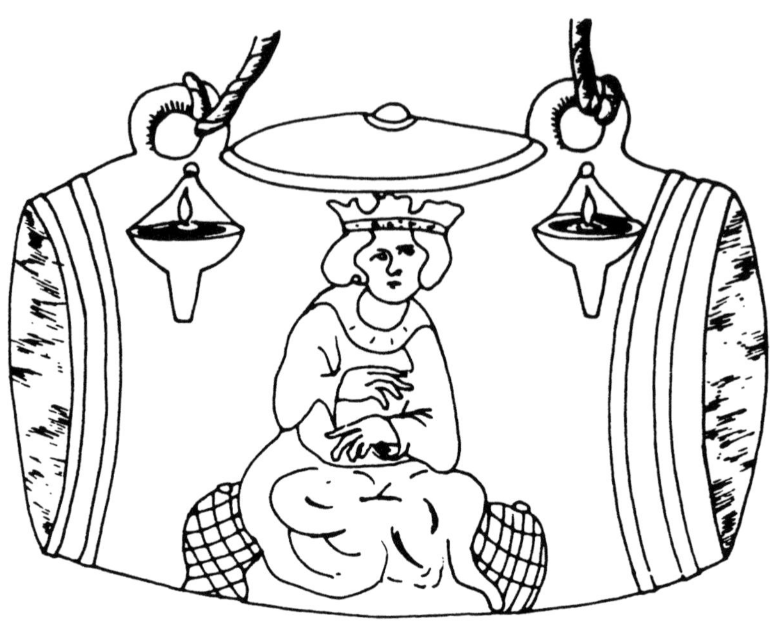

Abb 1.1. Zeitgenössische Darstellung von Alexander dem Großen in einer Tauchglocke

Fässer auf den Meeresboden abgesenkt und über Schläuche in die Glocke entleert.

Eine moderne Tauchindustrie, wie wir sie heute verstehen, entwickelte sich erst Ende des letzten Jahrhunderts mit der Bereitstellung der notwendigen technischen Hilfsmittel. In den zwanziger Jahren dieses Jahrhunderts begannen über die Verwendung von Druckluft hinaus Experimente mit künstlichen Atemgasgemischen (Mischgas), bei denen der Stickstoff durch Helium ersetzt wurde.

Der letzte große Entwicklungsschritt erfolgte Anfang der sechziger Jahre mit der Einführung der Sättigungstauchtechnik. Damit hat der Mensch eine neue Schwelle überschritten, die es ihm ermöglicht z.Z. bis auf über 700 m Tiefe zu tauchen und seinen Aufenthalt unter erhöhtem Umgebungsdruck von Stunden auf Wochen und Monate auszudehnen. Das ist nur durch Einsatz komplexer Tauchsysteme und einer hoch entwickelten Tauchtechnik möglich geworden. Abb 1.2 gibt einen Eindruck vom Kammersystem einer modernen Tauchanlage, Beispiel GUSI (GKSS - Unterwasser Simulationsanlage).

Heute wird die Tauchtechnik als Teil der fachübergreifenden Meerestechnik (ocean engineering) gesehen, die interdisziplinär die verschiedenen marinen Forschungsdisziplinen miteinander verbindet. Mit der Erweiterung des

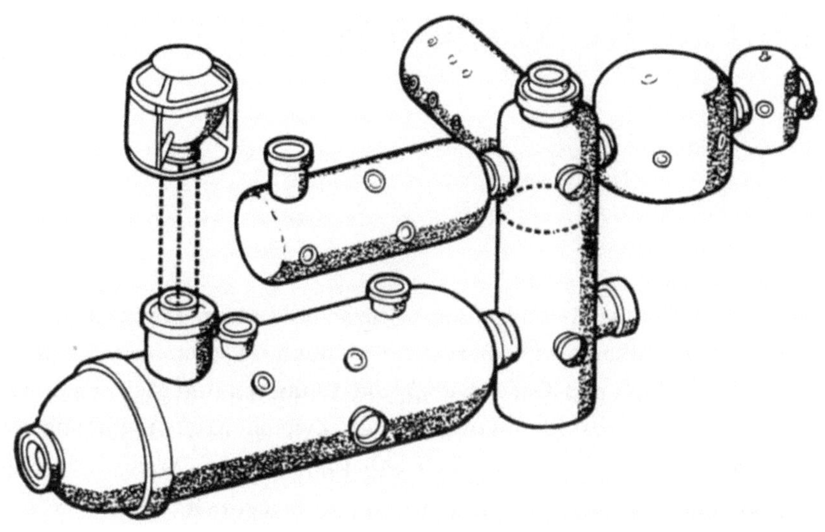

Abb 1.2. Kammersystem einer modernen Tieftauchanlage (GUSI)

Einsatzbereiches und der Übernahme neuer und anspruchsvoller Unterwasseraufgaben sind naturgemäß auch die Anforderungen an die Qualifikation des Tauchers sowie des Oberflächenpersonals gestiegen.

Zum einen muß der Taucher die heutigen Unterwasser-Arbeitstechniken beherrschen und qualifiziert genug sein, um die verschiedensten Aufgaben aus dem Unterwasserbereich effizient und sicher lösen zu können. Zum anderen muß er sich unter erhöhtem Druck in einer Umgebung aufhalten und bewegen, für die der menschliche Körper von Natur her nicht vorgesehen ist.

Nur der Einsatz sehr komplexer technischer Hilfsmittel und Einrichtungen erlaubt ihm ein längeres Verweilen unter Wasser. Dazu müssen aber erhebliche Anforderungen an das physische und psychische Leistungsvermögen des Tauchers gestellt werden, um seinen sicheren Aufenthalt in der für ihn feindlichen Umgebung zu gewährleisten.

2 Gesetzliche Maßeinheiten

Im Rahmen der Vereinheitlichung der unterschiedlichen Maßsysteme im technischen und physikalischen Bereich wie auch in den verschiedenen Ländern der EU ist 1969 das Gesetz über die Einheiten im Meßwesen von der Bundesrepublik verabschiedet und in der Zwischenzeit mehrfach ergänzt worden [2], siehe dazu auch DIN 1301 [3].

Danach sind als Basiseinheiten (SI-Einheiten) u.a. festgelegt:

Basisgröße	Länge	Basiseinheit	Meter	(m)
	Masse		Kilogramm	(kg)
	Zeit		Sekunde	(s)
	Temperatur		Kelvin	(K)

Ausgehend von diesen Basiseinheiten werden weitere Einheiten für Kraft oder Gewicht, Druck, Energie, usw. abgeleitet.

Der Umgang mit den Basiseinheiten führt häufig zu sehr großen bzw. kleinen Zahlenwerten, die unpraktisch zu handhaben sind. Daher ist in DIN 1301 die Benutzung von Vielfachen bzw. Teilen dieser Einheiten vorgesehen.

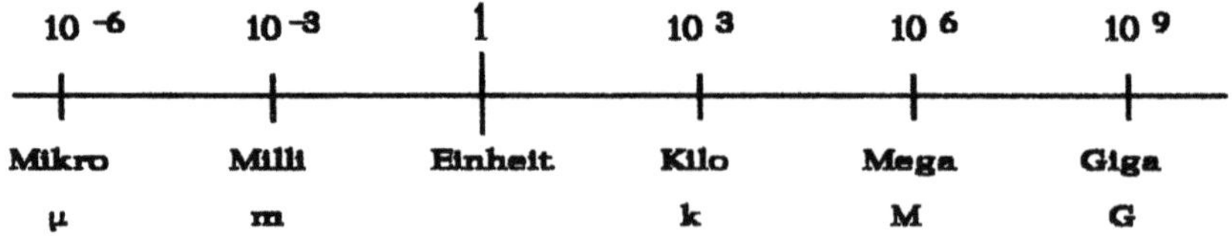

2.1 Abgeleitete Einheiten

Kraft: Die Einheit der Kraft F ist das Newton (N).

$1\,N = 1\,kgm/s^2$.

Nach dem englischen Physiker Newton ist die Kraft F das Produkt aus Masse m und der Beschleunigung a.

$$F = m \cdot a. \qquad (2.1)$$

Die Krafteinheit Newton ist also die Kraft, die eine Masse von 1 kg bei einer Beschleunigung von 1 m/s^2 ausübt.

Die Erdbeschleunigung beträgt für unsere Breiten etwa g = 9,81 m/s^2 . Andere Planeten oder die Sonne haben aufgrund ihrer Masse unterschiedliche Anziehungs- bzw. Beschleunigungswerte. Beispiele dafür sind die Sonne mit a = 274,0 m/s^2, der Mond mit a = 1,6 m/s^2 und die Venus mit a = 8,5 m/s^2.

Während also eine Masse von 1 kg auf der Erde 9,81 N oder aufgerundet 10 N wiegt, wiegt die gleiche Masse auf der Sonne 274 N, auf dem Mond nur 1,6 N und schließlich auf der Venus 8,5 N.

Die Masse bleibt somit im Bereich unterschiedlicher Gravitationsfelder wie auch im Weltenraum unverändert; verändert wird die Kraft entsprechend der einwirkenden Gravitation.

Druck: Die Einheit des Druckes p ist das Pascal (Pa).
1 Pa = 1 N/m^2.

Der Druck p ist definiert als Kraft F pro Flächeneinheit A

$$p = F/A. \qquad (2.2)$$

Die Druckeinheit Pascal ist der Druck p, der von einer Kraft F von 1 N auf eine Fläche A von 1 m^2 ausgeübt wird. Da beim Tauchen in der Regel wesentlich höhere Drücke auftreten, wird hier hauptsächlich die abgeleitete Einheit bar verwendet.

$$1 \text{ bar} = 10^5 \text{ Pa} = 10 \text{ N/cm}^2. \qquad (2.3)$$

Der Druck wird allgemein als Absolutdruck angegeben. Handelt es sich um Unter- oder Überdrücke, so muß dies deutlich gemacht werden. Abweichend von den gesetzlichen Einheiten werden heute noch Drücke in Meter Wassersäule (mWS) angegeben, wobei vereinfachend 10 m Wassersäule einem bar entsprechen. Häufig finden sich auch noch weitere, vom SI-Standard abweichende Druckeinheiten in der internationalen Tauchpraxis in Gebrauch (Abb 2.1).

Dichte: Die Dichte ρ eines Stoffes ist definiert als Verhältnis von Masse m zu Volumen V und hat die Dimension t/m^3, kg/dm^3 oder g/cm^3.

$$\rho = m/V. \qquad (2.4)$$

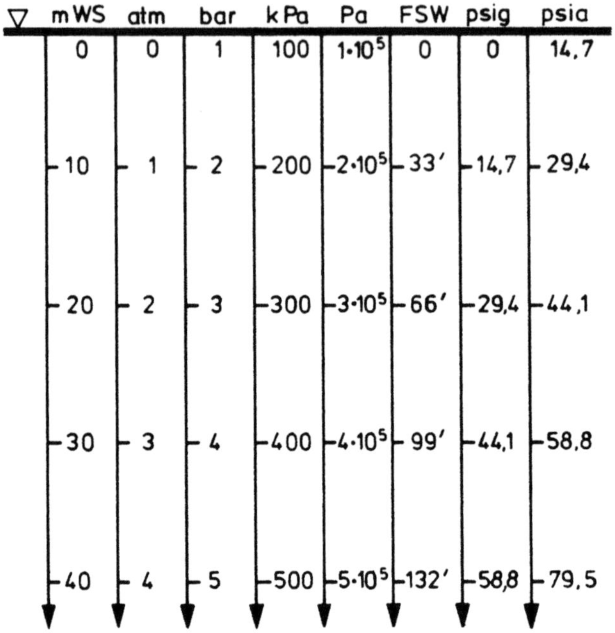

▽ mWS	atm	bar	kPa	Pa	FSW	psig	psia
0	0	1	100	$1 \cdot 10^5$	0	0	14,7
10	1	2	200	$2 \cdot 10^5$	33′	14,7	29,4
20	2	3	300	$3 \cdot 10^5$	66′	29,4	44,1
30	3	4	400	$4 \cdot 10^5$	99′	44,1	58,8
40	4	5	500	$5 \cdot 10^5$	132′	58,8	79,5

Abb 2.1. Vergleich verschiedener Druckeinheiten und Umrechnungsmaßstäbe

Die Dichte eines Stoffes wird auf die Bezugssubstanz Wasser bezogen; d.h. die Dichte gibt an, um wieviel schwerer oder leichter eine gegebene Masse zur Bezugsmasse Wasser bei 4 °C ist.

Wasser hat nach Definition die Dichte ρ von 1 g/cm^3, bzw. 1 kg/dm^3 oder 1 kg/l oder 1 t/m^3 bzw. 1000 kg/m^3.

Die Dichte ρ von Gold beträgt 19,3 g/cm^3, von Alkohol = 0,8 g/cm^3 und von Luft nur $1{,}29 \cdot 10^{-3}$ g/cm^3 oder 1,29 g/l.

Diese Dichteangaben besagen, daß Gold eine 19,3 mal größere Masse als Wasser besitzt, daß die Masse des Alkohols nur das 0,8 fache der Wassermasse beträgt und daß schließlich Luft nur eine Masse von 1,29 tausendstel der von Wasser hat.

Energie: Die Einheit der Energie E oder Arbeit ist das Joule J.

1 J = 1 Nm oder 1 Ws.

Die Energie E oder Arbeit ist definiert als Kraft F mal Weg l oder Leistung P mal Zeit t.

$$E = F \cdot l = P \cdot t. \qquad (2.5)$$

Leistung: Die Einheit der Leistung P ist das Watt W.

1 W = 1 Nm/s = 1 J/s.

Die Leistung P ist definiert als Energie E oder Arbeit pro Zeiteinheit t.

$$P = E/t. \qquad (2.6)$$

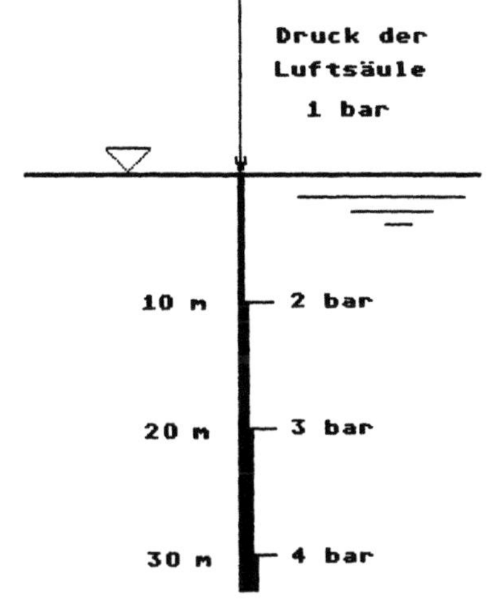

Bei einer vorgegebenen Wassertiefe bestimmt sich der dort herrschende Druck zu

p = mWS / 10 + 1   in bar.   (2.7)

Ein gegebener Druck entspricht damit einer Wassertiefe von

WS = (p - 1)· 10   in m.   (2.8)

Temperatur: Die Einheit der Temperatur T ist das Kelvin K. Als weitere Temperatureinheit t ist das Grad Celsius (°C) zugelassen.

Während die Temperaturskala nach Kelvin beim absoluten Nullpunkt beginnt, ist der Nullpunkt der Celsiusskala beim Eispunkt des Wassers festgelegt.
Damit entsprechen   0 °C = 273 K.

Die Umwandlung von Temperaturangaben in Grad Celsius t in Absoluttemperaturen T ergibt sich zu

T = t + 273   in K.

Umgekehrt werden Absoluttemperaturen T in Celsiusgrade t umgewandelt in

t = T - 273   in °C.

2.2 Umrechnung in amerikanische Maßeinheiten

Während Großbritannien sein Maßsystem im Rahmen der EG-Vereinheitlichung auf das internationale SI-System umgestellt hat, wird im Einflußbereich der USA noch mit dem Zoll-Pfund-System gearbeitet. Da in verschiedenen Regionen der Welt amerikanische Tauchtechnik dominiert, ist der Umgang mit und die Umrechnung von amerikanischen Maßangaben empfehlenswert.

Die Einheiteitslänge von 1 Fuß (') entspricht 0,305 m.
10 m WS entsprechen 33 FSW (Fuß Seewasser), siehe Abb. 2.1.

Umwandlung von FSW in Absolutdrücke p

$$p = (FSW + 33) / 33 = FSW / 33 + 1 \quad \text{in bar oder ata.} \qquad (2.9)$$

Die amerikanische Druckeinheit ist das psi (pounds per square inch); damit entspricht 1 bar in etwa 14,7 psi.

Umwandlung der Wassertiefe in Absolutdrücke psia

$$p = FSW \cdot 0{,}445 + 14{,}7 \quad \text{in psia.} \qquad (2.10)$$

Umwandlung von Temperaturen

Temperaturangaben erfolgen im amerikanischen Maßsystem in Fahrenheit.

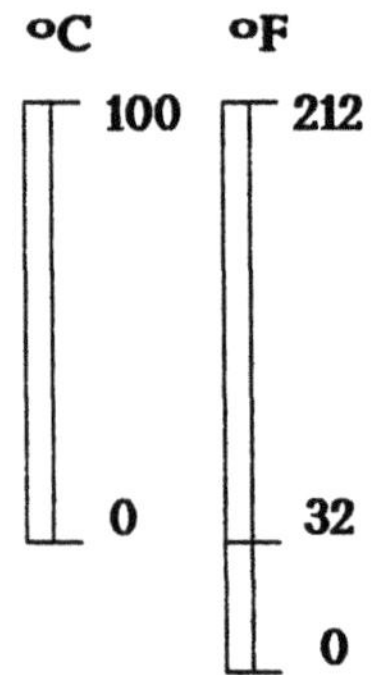

Der Gefrierpunkt des Wassers unter Normalbedingungen liegt in der Celsiusskala bei 0°C, dem 32°F entsprechen. Dem Siedepunkt des Wassers bei 100 ° C entspricht 212 °F

Umwandlung von °F in °C und umgekehrt

$$t = \frac{t\,(°F) - 32}{1{,}8} \quad \text{in °C,} \qquad (2.11)$$

$$t = t\,(°C) \cdot 1{,}8 + 32 \quad \text{in °F.} \qquad (2.12)$$

Umwandlung von Fahrenheit in absolute Temperaturen, die im amerikanischen Maßsystem in Rankine R angegeben werden.

$$T = t\,(°F) + 460 \quad \text{in Rankine R.} \qquad (2.13)$$

Damit entsprechen 273 K gleich 460 R.

3 Eigenschaften des Wassers

Wasser ist das Medium, in dem sich der Taucher bewegt und in dem er arbeitet; dies erfordert sein besonderes Interesse an den speziellen akustischen, optischen und thermodynamischen Eigenschaften des ihn umgebenden Wassers.

Immerhin sind rund 71% der Erdoberfläche mit Wasser bedeckt in einer Tiefenverteilung zwischen 0 und über 11 000 m. Etwa 8% der Weltmeere weist Tiefen bis zu 200 m auf, 15% decken den Bereich zwischen 200 und 3 000 m ab und 76% liegen bei Tiefen zwischen 3 000 und 6 000 m. Nur ein verschwindender Anteil von rd. 1% der Weltmeere ist tiefer als 6 000 m.

Meerwasser besteht zu etwa 96,5% aus reinem Wasser, die übrigen 3,5% enthalten im wesentlichen Natrium- und Magnesiumchlorid, also Kochsalz. Darüber hinaus sind fast alle Elemente in Spuren im Meerwasser nachzuweisen [4]. Der Salzgehalt kann in den verschiedenen Seegebieten stark schwanken; die westliche Ostsee enthält nur etwa 0,8% Salz gegenüber der Nordsee mit ca. 2,9%.

3.1 Thermodynamische Eigenschaften des Wassers

Ein Wassermolekül besteht aus einem Sauerstoffatom und zwei Wasserstoffatomen. Reines Wasser hat seinen Schmelzpunkt bei 0 °C und siedet bei 100 °C unter Normalbedingungen. Wasser besitzt eine physikalisch ungewöhnliche Eigenschaft, es erreicht bei + 4 °C seine größte Dichte. Bei weiterer Abkühlung nimmt die Dichte wieder ab. Im Gefrierpunkt beim Übergang von der flüssigen in die feste Phase findet eine Umstrukturierung der Moleküle statt, die ein größeres Volumen beansprucht. Das bedeutet eine weitere Reduzierung der Dichte beim Eis um ca. 9% und ist die Erklärung dafür, daß Eis auf dem Wasser schwimmt.

Mit zunehmendem Salzgehalt verschiebt sich die größte Dichte zu tieferen Temperaturen hin, wie Abb. 3.1 zeigt.

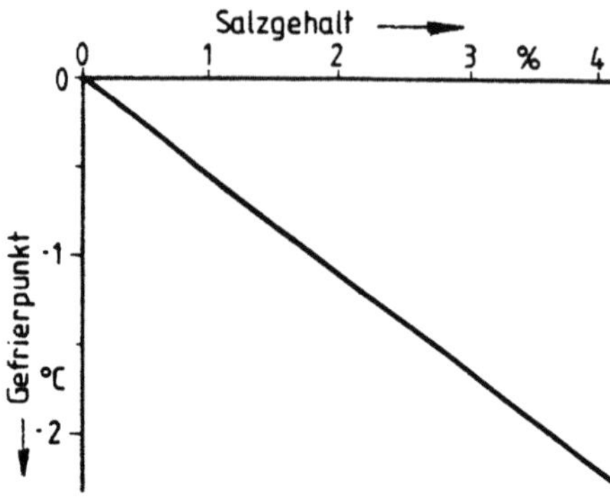

Abb 3.1. Gefrierpunkt des Wassers in Abhängigkeit vom Salzgehalt

Die Dichte reinen Wassers bei + 4 °C beträgt definitionsgemäß $\rho = 1$ g /cm³; bei Meerwasser mit einem mittleren Salzgehalt von 3,5% erhöht sich die mittlere Dichte auf $\rho = 1{,}025$ g /cm³. Obwohl Wasser als inkompressibel gilt, ist bei hohen Drücken im Bereich von mehreren 100 bar eine Volumenreduktion von ca. 1% zu beobachten, die bei einem Druck von 1 000 bar bis auf etwa 4% ansteigt und zu einer entsprechenden Erhöhung der Dichte führt.

Eine weitere bemerkenswerte Eigenschaft des Wassers ist die außergewöhnlich hohe spezifische Wärmekapazität, die große Temperaturschwankungen stark dämpft und somit nur geringe Temperaturänderungen der Meere zuläßt.

Die Oberflächentemperaturen der Meere schwanken zwischen 28 °C am Äquator und etwa - 2 °C in den Polargebieten (Abb 3.2); das schließt aber Spitzenwerte für Oberflächentemperaturen von ca. 35 °C in begrenzten Seegebieten wie z.B. dem Persischen Golf nicht aus.

Typische Tiefenprofile der Temperatur verschiedener Klimazonen zeigen, daß sich in größeren Tiefen ab etwa 1 000 m eine feste Temperatur von rd. + 4 °C einstellt. Die mittlere Temperatur der Weltmeere insgesamt liegt bei +3,8 °C. Jahreszeitliche Temperaturwechsel und oberflächeninduzierte Durchmischungsvorgänge spielen sich fast ausschließlich in den oberen Wasserschichten bis zu 200 m Tiefe ab (Abb 3.2).

Die thermodynamische Eigenschaften des Wassers bestimmen den Wärmeverlust beim Aufenthalt in Wasser. Der Wärmeverlust eines Tauchers wird im wesentlichen durch Wärmeleitung verursacht, die sich durch die Temperaturdifferenz zwischen Körper und umgebenden Wasser sowie der Wärmeleitfähigkeit bestimmt. Wasser hat die größte Wärmeleitfähigkeit aller Flüssigkeiten, die beispielsweise 25 mal höher ist als die von Luft. Ohne Kälteschutz hat daher ein Mensch in kaltem Wasser nur sehr begrenzte Überlebenschancen, die sich in wärmeren Wasser deutlich vergrößern [6].

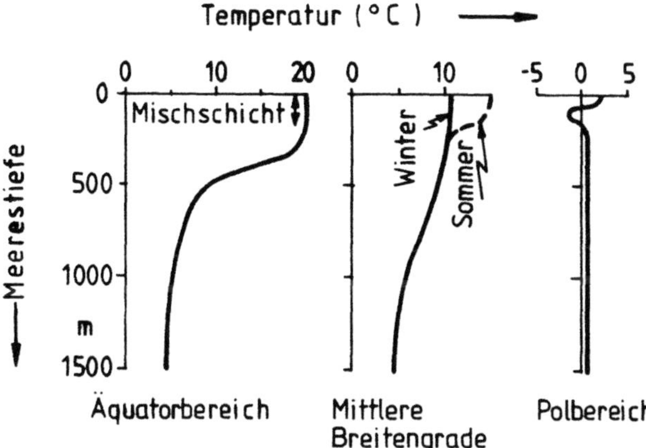

Abb 3.2. Temperaturprofile verschiedener Klimazonen nach [5]

Mit einem Kälteschutz vervielfacht sich aber die Zeit für das Überleben, auch in kaltem Wasser (Abb 3.3). Besonders viel Wärme wird über Kopf und Nacken abgegeben, da diese Bereiche gut durchblutet werden, jedoch keine oder nur sehr geringe Fettschichten als Wärmeisolierung aufweisen.

Tauchen in unseren Breiten ist selbst im Sommer ohne Wärmeschutz kaum durchzuführen.

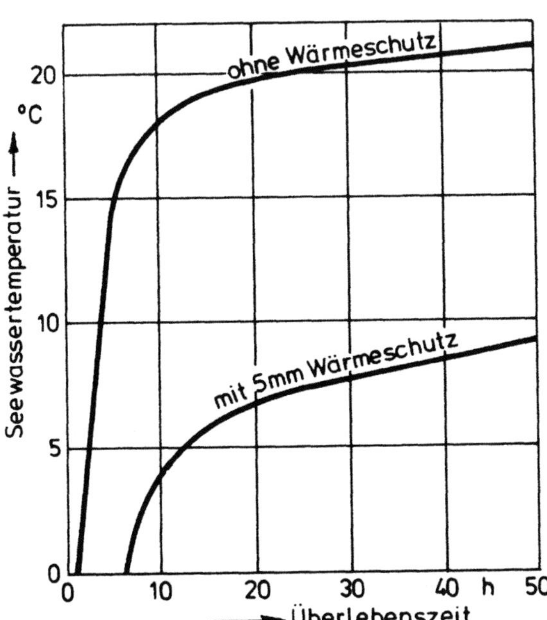

Abb 3.3. Überlebenszeit im Wasser als Funktion der Wassertemperatur

3.2 Akustische Eigenschaften des Wassers

Wegen der höheren Dichte des Wassers gegenüber Luft breitet sich Schall mit etwa 1 450 bis 1 500 m/s in Wasser aus und ist damit etwa 4,5 mal schneller als in Luft. Die Schallgeschwindigkeit steigt geringfügig mit steigendem Salzgehalt, steigender Tiefe und, bemerkenswert, auch mit steigender Temperatur. Zwar müssen zur Schallerzeugung unter Wasser größere Energien aufgebracht werden, dafür ist aber auch die Reichweite wesentlich größer. Die Schallausbreitung ist stark frequenzabhängig, wobei die Dämpfung mit steigender Frequenz deutlich zunimmt. Auch dämpft beispielsweise eine Kopfhaube Frequenzen ab etwa 1 kHz sehr stark. In einem Helm oder in einer Maske erzeugter Luftschall wird wegen der hohen Schallabsorption praktisch nicht mehr an das umgebende Wasser übertragen.

Horizontale Sprungschichten durch Salinitäts- oder Temperatursprünge lenken den Schall ab und führen damit zu Schattenzonen. Dieses Verhalten wird von U-Booten genutzt, um sich vor Suchstrahlen von Sonargeräten zu verstecken.

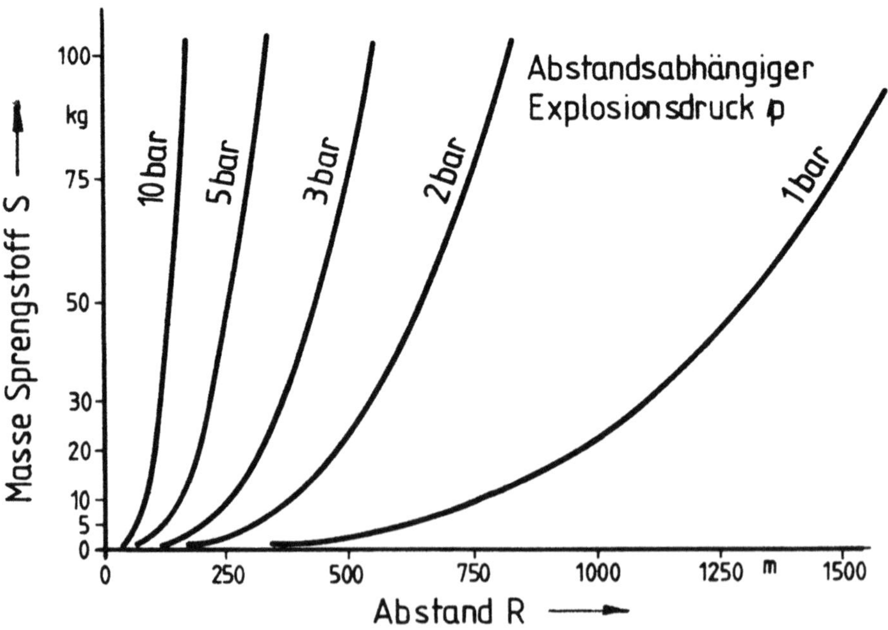

Abb 3.4. Explosionsdruck in Abhängigkeit von der Sprengstoffmasse und dem Abstand

Der Mensch vermag mit Hilfe seiner beiden Ohren durch die Laufzeitdifferenz des Luftschalls sehr genau die Richtung einer Schallquelle zu lokalisieren. Unter Wasser versagt diese Orientierungsmöglichkeit durch die wesentlich höhere Ausbreitungsgeschwindigkeit des Schalls, die in der Regel eine Differenzierung und damit Lokalisierung der Schallquelle nicht mehr erlaubt. Als Orientierungshilfe bleibt die Intensität der Quelle, die bei Annäherung an Lautstärke zunimmt.

Die Schallausbreitung erfolgt durch Druckwellen, die auch den Körper des eingetauchten Menschen passieren. Bei Schallquellen hoher Intensität wie z.B. bei Sonaranlagen können diese Druckwellen in den luftgefüllten Hohlräumen des Körpers wie Lunge , Innenohr, usw. Barotraumen hervorrufen.

Ein Sonderfall besonders intensiver Druckwellen sind Unterwasserexplosionen. Die anfängliche Schockwelle ist in ihrer Intensität am größten und daher auch für den Menschen am gefährlichsten. Der ersten Schockwelle folgen weitere Druckwellen abnehmender Intensität und Reflexionswellen vom Boden und/oder seitlichen Begrenzungsflächen. Die Wirkung einer Unterwasserexplosion wird von der Brisanz des Sprengstoffs, von Wassertiefe, Bodenbeschaffenheit u.a.m. beeinflußt.

Im Falle einer geplanten Unterwasserexplosion sollte der Taucher immer das Wasser verlassen. Ist dies einmal nicht möglich, bleibt als effektive Sicherheitsmaßnahme das Einhalten eines Mindestabstandes. Nach [7] ergibt sich die folgende Beziehung zwischen Explosionsdruck p und Abstand R in Metern vom Explosionsort, wobei S die Sprengstoffmasse in kg bedeutet.

$$p = 353 \; S^{1/3} / R \quad \text{in bar} . \qquad (3.1)$$

3.3 Optische Eigenschaften des Wassers

Das menschliche Auge hat sich im Laufe der Evolution an die Sichtverhältnisse angepaßt, wie sie auf der Erdoberfläche herrschen. Unter Wasser liegen aber ganz andere optische Bedingungen vor, die der Taucher berücksichtigen muß.

Das optisch dichtere Wasser führt dazu, daß hier Gegenstände nur verschwommen wahrgenommen werden können, da durch die gegebene Geometrie des menschlichen Auges kein scharfes Bild mehr auf die Netzhaut projiziert werden kann. Abhilfe bringt das Tragen einer Gesichtsmaske, die zwischen Auge und Sichtglas Luft enthält.

Hierbei ist die sogn. Brechung des Lichtes zu berücksichtigen. Wenn nämlich ein Lichtstrahl von einem optisch dünneren Medium (Luft) in ein optisch dichteres Medium (Wasser) übertritt, so verlangsamt sich die Fortpflanzungsgeschwindigkeit c im dichteren Medium. Das Geschwindigkeitsverhältnis von einfallendem Lichtstrahl zu gebrochenem Strahl wird als Brechzahl n bezeichnet. Die Brechzahl n verhält sich wie der Sinus des Einfallwinkels α_1 zum Reflexionswinkel α_2

$$n = \frac{\text{Lichtgeschwindigkeit in Luft}}{\text{Lichtgeschwindigkeit in Wasser}} = \frac{\sin \alpha_1}{\sin \alpha_2} = \frac{4}{3} \quad . \qquad (3.2)$$

Diese Brechzahl n ist für eine gegebene Materialkombination konstant, wobei jede Kombination durch eine eigene Brechzahl gekennzeichnet ist; für die Materialkombination Luft - Glas beträgt die Brechzahl z.B. 1,5.

Für den Taucher ergibt sich als Konsequenz, daß ihm Gegenstände unter Wasser um ca. $^1/_4$ näher und um ca. $^1/_3$ größer erscheinen. Bei Unterwasseraufnahmen ist für die Scharfeinstellung der Kamera nicht der wirkliche Abstand, sondern wegen der optischen Verhältnisse nur $^3/_4$ der wahren Entfernung zu wählen.

Es versteht sich von selbst, daß durch das dichtere Wasser auch die Sichtweiten durch die größere Absorption begrenzter sind. Schwebeteilchen im Wasser können je nach Konzentration die Sicht bis auf Null reduzieren.

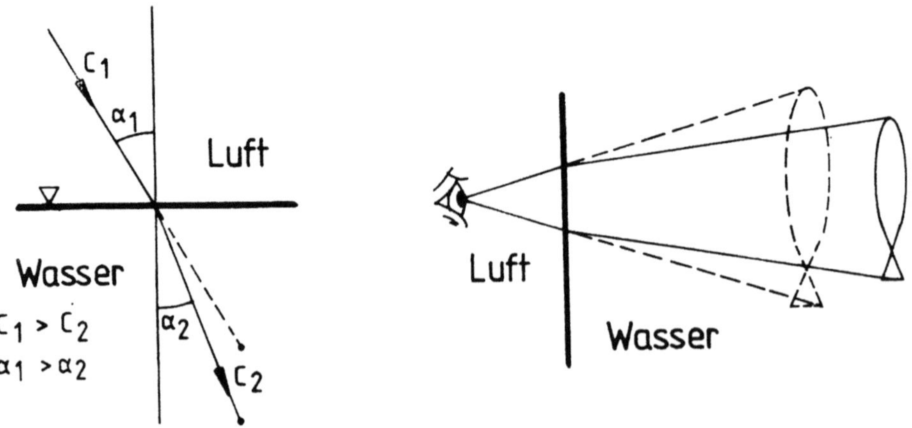

Abb 3.5. Lichtbrechung beim Übergang von Luft und Wasser

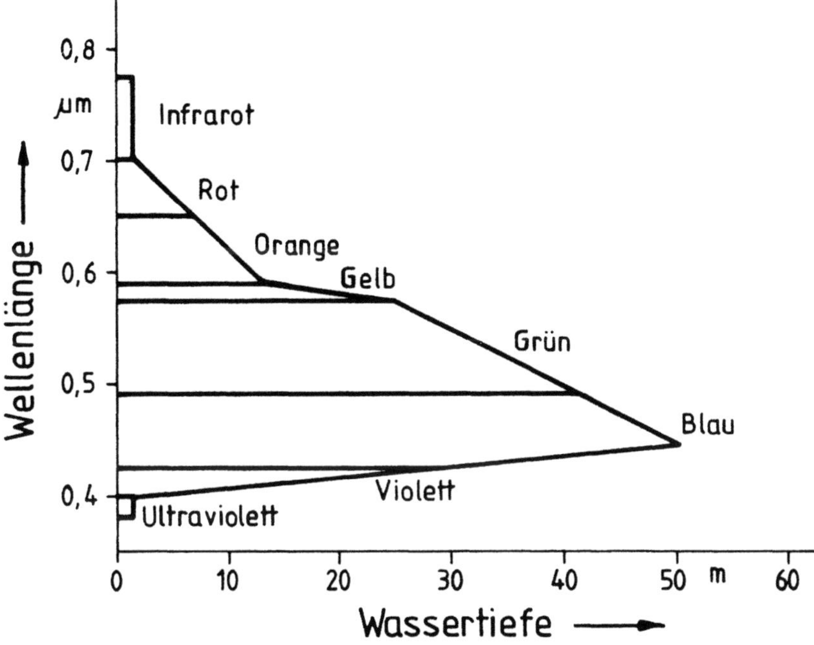

Abb 3.6. Tiefenabhängige Farbabsorption des Lichtes

Reflexionen der Sonnenstrahlung je nach Einfallswinkel sollen nur erwähnt werden, da sie im allgemeinen für den Taucher nicht so relevant sind.

Wichtiger ist dagegen das Farbensehen unter Wasser. Weißes Licht besteht bekanntlich aus den 7 bzw. 8 Spektralfarben, die als elektromagnetische Wellen durch ihre Wellenlängen gekennzeichnet sind. Der sichtbare Bereich liegt zwischen dem langwelligen Infrarot mit einer Wellenlänge um 0,8 µm und reicht bis zum kurzwelligen Ultraviolett mit Wellenlängen um 0,38 µm.

Mit zunehmender Tiefe werden zuerst die langwelligen Rot- und Orangetöne absorbiert, während die kurzwelligen Blautöne erst in größeren Tiefen verschwinden, siehe z.B. [7] (Abb 3.6). In größeren Tiefen werden nur noch Grautöne wahrgenommen, da das Auge Hell/Dunkel-Unterschiede bei wesentlich schwächeren Lichtverhältnissen wahrnehmen kann als Farbunterschiede.

Fotografische Aufnahmen oder Videobilder in den Tiefen erfordern daher eine künstliche Lichtquelle. Dabei ist wegen der unterschiedlichen Farbabsorption das Farbspektrum der Lichtquelle zu beachten.

4 Eigenschaften der Luft

Unter den in der Taucherei verwendeten Atemgasen nimmt Luft eine Sonderstellung ein und wird daher in diesem Rahmen auch gesondert behandelt. Die Erde ist von einer Lufthülle umgeben, die ein Leben in unserem Sinne überhaupt erst möglich gemacht hat. Atmosphärische Luft setzt sich aus verschiedenen Gasanteilen zusammen:

Stickstoff N_2	78,08 %
Sauerstoff O_2	20,95 %
Argon Ar	0,93 %
Kohlendioxid CO_2	0,03 %
Rest	0,01 %

Dieser Rest besteht aus verschiedenen Edelgasen, Wasserstoff, Ozon, Wasserdampf, usw. Luft hat eine mittlere Dichte von ρ = 1,293 g/l.

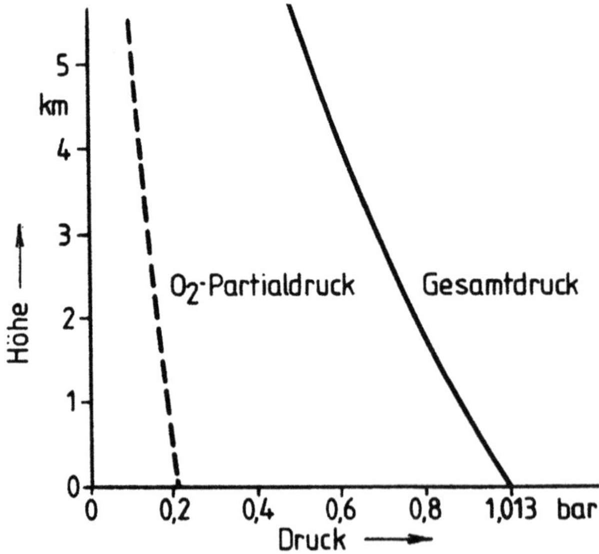

Abb 4.1. Höhenabhängiger Luftdruck

Die Lufthülle erstreckt sich bis etwa 1 500 km hinaus in den Weltenraum, wobei die Zusammensetzung der atmosphärischen Luft mit den Hauptkomponenten Sauerstoff und Stickstoff bis 100 km über der Erdoberfläche praktisch gleich bleibt. Die Masse der Lufthülle konzentriert sich aber auf die erdnahe Schicht; 75 % der Gesamtmasse verteilen sich auf die unteren 10 km der Lufthülle.

Die Luft übt einen Druck auf die Erdoberfläche aus, der in Meereshöhe 1,013 bar oder 1013 mbar beträgt. Mit zunehmender Höhe nimmt dieser Druck ab; das gleiche gilt für die Temperatur. Die Druckabnahme wird unter vereinfachenden Voraussetzungen durch die barometrische Höhenformel beschrieben (Abb 4.1).

$$p\,(h) = p_o \exp\,(-k\,h) \quad \text{in bar.} \qquad (4.1)$$

Darin bedeutet: p_o atm. Druck in Meereshöhe
h Höhe
k thermodynamische Konstante

Beispielsweise beträgt in 10 km Höhe, der Reisehöhe heutiger transkontinentaler Flüge, der Atmosphärendruck 0,26 bar bei einer Temperatur von etwa - 50 °C.

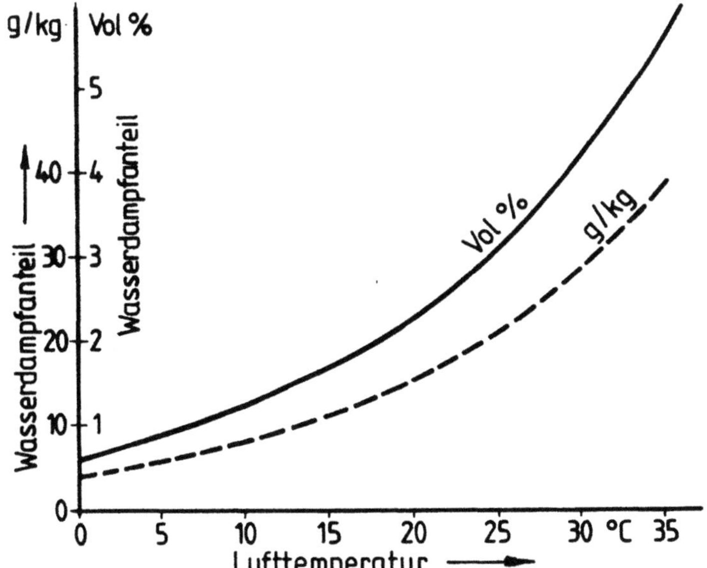

Abb 4.2. Wasserdampfgehalt atmosphärischer Luft in Abhängigkeit von der Lufttemperatur

Atmosphärische Luft enthält Wasserdampf, dessen Anteil an der Luft temperaturabhängig ist. Je höher die Temperatur, desto mehr Wasserdampf kann bis zur Sättigung (100% Luftfeuchte) aufgenommen werden. Wird die aktuelle Luftfeuchte zur maximal möglichen ins Verhältnis gesetzt, wobei die Temperatur natürlich konstant bleiben muß, wird von relativer Luftfeuchte gesprochen. Die relative Luftfeuchte wird in Prozenten angegeben.

Wird zu 100% gesättigte Luft abgekühlt, so vermag sie nicht mehr den gesamten Wasserdampf zu halten und gibt den überschüssigen Anteil in Form von kondensiertem Wasser ab. Dieses Phänomen macht sich die Verfahrenstechnik bei der Entfeuchtung von Luft zunutze, indem Luft abgekühlt wird und dabei Wasserdampf auskondensiert.

Wie Abb 4.2 zeigt, kann bei 100 % gesättigter Luft durch Temperaturreduzierung von beispielsweise 35 auf 0 °C der Wasserdampfanteil von 5,5 Vol % auf 0,6 Vol % gesenkt werden, was eine Reduktion auf rd. 1/10 des Ursprungswertes bedeutet.

5 Tauchgase und ihre Eigenschaften

5.1 Einführung

Wegen der physiologischen Grenzen der atmosphärischen Luft werden in der Tauchtechnik bei größeren Tiefen künstliche Atemgase verwendet, deren Zusammensetzung wesentlich durch Tauchtiefe und Aufenthaltsdauer unter erhöhtem Umgebungsdruck bestimmt sind.

Wichtigster Bestandteil jedes Atemgases ist der lebensnotwendige Sauerstoff zur Verbrennung und Energieerzeugung, um die Körperfunktionen aufrechtzuerhalten. Der Sauerstoffbedarf der einzelnen Organe ist sehr unterschiedlich und hängt u.a. von der körperlichen Leistung ab, die im Augenblick abgefordert wird. Ähnlich unterschiedlich ist auch die Empfindlichkeit der Organe gegen eine plötzliche Unterbrechung der Sauerstoffversorgung. Der Zeitraum bis zum Eintreten irreversibler Schäden schwankt zwischen wenigen Minuten wie beim Gehirn oder Rückenmark und geht um ein Vielfaches hinauf bei den weniger durchbluteten Geweben wie Fett und Knochen.

Die Versorgung des menschlichen Organismus mit Sauerstoff beginnt mit der Atmung über die Lunge; die Lunge entzieht der Atemluft einen Teil des Sauerstoffs, der über das Blut den Körperzellen zugeführt wird und die Basis für die dann ablaufenden Stoffwechselprozesse ist. Als Abfallprodukt des Stoffwechsels fällt Kohlendioxid an, das wiederum über das Blut zur Lunge zurückgeführt und ausgeatmet wird.

Der Gasaustausch von Sauerstoff und Kohlendioxid geschieht über die feinen Membranen der Alveolen, die neben den sich immer weiter verästelnden Bronchien die Hauptbestandteile der Lunge sind. Die am Gasaustausch beteiligte Oberfläche der Alveolen bildet beim erwachsenen Menschen eine Gesamtfläche in der Größenordnung von 100 bis 200 m^2.

Der Gasaustauschprozeß in der Lunge besteht aus einer Reduzierung des Sauerstoffgehalts der Einatemluft und auf dem Gegenweg in einer Kohlendioxidanreicherung der Ausatemluft. Der Stickstoff ist an diesem Gasaus-

EINATMUNG
21 % O_2
0,03 % CO_2
79 % N_2
LUNGE
AUSATMUNG
17 % O_2
4 % CO_2
79 % N_2

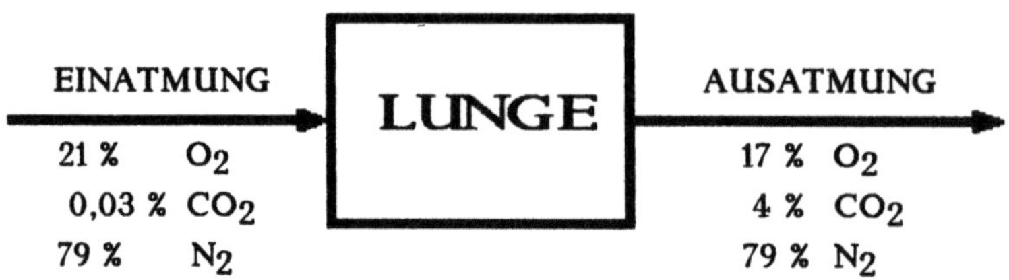

Abb 5.1 . Prinzip des Gaswechsels bei der Atmung

tausch nicht beteiligt und dient lediglich zur Verdünnung.

Wird beim Tauchen die Luft unter erhöhtem Umgebungsdruck eingeatmet, so zeigen sich mit zunehmendem Druck Effekte, die in letzter Konsequenz zum Tode führen können.

Um diese Effekte muß der Taucher zur eigenen Sicherheit wissen und die physiologischen Grenzen der von ihm benutzten Tauchgase kennen.

Im folgenden werden die Komponenten der in der Praxis eingesetzten Atemgase und ihre Wirkungen auf den Menschen soweit vorgestellt, wie es zum Verständnis für Taucheinsätze notwendig ist. Detailliertere Arbeiten über diese z.T. sehr komplexen Vorgänge und Wechselwirkungen bei der Atmung enthalten u.a. [5 , 8 und 10].

5.2 Sauerstoff

Sauerstoff, engl. oxygen, ist ein farbloses, geruch- und geschmackloses Gas mit der Ordnungszahl 8 und dem Atomgewicht 16. Es tritt als Molekül in Doppelbindung (O_2) auf und ist das am häufigsten auftretende Element auf der Erde. Ohne Sauerstoff ist keine Verbrennung möglich und ohne Sauerstoff kein menschliches oder tierisches Leben.

Sauerstoff hat eine Dichte von ρ = 1,429 g/l unter Normalbedingungen. Der Siedepunkt liegt bei - 183 °C und die Wärmeleitfähigkeit bei 26,4 mW/m· K. Der Sauerstoffanteil der atmosphärischen Luft beträgt rd. 21 % entsprechend einem Sauerstoffpartialdruck von 0, 21 bar.

Bei Erhöhung des Partialdruckes und längerem Einatmen wirkt Sauerstoff giftig. In Abhängigkeit von der Höhe des Partialdruckes lassen sich zwei Arten von Einwirkungen beobachten, die neurologische und die pulmonare Sauerstofftoxizität. Bei Partialdrücken von 2,5 bar und mehr können bereits Vergiftungserscheinungen des zentralen Nervensystems auftreten, die sich in verschiedenen Symptomen manifestieren wie unkontrolliertes Zucken der Gesichtsmuskeln, Tunnelblick, Benommenheit, Übelkeit und schließlich Krämpfe. Bei hohen Sauerstoffpartialdrücken treten diese Symptome bereits innerhalb weniger Minuten auf.

Die Sauerstoffverträglichkeit ist individuell verschieden und u.a. von der körperlichen Verfassung abhängig. So ist die Verträglichkeit in Ruhe deutlich größer als beispielsweise bei schwerer Arbeit unter Wasser. Zur Erkennung einer besonderen Sauerstoffempfindlichkeit eines Tauchkandidaten wird ein sogn. Sauerstofftoleranztest durchgeführt, bei dem der Kandidat in einer Druckkammer für eine halbe Stunde reinen Sauerstoff unter einem Partialdruck von 2,8 bar atmen muß. Zeigen sich hier bereits Vergiftungssymptome, sollte der Kandidat von einer Tätigkeit als Taucher Abstand nehmen.

Neben der neurologischen Sauerstofftoxizität treten erste Wirkungen der pulmonaren Giftigkeit schon bei wesentlich niedrigeren Partialdrücken auf, wenn die Einwirkungszeit genügend lang ist. Bei Atmung von sauerstoffreichen Gemischen über 24 h reicht bereits ein Partialdruck von unter 1 bar. Mit steigendem Druck reduziert sich die Einwirkungszeit, um gleiche Lungenschädigungen hervorzurufen. Die Symptome der pulmonaren Sauerstofftoxizität beginnen mit Reizungen des Rachens und gelegentlichem Husten, die sich bei weiterer Einwirkungszeit zu einem unkontrollierbaren Husten steigern und laufende Schmerzen beim Atmen verursachen. Das Lungengewebe wird zunehmend geschädigt und führt letzlich zum Tode wegen ungenügender Sauerstoffversorgung des Körpers (Abb 5.2).

Als tolerierbare Obergrenze des Sauerstoffpartialdruckes werden heute 0,5 bar angesehen, die auch über sehr lange Zeiträume ohne schädigende Wirkungen geatmet werden können.

Daher darf bei Sättigungstauchgängen der Sauerstoffpartialdruck von 0,5 bar nicht überschritten werden. Bei Oberflächentauchgängen mit Druckluft, die auf 50 m Wassertiefe begrenzt sind, beträgt der Partialdruck max. 6 bar · 0,21 = 1,26 bar. Dieser Sauerstoffpartialdruck würde nach Abb 5.2 eine Einwirkungszeit von etwa 8 h erfordern, um eine Schädigung der Lunge in einer Größenordnung von 2 % zu erreichen. Da aber aus Dekompressionsforderungen die Tauchzeit für 50 m Tiefe auf etwa 1 h begrenzt ist, kann bei Drucklufttauchgängen eine Sauerstoffvergiftung ausgeschlossen werden. Anders ist es bei Behandlungen in Druckkammern, wo durch bewußt hohe Sauerstoffpartialdrücke neurologische Vergiftungserscheinungen auftreten können, insbesondere dann, wenn der Taucher körperlich erschöpft ist.

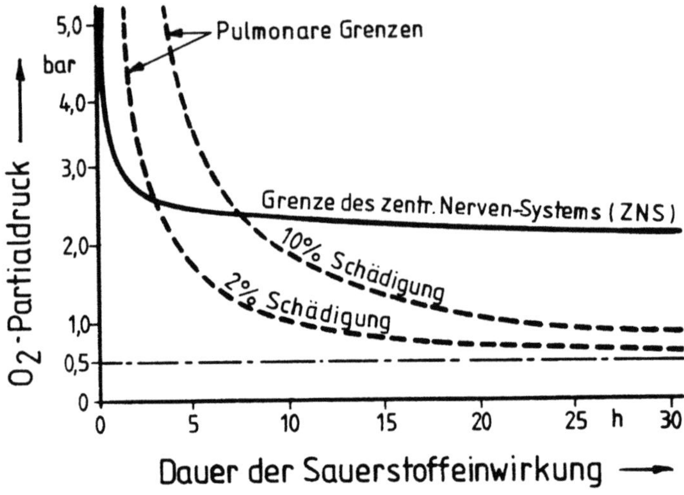

Abb 5.2. Sauerstoffgiftigkeit in Abhängigkeit von Partialdruck und Einwirkungszeit nach [5]

Anstelle von Druckluft wird auch *Nitrox* eingesetzt, ein sauerstoffreiches Stickstoffgemisch, das zur Verlängerung der Tauchzeiten bzw. Verkürzung der Dekompressionszeiten eingesetzt wird. Der höhere Sauerstoffanteil im Atemgas erhöht natürlich auch das Risiko einer Sauerstoffvergiftung.

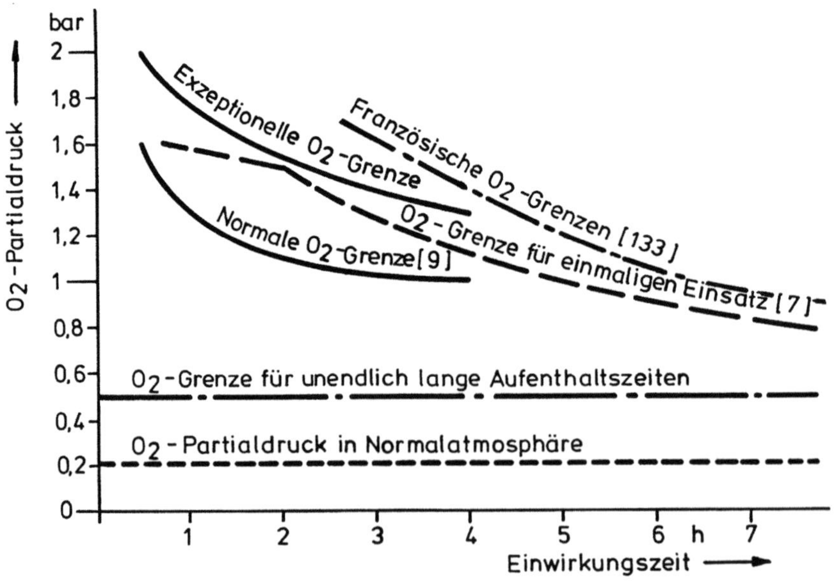

Abb 5.3. Zulässige Sauerstoffpartialdrücke als Fkt. der Einwirkungszeit

Wird für ein 40/60 Nitroxgemisch mit einem Sauerstoffanteil von 40 % die gleiche Tauchtiefe von 50 m zugrunde gelegt, so erhöht sich dabei der Partialdruck auf max. 6 bar · 0,40 = 2,4 bar. Dieser Sauerstoffpartialdruck, ggf. noch in Verbindung mit schwerer Unterwasserarbeit, erhöht das Risiko einer Sauerstoffvergiftung erheblich. Um einen ersten Anhalt für tolerierbare Einwirkungszeiten unter erhöhtem Sauerstoffpartialdruck zu haben, wird auf die in [7, 9 und 133] veröffentlichten Daten verwiesen (Abb 5.3).

Sauerstoffpartialdrücke um 1,4 bar bieten beim Nitroxtauchen eine ausreichende Reserve gegen das Risiko einer Sauerstoffvergiftung (Abb 5.6).

Das in der Regel nur von Kampfschwimmern angewendete Tauchen mit reinem Sauerstoff in geschlossenem Atemkreislauf birgt naturgemäß ein hohes Risiko einer neurologischen Sauerstoffvergiftung. Die Operationstiefe für solche Einsätze ist auf 8 m beschränkt und bedeutet einen Partialdruck von 1,8 bar. Hier spielt die Einwirkungszeit natürlich eine große Rolle [9] (Abb 5.4).

Für Dekompressions- und Therapieprozeduren wird reiner Sauerstoff in vielfältiger Form eingesetzt. Da Einwirkungszeiten und Partialdrücke ständigen Änderungen unterworfen sind, wird es schwierig, den Gesamteffekt der Sauerstoffeinwirkung zu bestimmen. Zur Abschätzung der akkumulierten Lungengiftigkeit des Sauerstoffs dient das Konzept der Giftigkeitsvergleichsdosis, kurz UPTD (unit pulmonary toxic dose). Als Einheit UPTD ist der Effekt definiert, der bei reiner Sauerstoffatmung für 1 Minute und bei 1 bar auftritt.

Entsprechend den verschiedenen Sauerstoffbehandlungsstufen werden die einzelnen UPTD - Giftigkeitsdosen bestimmt und addiert.

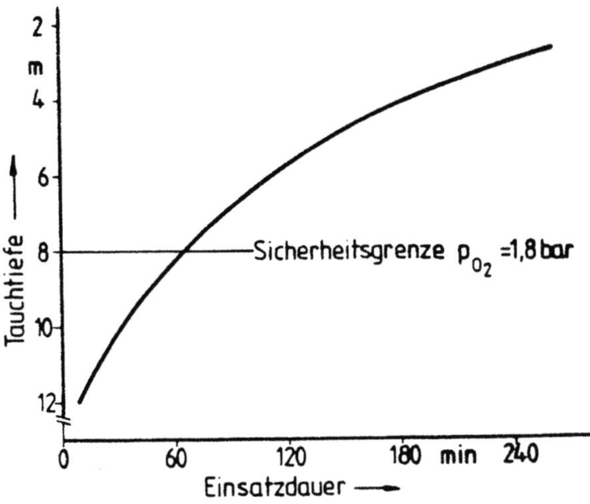

Abb 5.4. Einsatzdauer bei reinem Sauerstoff in Abhängigkeit von der Tauchtiefe nach [9]

Tabelle 5.1. UPTD der Behandlungstabelle 6 der US Navy [9]

Tiefenbereich (m)	ppO_2 (bar)	kp	Einwirkungszeit (min)	UPTD
18	2,8	3,57	60	214
18 ... 9	2,4	3,04	30	91
9	1,9	2,36	120	283
9 ... 0	1,5	1,78	30	53
				Σ 641

Für Dekompressionen oder für die Behandlung von leichten Dekompressionserkrankungen (DCS Typ I) sollte die gesamt aufgenommene Sauerstoffdosis ca. *600 UPTD* nicht überschreiten. Bei der Behandlung aller anderen Dekompressionskrankheiten (DCS Typ II) gilt als tolerierbare Grenzdosis *1 400 UPTD.*

Die UPTD bestimmt sich mit ausreichender Genauigkeit als Produkt aus Einwirkungszeit t in Minuten und einem vom Partialdruck abhängenden Faktor kp.

Damit ergibt sich $$\text{UPTD} = kp \cdot t. \qquad (5.1)$$

Als Beispiel ist in Tabelle 5.1 die UPTD für die Behandlungstabelle 6 der US Marine [9] bestimmt worden. Diese Behandlungstabelle sieht die Atmung von reinem Sauerstoff auf jeweils 18 und 9 m vor.

Zur Bestimmung der UPTD - Werte wird der Faktor kp als Funktion des Sauerstoffpartialdruckes in Abb 5.5 benutzt.

Die Richtwerte in Abb 5.6 geben einen Anhalt für tolerierbare Einwirkungszeiten bei vorgegebenen Sauerstoffpartialdrücken.

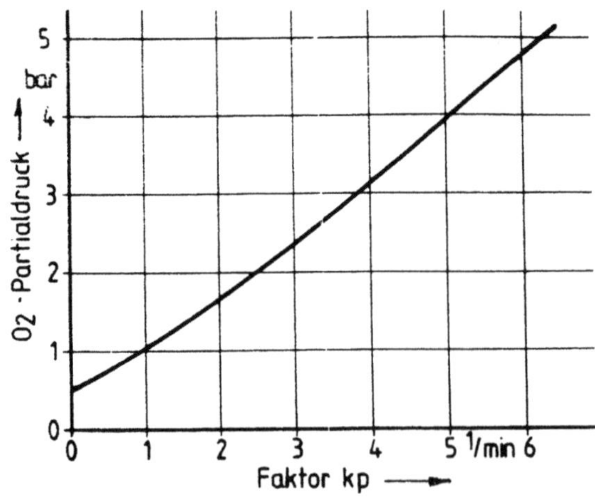

Abb 5.5. Faktor kp in Abhängigkeit vom Sauerstoffpartialdruck nach [5]

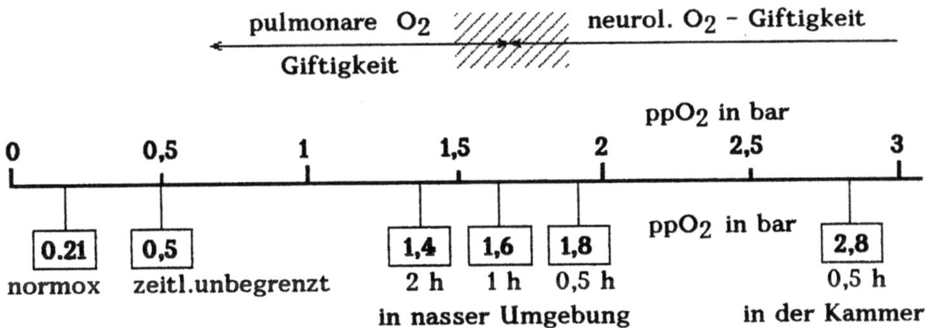

Abb 5.6 Sauerstoffpartialdrücke und ihre tolerierbaren Einwirkungszeiten

5.3 Stickstoff

Stickstoff, englisch nitrogen, ist wie Sauerstoff ein farbloses, geruch- und geschmack loses Gas mit der Ordnungszahl 7 und dem Atomgewicht 14. Es tritt als Molekül in Doppelbindung (N_2) auf und verhält sich bei Raumtemperatur chemisch sehr träge.

Stickstoffverbindungen, insbesondere die Aminosäuren, bilden die Grundlage für die Entwicklung höheren Lebens. Stickstoff hat eine Dichte von ρ = 1,2504 g/l unter Normalbedingungen. Sein Siedepunkt liegt bei - 194,6 °C und die Wärmeleitfähigkeit bei 25,9 mW/m· K. Der Stickstoffanteil der atmosphärischen Luft beträgt rund 78% entsprechend einem Stickstoffpartialdruck von 0,78 bar.

Stickstoff und Sauerstoff bilden die Hauptbestandteile der Luft, wobei der chemisch träge Stickstoff als Verdünnung dient. Bei Erhöhung des Gesamtdruckes und damit auch des Stickstoffpartialdruckes beginnt dieser narkotisch zu wirken, vergleichbar den Wirkungen des Alkohols. Erste Effeke zeigen sich bereits bei einer Tauchtiefe von 30 m, was einem N_2-Partialdruck von 3,12 bar entspricht.

Die narkotischen Effekte nehmen mit steigendem Partialdruck zu. In einer Tiefe von 60 m nimmt die Konzentrationsfähigkeit deutlich ab und die Reaktionszeit auf optische und akustische Reize steigt an. Bei über 100 m Tiefe zeigen sich zusätzlich euphorische, manische oder depressive Zustände (Tabelle 5.2). Diese Effekte verschwinden sofort nach dem Aufsuchen einer geringeren Tiefe. Wegen der narkotischen Wirkungen des Stickstoffs ist die Tauchtiefe mit Druckluft generell auf maximal 50 m in Deutschland begrenzt.

Tabelle 5.2. Effekte des Stickstoffpartialdruckes auf den Menschen

N_2 - Partialdruck in bar	Wirkung auf den Menschen
2 ... 4	Geringe Verschlechterung der Leistung bei ungeübten Aufgaben; leichte Euphorie.
4	Verzögerte Antworten auf Seh- und Hörreize.
4 ... 6	Neigung zu Heiterkeit u. Redseligkeit, Steuerung durch Selbstkontrolle möglich; übermäßiges Selbstvertrauen, Rechenfehler.
6	Schläfrigkeit, Halluzinationen, Störung der Urteilsfähigkeit.
6 ... 8	Heiter gelöste Gruppenatmosphäre, Neigung zu Geschwätzigkeit, unkontrolliertes Lachen z. T. hysterisch.
8	Schwere Beeinträchtigung der intellektuellen Leistungsfähigkeit, weniger betroffen die Fingerfertigkeit.
8 ... 10	Starke Verzögerung der Reaktionen auf Reize; verminderte Konzentration, Verwirrtheit.
10	Verschlechterung von Urteil und Handlungen. Erinnerungslücken, fast vollständiger Verlust von Wahrnehmung und geistigen Fähigkeiten; Wahnerlebnisse, Betäubung, Bewußtlosigkeit.

Verschiedene Hypothesen bestehen zur Erklärung der narkotischen Effekte. Eine Erklärung wird darin gesehen, daß das narkotisierende Gas die Zellmembranen der Nervenzellen zum Schwellen bringt. Diese These wird durch die Beobachtung gestützt, daß zwischen Gaslöslichkeit im Gewebe der Nervenzellen (Lipide) und Stärke des narkotischen Effektes eine eindeutige Korrelation besteht. Je geringer die Löslichkeit des betreffenden Gases in den Lipiden, desto geringer auch der narkotische Effekt [5].

Ein weiterer Hinweis auf den Zusammenhang zwischen Schwelleffekt der Zellmembranen und dem narkotischen Potential ist die Tatsache, daß bei einer Druckerhöhung mit einem neutralen Gas die Schwellung der Membranen rückgängig gemacht wird, wobei die narkotische Wirkung verschwindet.

In Tabelle 5.3 werden verschiedene Gase und ihr narkotisches Potential miteinander verglichen und ins Verhältnis zum Stickstoff gesetzt [5].

Tabelle 5.3. Tauchgase und ihr narkotisches Potential

Gasart	chem. Zeichen	Molekular-gewicht	Lipid Lösl.keit	Narkot. Potential	Narkot. Verhältnis zu Stickstoff
Helium	He	4	↓	↓	0,235
Neon	Ne	20			0,274
Wasserstoff	H_2	2			0,541
Stickstoff	N_2	28			1
Argon	Ar	40			2,326
Krypton	Kr	83,8			7,143

5.4 Luft und Nitrox

Luft und Nitrox bestehen beide aus den Komponenten Sauerstoff und Stickstoff, wobei sich Luft durch das feste Mischungsverhältnis von 21% O_2 und rund 79% N_2 unter Vernachlässigung anderer Restanteile auszeichnet. Luft ist das billigste und auch am häufigsten benutzte Tauchgas, das überall und in jeder gewünschten Menge sofort zur Verfügung steht. Sie hat eine Dichte von ρ = 1,293 g/l. Der Siedepunkt der Luft liegt bei - 194 °C und die Wärmeleitfähigkeit beträgt rund 26 mW/m· K.

Die physiologischen Eigenschaften der Luft bestimmen sich bei höheren Drücken vom Sauerstoff her durch die Sauerstoffgiftigkeit und vom Stickstoff her durch narkotische Probleme.

Jedes außerhalb der Luft liegende Mischungsverhältnis von Sauerstoff und Stickstoff wird als Nitrox bezeichnet. Trotz des höheren Aufwandes beim Einsatz von Nitrox sprechen bei bestimmten Randbedingungen einige wirtschaftliche Vorteile für die Verwendung des Nitrox. Die Dichte dieses Tauchgases richtet sich nach dem gewählten Mischungsverhältnis von Sauerstoff und Stickstoff.

Die physiologischen Eigenschaften von Nitrox bestimmen sich wie bei der Luft nach den vorhandenen Partialdrücken der beiden Gaskomponenten, d.h. die narkotischen Effekte steigen mit steigendem Stickstoffpartialdruck.

5.5 Kohlendioxid

Kohlendioxid, englisch carbondioxide, ist ein farbloses und geruchloses Gas mit dem Molekulargewicht 44,01. Es ist in der Atmosphäre zu 0,033% enthalten und entsteht u.a. als Abfallprodukt des menschlichen und

Tabelle 5.4. Wirkungen von CO_2-Konzentrationen auf den Menschen [28]

CO_2-Konz. (Vol% 1 bar)	$ppCO_2$ (bar)	Wirkungen auf den Menschen
2	0,02	Beginnende Vertiefung der Atmung.
3	0,03	Erste Anzeichen von Unbehagen.
4	0,04	Deutliche Atmungssteigerung.
4 ... 5	0,04...0,05	Nach schnellem CO_2 Anstieg starkes Unbehagen. Schleimhautreizungen, Wärmegefühl über der Brust, Schweißausbruch, Kopfschmerzen und Kopfdruck, Ohrensausen, Herzklopfen und Blutdruckanstieg. Bei langsamer Zunahme der Konzentration Anpassung möglich, jedoch Störung des Wohlbefindens.
5	0,05	Schweißausbruch, Atemnot, Angst, starke Kopfschmerzen und Herzklopfen.
6	0,06	Bei plötzlicher Einwirkung bereits Todesfälle möglich, bei Anpassung jedoch zu ertragen.
6 ... 10	0,06...0,10	Mit Anpassung bis zu 1 Std. verträglich, jedoch stark eingeschränkte Leistungsfähigkeit.
8 ... 10	0,08...0,10	Erhebliche Atmungs- und Pulsbeschleunigung, Atemnot, Schwindel, Taumeln, Erbrechen, Apathie, evtl. Krämpfe. Bewußtlosigkeit, Blauverfärbung der Haut, Atemstillstand.
20	0,20	Schneller Eintritt des Todes.
30	0,30	Auch bei Sauerstoffeinsatz Eintritt des Todes.

tierischen Stoffwechsels. Kohlendioxid hat eine Dichte von ρ = 1,977 g/l unter Normalbedingungen, d.h. es ist schwerer als Luft und sammelt sich daher am Boden. Der Siedepunkt liegt bei - 78,5 °C und die Wärmeleitfähigkeit bei 16,4 mW/m· K. Kohlendioxid löst sich sehr gut in Flüssigkeiten.

Physiologisch steuert primär der CO_2 - und Säurewert im Blut das Atemzentrum. Ein erhöhter Kohlendioxidgehalt führt zu einer Vertiefung der Atmung, bis sich die Werte wieder normalisiert haben. Wird die Konzentration an CO_2 durch ungenügende Ventilation zu hoch, was beispielsweise in Helmen mit großem Totraum bei schwerer Arbeit auftreten kann, so wirkt Kohlendioxid giftig und führt zu Kopfschmerzen, Benommenheit, Übelkeit, Unfähigkeit zu klarem Denken und bei einem CO_2 - Partialdruck ab 0,1 bar zu Bewußtlosigkeit und schließlich zum Tod (Tabelle 5.4) [28].

Entscheidend für die physiologischen Effekte bei der Einwirkung höherer CO_2- Konzentrationen ist die Einwirkungszeit.

Während bei kurzzeitigen Einwirkungen bis zu etwa einer Stunde eine Konzentration bis zu 3% CO_2 entsprechend 30 mbar ohne schädliche Wirkungen toleriert werden kann, schrumpft dieser Bereich bei Langzeiteinwirkungen auf einen Höchstwert von 0,5% entsprechend 5 mbar. Daher ist die laufende Überwachung der Kohlendioxidkonzentration neben einer ausreichenden Sauerstoffversorgung wesentlich bei Sättigungstauchgängen.

5.6 Helium

Helium, englisch helium, ist ein farbloses, geruch- und geschmackloses Edelgas mit der Ordnungszahl 2 und dem Atomgewicht 4. Es ist in der Atmosphäre zu $5{,}24 \cdot 10^{-4}$ Volumenprozent enthalten und tritt einatomig auf. Helium hat eine Dichte von ρ = 0,179 g/l unter Normalbedingungen und ist damit um das 7,24-fache leichter als Luft. Der Siedepunkt liegt mit - 269 °C nur um 4 °C über dem absoluten Nullpunkt. Die Wärmeleitfähigkeit beträgt 150 mW/m·K und ist damit im Vergleich zur Luft fast sechsmal höher.

Die Handhabung von Helium ist wegen der geringen Dichte und leichten Flüchtigkeit nicht ohne Probleme. Die in der Offshore-Industrie eingesetzten Mischgas Versorgungssysteme müssen quasi heliumdicht sein, was erhebliche Anforderungen an die Dichtigkeit der Komponenten erfordert.

Das narkotische Potential des Heliums macht nur einen Bruchteil des von Stickstoff aus (Tabelle 5.3). Bei Tauchoperationen in Tiefen über 50 m muß der Stickstoff durch ein anderes, weniger narkotisch wirkendes Inertgas ersetzt werden. Physiologisch bietet sich daher Helium zur Verdünnung an und bei Tieftaucheinsätzen weltweit sind Helium-Sauerstoffgemische die unverzichtbare Grundlage des Mischgastauchens. Entsprechend den Gasbestandteilen werden diese Gemische als Helox oder Heliox bezeichnet.

Allerdings bringen die von Luft stark abweichenden physikalischen Eigenschaften des Heliums auch einige technische und physiologische Probleme, die hier kurz angesprochen werden.

Die deutlich geringere Dichte führt nicht nur zu den erwähnten technischen Schwierigkeiten der Komponentendichtigkeit, sondern verzerrt auch die Sprache, bekannt als Donald-Duck-Effekt. Die menschlichen Stimmbänder haben sich der dichteren Luft angepaßt und verzerren bei Medien mit abweichender Dichte wie Helium die Sprache bis zur Unkenntlichkeit. Um eine ausreichende Kommunikation zwischen Tauchern und dem Bedienungs-

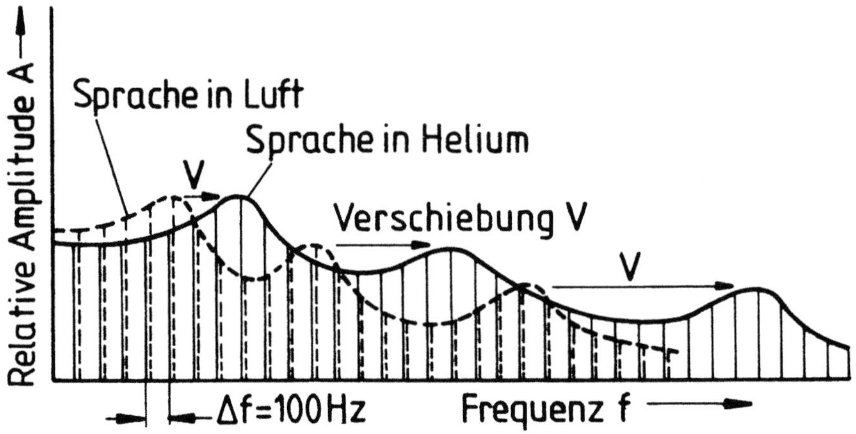

Abb 5.7. Sprachverzerrung in einer Heliumatmosphäre

personal zu gewährleisten, müssen elektronische Einrichtungen, sog. Sprachentzerrer, zwischengeschaltet werden. Diese Sprachentzerrer (englisch unscrambler) zerhacken die Heliumsprache und schieben die Amplituden der einzelnen Segmente elektronisch auf das ursprüngliche Niveau zurück (Abb 5.7).

Ein wesentlicher Gesichtspunkt bei der Verwendung von Helium im Atemgas ist der Wärmeverlust über die Atmung. Unter atmosphärischen Bedingungen an der Oberfläche liegt der Wärmeverlust durch die Atmung selbst bei kalter Luft bei rund 10% der vom Körper erzeugten Wärme. Der Verlust steigt mit zunehmender Trockenheit der Luft, da Wärme zum Verdampfen der Feuchtigkeit im Atemtrakt benötigt wird, bis zur vollständigen Sättigung [11]. Wird das Atemgas während des Tauchvorganges komprimiert, was wegen der steigenden Dichte auch eine höhere Wärmeleitfähigkeit bedeutet, und handelt es sich noch um ein Gas wie Helium mit einer besonders hohen Wärmeleitfähigkeit, so steigt der Wärmeverlust durch Konvektion über die Atmung enorm an.

Dabei kann ein Wärmeschutzanzug oder sogar ein beheizter Tauchanzug, der die Oberflächentemperatur des Körpers auf beispielsweise 30 °C konstant hält, die Auskühlung über die Atmung nicht verhindern. Das kalte Heliumgemisch entzieht dem Inneren des Körpers mehr Wärme als dieser nachliefern kann. Nach kurzer Zeit fällt die Körperkerntemperatur auf Werte, die nicht zu tolerieren sind. Ein Abfall der Kerntemperatur um nur wenige Grad führt bereits zu schweren Störungen der körperlichen Funktionen; ist diese von Normaltemperatur (37 °C) um 7 °C gesunken, so tritt mit großer Wahrscheinlichkeit der Tod ein.

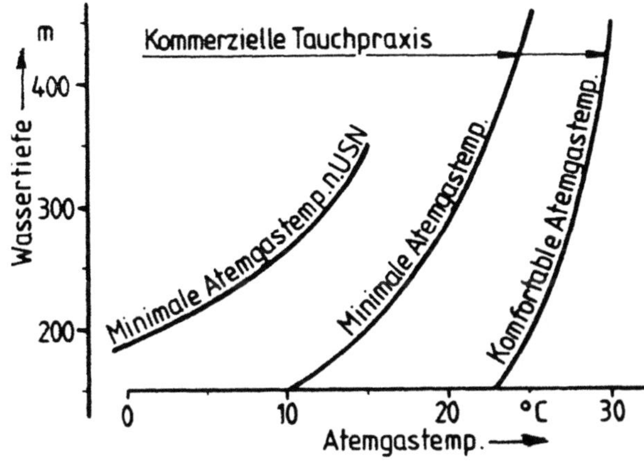

Abb 5.8. Tolerierbare Atemgastemperaturen in Abh. von der Tauchtiefe

In Abhängigkeit von der relativen Feuchte im Atemgas liegt die kritische Tiefe zwischen 250 und 280 m , bei der die vom Körper erzeugte Wärme allein über das Atemgas abgeführt wird [12]. Bei noch größeren Tiefen wird ohne Gegenmaßnahmen mehr Wärme über die Atmung verbraucht als erzeugt werden kann. Verschiedene Untersuchungen zum Wärmeverlust finden sich in [130]. Um der Gefahr des Auskühlens über die Atmung zu begegnen, muß das Atemgas entsprechend vorgewärmt werden. Abb 5.8. zeigt in Abhängigkeit von der Tauchtiefe Vorwärmtemperaturen, wie sie in der Praxis bei Tieftaucheinsätzen angewendet werden.

Bei Kammereinsätzen muß wegen der zum größten Teil aus Helium bestehenden Kammeratmosphäre die Temperatur in der Druckkammer auf ca. 30 °C gehalten werden. Anzumerken ist weiterhin, daß der Behaglichkeitsbereich auf ungefähr 1 °C schrumpft, die Variationsbreite der tolerierbaren Temperatur in der Kammer also sehr eng begrenzt ist.

Helium führt weiter unter bestimmten Randbedingungen zu physiologischen Wirkungen, die unter der Abkürzung *HPNS, High Pressure Nervous Syndrome,* bekannt sind. Bei Tiefen ab 200 m treten in Kombination mit hohen Kompressionsraten Störungen des zentralen Nervensystems auf, die sich durch typisches Zittern der Hände und des Körpers, Sehstörungen, Mikroschlaf, Schwindel und Übelkeit manifestieren. Aber auch andere Symptome und Fehlreaktionen sind bekannt; bei den Gehirnströmen werden beim Auftreten von HPNS u.a. signifikante Veränderungen festgestellt.

Bei den narkotisch wirkenden Gasen war auf den Zusammenhang zwischen Lipidlöslichkeit des Gases und dem Schwellen der Zellmembranen einerseits und dem narkotischen Potential andererseits hingewiesen worden.

Eine mögliche Erklärung von HPNS-Effekten wird darin gesehen, daß die Lipidlöslichkeit des Heliums deutlich geringer ist als bei allen anderen Tauchgasen. Der hohe Umgebungsdruck führt zur Kompression der Nervenzellmembranen; da ein Schwellen der Membranen als Gegeneffekt beim Helium ausbleibt, kommt es zu den erwähnten HPNS-Wirkungen.

Aus dem vorliegenden Wirkungsmechanismus bietet sich zur Unterdrückung von HPNS-Symptomen die Zugabe einer narkotisch wirkenden Gaskomponente an, die die Kompression der Zellmembranen durch erhöhte Lipidlöslichkeit und damit Vergrößerung des Membranvolumens wenigstens zum Teil kompensiert. Dieser Weg ist in den USA gegangen worden, wo bei tiefen Taucheinsätzen dem Atemgas 5 bis 10% Stickstoff als Narkotikum beigemischt wurde [10, 13]. Damit sind erfolgreich Tauchtiefen bis zu 686 m erreicht worden.

5.7 Wasserstoff

Wasserstoff, englisch hydrogen, ist ein farbloses, geruch- und geschmackloses Gas mit der Ordnungszahl 1 und dem Atomgewicht 1. Es tritt als Molekül in Doppelbindung (H_2) auf; atomarer Wasserstoff ist sehr aktiv und bildet die meisten chemischen Verbindungen. Wasserstoff ist auch die Basis unseres Universums, das zu über 99% daraus besteht.

Wasserstoff hat eine Dichte von ρ = 0,090 g/l unter Normalbedingungen und ist damit das leichteste Element auf der Erde. Der Siedepunkt liegt bei - 253 °C und die Wärmeleitfähigkeit beträgt 181 mW/m·K. Die Wärmeleitfähigkeit ist im Vergleich zur Luft 7 mal höher und liegt damit in der gleichen Größenordnung wie bei Helium. Wasserstoff reagiert sehr heftig mit Sauerstoff bei einer Konzentration ab 4 Vol% Sauerstoff. Um also Knallgasexplosionen mit Sicherheit auszuschließen, müssen O_2 - Konzentrationen deutlich unter 4% bleiben (Abb 5.9).

Wasserstoff wirkt physiologisch als Inertgas, dessen narkotisches Potential zwischen Stickstoff und Helium liegt und etwa $^1/_2$ des Stickstoffpotentials aufweist. Aufgrund des höheren narkotischen Potentials gegenüber Helium werden HPNS-Symptome unterdrückt. Des weiteren bietet sich Wasserstoff wegen seiner geringen Dichte für Taucheinsätze auf große Tiefen an.

Die durch die hohe Wärmeleitfähigkeit bedingten thermischen Probleme und die Sprachverzerrungen aufgrund der geringen Dichte des Wasserstoffs sind ähnlich wie beim Helium.

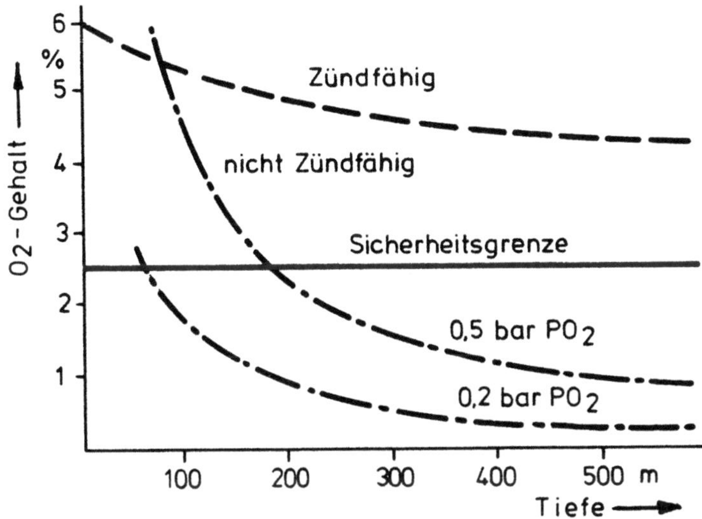

Abb 5.9. Zündfähigkeit von Wasserstoff in Abh. vom Sauerstoffgehalt

Das Dekompressionsverhalten von Wasserstoffgemischen liegt kurz gesagt zwischen dem von Helium und Stickstoff. Wasserstoff hat einen vergleichbaren Diffusionskoeffizienten wie Helium, seine Löslichkeit in Öl oder Wasser ist dagegen vergleichbar mit der von Stickstoff.

In Frankreich werden im Rahmen der HYDRA- Experimente der Fa. Comex erfolgreich Wasserstoff-Sauerstoff-Gemische (Hydrox) bzw. Wasserstoff- Helium-Sauerstoff-Gemische (Hydreliox) ab Wassertiefen von 200 bis auf 520 m Tiefe erprobt [14].

Am 20. November 1992 wurde mit dem HYDRA 10 Experiment der bisherige Tiefenrekord der Amerikaner für bemannte Tauchgänge (686 m) gebrochen und auf 701 m erhöht. Dieser Rekordtauchgang im Kammersystem der Fa. COMEX, Marseille, dauerte 47 Tage und benutzte Hydreliox (H_2-He-O_2) als Atemgas [129]. Bei einem Sauerstoffpartialdruck von 0,4 bar entsprach dies einer O_2-Konzentration von etwas mehr als einem halben Prozent im Atemgas. Die übrigen Anteile verteilten sich zu jeweils knapp 50 % auf Wasserstoff und Helium.

6 Gasgesetze

6.1. Ideales Gasgesetz

Die angesprochenen Gasgesetze geben die physikalischen Zusammenhänge zwischen Volumen, Druck und Temperatur von Gasen wieder und beschreiben das Verhalten von Gasgemischen. Sie gelten streng genommen nur für ideale Gase, die keine Wechselwirkungen untereinander oder mit umgebenden Begrenzungen ausüben. Für diese definierten Gase gilt das ideale Gasgesetz

$$p\,V = n\,R\,T\,. \qquad (6.1)$$

p, V und T bedeuten jeweils Druck, Volumen und Temperatur. wobei Druck und Temperatur als *Absolutwerte* anzugeben sind.
n ist dabei die Stoffmenge in kmol, R die allgemeine Gaskonstante

$$R = 8{,}3144 \cdot 10^{-2} \text{ in } \frac{\text{bar m}^3}{\text{kmol K}}\,.$$

Reale Gase weichen zum Teil deutlich vom idealen Gasverhalten ab. Im Bereich niedriger Drücke und entsprechender Temperaturen kann mit ausreichender Genauigkeit das ideale Gasgesetz angewendet werden.

Nähert man sich aber dem Bereich der kritischen Temperaturen, wo flüssige und gasförmige Phase ineinander übergehen, können auch bei niedrigen Drücken merkliche Abweichungen vom idealen Gasgesetz auftreten. Das gleiche gilt für hohe Drücke, wo bei bestimmten Gasarten bereits erhebliche Abweichungen vom idealen Gasgesetz festzustellen sind.

Zur Korrektur der Ergebnisse des idealen Gasgesetzes bei Anwendung auf reale Gase wird ein Faktor Z (p,T) eingeführt. Dieser Faktor Z ist druck- und temperaturabhängig und gilt natürlich nur für die betrachtete Gasart. Nimmt der Faktor Z (p,T) den Wert 1 an, dann ist das ideale Gasgesetz erfüllt. Wird der Faktor kleiner als 1, bedeutet dies eine stärkere Kompressibilität des realen Gases bei gleichem Druck und gleicher Temperatur. In diesem Fall ist beispielsweise das Volumen eines gegebenen Gases

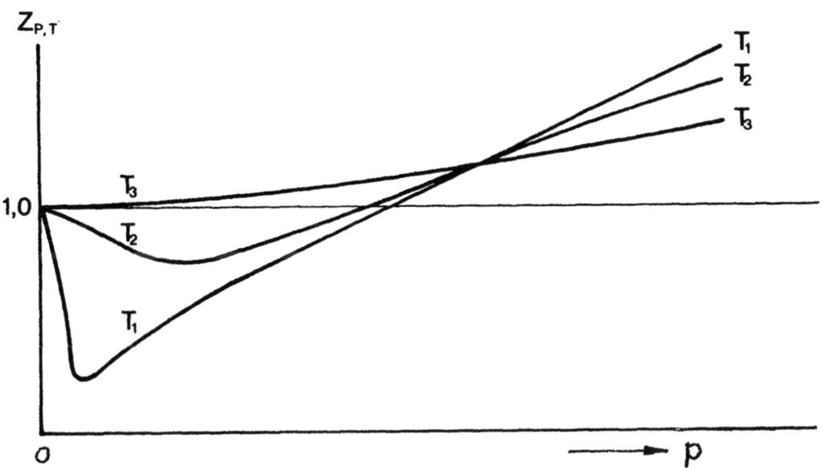

Abb 6.1. Korrekturfaktor Z in Abhängigkeit von Druck und Temperatur [61]

in einem Tank größer, als es dem idealen Gasgesetz entsprechen würde.

Ist der Faktor Z (p,T) größer als 1 liegen die Verhältnisse umgekehrt; das ideale Gasgesetz ergibt bei sonst gleichen Randbedingungen ein zu großes Volumen.

6.2. Abgeleitete Gasgesetze

Das ideale Gasgesetz wird in einer anderen Schreibweise zu

$$\frac{p \cdot V}{T} = n \cdot R.$$

Da die Stoffmenge eines bestimmten Gases ebenso wie die allgemeine Gaskonstante einen konstanten Wert bildet, kann das allgemeine Gasgesetz auch in folgender Form geschrieben werden

$$\frac{p \cdot V}{T} = \text{const} \quad \text{oder} \quad \frac{p_1 \cdot V_1}{T_1} = \frac{p_2 \cdot V_2}{T_2}. \qquad (6.2)$$

6.2.1 Gasgesetz von Boyle-Mariotte

Ist bei der Betrachtung zweier Gaszustände die Temperatur konstant, d.h. ist $T_1 = T_2$, so geht das allgemeine Gasgesetz in das Gesetz von Boyle-Mariotte, englisch Boyles law, über.

$$p \cdot V = \text{const} \quad \text{oder} \quad p_1 V_1 = p_2 V_2 . \qquad (6.3)$$

6.2.2 Gasgesetz von Gay-Lussac

Ist bei der Betrachtung zweier Gaszustände das Volumen oder der Druck konstant, d.h. ist $V_1 = V_2$ oder ist $p_1 = p_2$, so geht das allgemeine Gasgesetz in das Gesetz von Gay-Lussac, englisch Charles law, über.

$$\frac{V}{T} = \text{const} \qquad \text{oder} \qquad \frac{V_1}{T_1} = \frac{V_2}{T_2}. \tag{6.4}$$

bei Annahme eines konstanten Volumens wird

$$\frac{p}{T} = \text{const} \qquad \text{oder} \qquad \frac{p_1}{T_1} = \frac{p_2}{T_2}. \tag{6.5}$$

diese letzte Darstellung wird auch gelegentlich als Amonton'sches Gesetz bezeichnet [61].

6.2.3 Partialdruckgesetz (Dalton' sches Gesetz)

Das von Dalton formulierte Gesetz sagt sinngemäß aus, daß in einem Gemisch idealer Gase der Partialdruck jeder Komponente gleich dem Druck ist der sich einstellt, wenn das einzelne Gas das Gesamtvolumen allein ausfüllen würde. Der Gesamtdruck eines Gasgemisches ist also gleich der Summe der einzelnen Gemischanteile.

$$p = pp_1 + pp_2 + pp_3 + \ldots\ldots + pp_n \tag{6.6}$$

20/80 LUFT 1 bar	=	20 % Sauerstoff 0.2 bar	+	80 % Stickstoff 0,8 bar

Den Zusammenhang zwischen Partialdruck, Gesamtdruck und Konzentration zeigt auf einen Blick die in den USA benutzte T - Formel

$$\begin{array}{c|c} \multicolumn{2}{c}{pp_k \text{ in bar}} \\ \hline p \text{ in bar} & \text{Konz. k} \end{array} \tag{6.7}$$

Aufgelöst wird

$$pp_k = p \cdot \text{Konz. k} \quad \text{in bar.} \tag{6.7 a}$$

$$p = \frac{pp_k}{\text{Konz k}} \quad \text{in bar.} \tag{6.7 b}$$

$$\text{Konz k} = \frac{pp_k}{p}. \tag{6.7 c}$$

Eine anschauliche Darstellung des Partialdruckgesetzes bei konstantem Mischungsverhältnis und bei Einhaltung eines konstanten Partialdruckes für eine Komponente zeigt Abb 6.2.

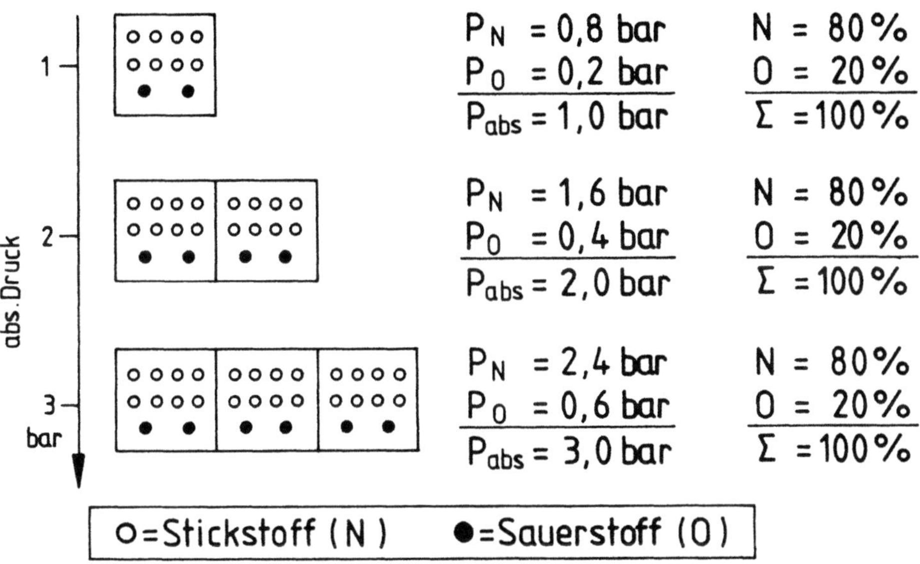

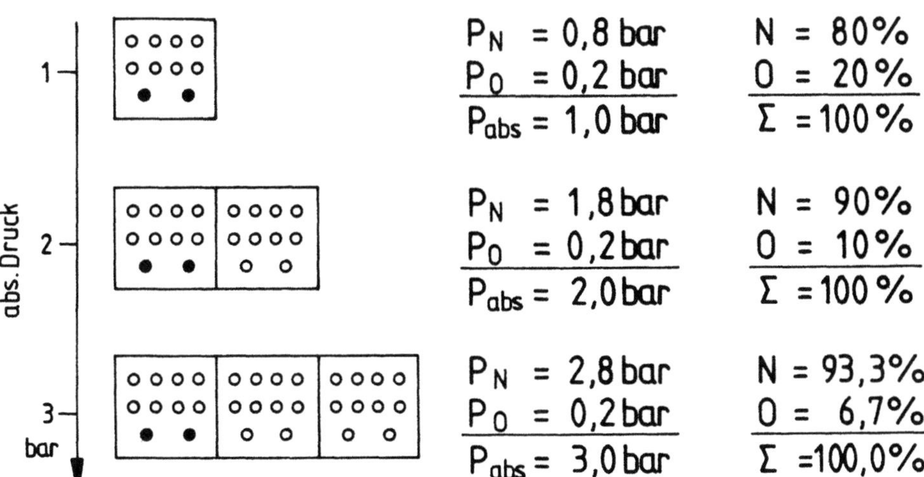

Abb 6.2. Schematische Erläuterung des Partialdruckgesetzes

6.2.4 Gesetz von Henry

Das Gesetz von Henry beschreibt allgemein die Löslichkeit von Gasen in Flüssigkeiten. Die Löslichkeit hängt in erster Linie vom Druck des Gases über der Flüssigkeit ab bzw. bei Gasgemischen vom Partialdruck der entsprechenden Gaskomponente. Weitere Parameter, die die Löslichkeit beeinflußen, sind Temperatur, freie Oberfläche und ein von der Art des Gases und der Flüssigkeit abhängender Löslichkeitsfaktor.

Auf eine quantitative Behandlung des Gesetzes von Henry wird hier verzichtet und nur qualitativ auf das Lösungsverhalten von Gasen in Flüssigkeiten eingegangen. Dieses Lösungsverhalten spielt eine ganz entscheidende Rolle bei der Aufnahme und Wiederabgabe von Inertgasanteilen der Tauchgase im menschlichen Körper.

Die prinzipiellen Vorgänge bei der Gasaufnahme und -abgabe sind in Abb 6.3 schematisch wiedergegeben. Der höhere Druck über der Flüssigkeitsoberfläche bewirkt eine weitere Lösung von Gasmolekülen, die bereits in der Flüssigkeit gelöst sind. Dies entspricht den Verhältnissen beim Abstieg und Aufenthalt des Tauchers unter erhöhtem Umgebungsdruck. Umgekehrt bedeutet der Taucheraufstieg auch eine Reduzierung des Umgebungsdruckes mit der Folge, daß das Körpergewebe nicht mehr die gelöste Gesamtmenge des Inertgases halten kann und Gas in Form von Blasen aus den Geweben abgibt. Diese Gasblasen sind die Ursache für das Auftreten der Dekompressionskrankheiten in ihren vielfältigen Erscheinungsformen.

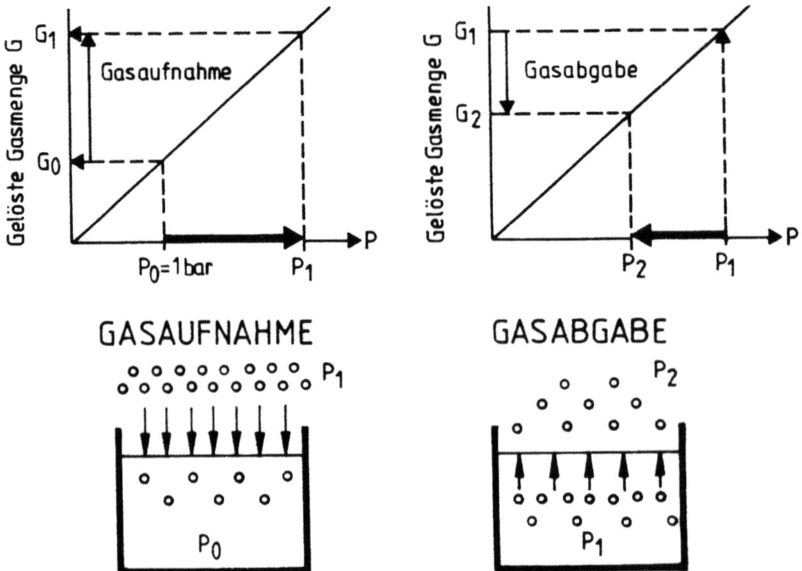

Abb 6.3. Schema des Gasaufnahme und -abgabe nach dem Henry-Gesetz

6.3. Anwendungsbeispiele

Die in diesem Kapitel angesprochenen physikalischen Zusammenhänge zwischen Druck, Volumen und Temperatur sollen an Beispielen aus der Tauchpraxis demonstriert werden.

Beispiel 1 : Ein Taucher macht aus 5,5 m WT einen freien Aufstieg zur Wasseroberfläche. Um wieviel würde sich seine Lunge dehnen, wenn er beim Aufstieg nicht abatmen würde ?

Anwendung des Boyle-Mariotte Gesetzes (6.3).

Zustand 1 in 5,5 m WT: $V_1 = 100\%$ $p_1 = WS/10 + 1 = 1{,}55$ bar
Zustand 2 an der Oberfläche: $V_2 = ?$ $p_2 = 1$ bar

$$V_1\, p_1 = V_2\, p_2. \qquad V_2 = V_1 \frac{p_1}{p_2} = 100\% \frac{1{,}55}{1} = 155\ \%.$$

Antwort: Die Lunge würde sich theoretisch um 55% ihres Ursprungsvolumens ausdehnen. In der Praxis führt dies bereits zum Zerreißen der Lunge.

Beispiel 2 : Die Lunge eines Tauchers hat ein Gesamtvolumen von 6 l und ein Restvolumen von 1,5 l. Wie tief kann er ohne Atemgerät von der Oberfläche aus abtauchen ohne das Restvolumen zu unterschreiten ?

Anwendung des Boyle-Mariotte Gesetzes (6.3).

Zustand 1 an der Oberfläche : $V_1 = 6$ l $p_1 = 1$ bar
Zustand 2 in der Tiefe : $V_2 = 1{,}5$ l $p_2 = ?$

$$p_1\, V_1 = p_2\, V_2. \qquad p_2 = p_1 \frac{V_1}{V_2} = 1\ \text{bar} \frac{6}{1{,}5} = 4\ \text{bar}.$$

Umrechnung von Absolutdruck in eine Wassertiefe :
WT = (p - 1)10 = (4 - 1)10 = 30 m.
Antwort: Der Taucher darf bis auf 30 m Wassertiefe abtauchen.

Beispiel 3 : Ein Taucher taucht in 10 m-Schritten auf 50 m WT ab. Bei welchem Schritt erfährt er die größte relative Volumenänderung ?

Anwendung des Boyle-Mariotte Gesetzes auf die einzelnen Tauchstufen.

Zustand 1 von der Oberfläche : $V_1 = 100\%$ $p_1 = 1$ bar
Zustand n (Tauchstufe(n-1)10): $V_n = ?$ $p_n = n$ bar n = 2,3,4,5,6.

$V_1 p_1 = V_n p_n$. $V_n = V_1 \frac{p_1}{p_n}$. $V_n = 100\% \cdot 1/n$ in %

Tauchstufe 10 m	n = 2	$V_2 = 100\% \cdot 1/2 = 50\%$
Tauchstufe 20 m	n = 3	$V_3 = 100\ \% \cdot 1/3 = 33\%$
Tauchstufe 30 m	n = 4	$V_4 = 100\% \cdot 1/4 = 25\%$
Tauchstufe 40 m	n = 5	$V_5 = 100\% \cdot 1/5 = 20\%$
Tauchstufe 50 m	n = 6	$V_6 = 100\% \cdot 1/6 = 16{,}7\%$

Antwort: Die größte relative Volumenänderung erfolgt auf den ersten 10 m, siehe dazu auch Abb 6.4.

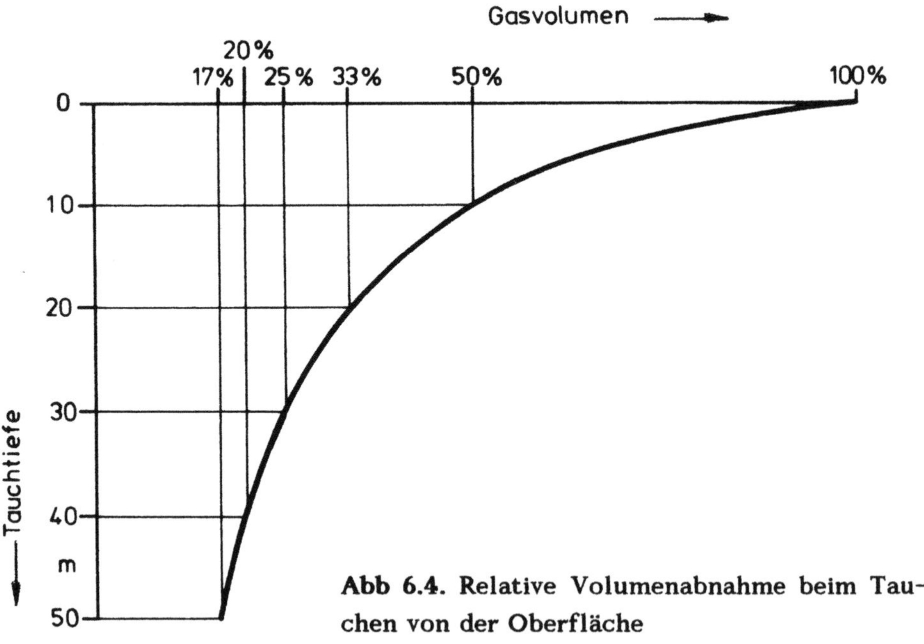

Abb 6.4. Relative Volumenabnahme beim Tauchen von der Oberfläche

Beispiel 4 : Ein Hebesack mit 0,25 m^3 Norminhalt wird in 40 m WT zu 30% mit Druckluft gefüllt. Wieviel l Luft entweichen, wenn der Hebesack die Oberfläche erreicht hat ?

Zustand 1 in 40 m WT :	$p_1 = 5$ bar	$V_1 = 250\ l \cdot 30\% = 75\ l$
Zustand 2 an der Oberfläche:	$p_2 = 1$ bar	$V_2 = ?$

$p_1 V_1 = p_2 V_2$. $V_2 = V_1 \frac{p_1}{p_2} = 75\ \mathrm{l} \frac{5}{1} = 375\ \mathrm{l}$.

Der Hebesack würde also ein theoretisches Volumen von 375 l einnehmen, sein Normvolumen beträgt aber nur 250 l; d.h. das Differenzvolumen entweicht an der Oberfläche.

Antwort: 375 l - 250 l = 125 l Luft entweichen an der Oberfläche.

Beispiel 5 : Ein Hebesack mit einem Norminhalt von V = 1 m^3 ist in einer WT von 35 m zu 40% mit Druckluft gefüllt. In welcher Wassertiefe beginnt das Sicherheitsventil beim Aufstieg abzublasen, wenn es bei 20% Überdruck anspricht ?

Zustand 1 in 35 m WT: V_1 = 40% V p_1 = 4,5 bar
Zustand 2 beim Abblasen: V_2 = 120% V p_2 = ?

$p_1V_1 = p_2V_2$. $p_2 = p_1 \frac{V_1}{V_2} = 4{,}5\ \mathrm{bar} \frac{40\%\ V}{120\%\ V} = 1{,}5\ \mathrm{bar}$.

Umrechnung von absoluten Drücken in Wassertiefe :
WT = (p - 1)10. WT = (1,5 - 1)10 = 5 m.

Antwort: In 5 m Wassertiefe beginnt das Sicherheitsventil des Hebesackes abzublasen.

Beispiel 6 : An einer Sprungschicht in 15 m WT wechselt die Temperatur von 10 °C auf 15 °C. Wie ändert sich ein Volumen von 1 l, das sich im kalten Teil befand ?

Anwendung des Gay-Lussac Gesetzes (6.4).
Zustand 1 in der kalten Schicht: V_1 = 1 l T_1 = 10 + 273 = 283 K
Zustand 2 in der warmen Schicht: V_2 = ? T_2 = 15 + 273 = 288 K

$\frac{V_1}{T_1} = \frac{V_2}{T_2}$. $V_2 = V_1 \frac{T_2}{T_1} = 1\ \mathrm{l} \frac{288}{283} = 1{,}0177\ \mathrm{l}$.

Antwort: Beim Übergang von der kälteren Schicht in die wärmere dehnt sich das Volumen auf 1,0177 l aus; das Volumen hat sich um 1,77 % vergrößert. Bei einer Temperaturveränderung von nur 1 °C bei 0 °C beträgt die Vergrößerung gerade 1/273 entsprechend 0,366%.

Beispiel 7: Eine Druckluftflasche von 8 l Inhalt wird bei Umgebungstemperatur (15 °C) auf 200 bar Überdruck gefüllt und erwärmt sich dabei um 50 °C. Welchen Druck zeigt das Manometer nach dem Abkühlen auf Umgebungstemperatur an ?

Anwendung des Gay-Lussac Gesetzes (6.5).
Das Flaschenvolumen ist konstant, d.h. $V_1 = V_2$.

Zustand 1 nach Füllvorgang: $p_1 = 201$ bar $T_1 = (15 + 50) + 273$

$T_1 = 338$ K

Zustand 2 nach Abkühlung: $p_2 = ?$ $T_2 = 15 + 273 = 288$ K

$$\frac{p_1}{T_1} = \frac{p_2}{T_2}. \qquad p_2 = p_1 \frac{T_2}{T_1} = 201 \text{ bar} \frac{288}{338} = 171{,}27 \text{ bar}.$$

Da das Ergebnis als Absolutdruck vorliegt, aber nach dem Manometerdruck gefragt wurde, muß noch 1 bar abgezogen werden.

Antwort: Nach Abkühlung zeigt das Manometer einen Druck von 170,27 bar.

Beispiel 8 : Ein Volumen von 6 l weist in 150 m WT eine Umgebungstemperatur von 5 °C auf. Welches Volumen wird an der Oberfläche bei 27 °C Temperatur eingenommen ?

Anwendung des allgemeinen Gasgesetzes (6.2).

Zustand 1 in der Tiefe : $V_1 = 6$ l $p_1 = 16$ bar $T_1 = 5 + 273 = 278$ K
Zustand 2 Oberfläche: $V_2 = ?$ $p_2 = 1$ bar $T_2 = 27 + 273 = 300$ K

$$\frac{p_1 V_1}{T_1} = \frac{p_2 V_2}{T_2}. \qquad V_2 = V_1 \frac{p_1 T_2}{p_2 T_1} = 6 \text{ l} \frac{16}{1} \frac{300}{278} = 103{,}6 \text{ l}.$$

Antwort: An der Oberfläche dehnt sich das Volumen von 6 l auf 103,6 l aus.

Beispiel 9: EinTaucher führt in 45 m WT eine schwere Arbeit (Verbrauch von 60 l Luft pro Minute) aus. Wie lange könnte er theoretisch arbeiten, wenn an der Oberfläche eine 50 l-Flasche zur Verfügung steht, deren Manometer einen Druck von 190 bar anzeigt ?

Zur Lösung dieser Aufgabe müssen sowohl Verbrauchsmenge des Tauchers als auch Flascheninhalt in Oberflächenvolumina umgerechnet werden. Dazu wird jeweils das Boyle-Mariotte Gesetz angewendet (6.3).

Zustand 1 in 45 m WT : V_1 = 60 l/min p_1 = 5,5 bar
Zustand 2 an der Oberfläche: V_2 = ? p_2 = 1 bar

$p_1 V_1 = p_2 V_2$. $V_2 = V_1 \frac{p_1}{p_2}$ = 60 l/min $\frac{5{,}5}{1}$ = 330 l/min.

Der Taucher verbraucht an der Oberfläche 330 l/min.

Bestimmung der zur Verfügung stehenden Luftmenge in der 50 l-Flasche :

Zustand 1 Ausgangsbedingung : V_1 = 50 l p_1 = 191 bar
Zustand 2 Oberfl.bedingung: V_2 = ? p_2 = 1 bar

Der Umgebungsdruck in 45 m WT beträgt 5,5 bar und nur bis zu diesem Druck kann der Inhalt der 50 l-Flasche entspannt und theoretisch genutzt werden.

$$V_2 = V_1 \frac{p_1'}{p_2} = 50 \text{ l} \frac{(191 - 5{,}5)}{1} = 9\,275 \text{ l}.$$

Das nutzbare Oberflächenvolumen beträgt 9 275 l; damit wird die theoretische Arbeitsdauer in 45 m WT 9 275 l / 330 l/min = 28,1 min.

Antwort: Der Luftvorrat in der 50 l-Flasche reicht für rd. 28 min.

Beispiel 10 : Ein Kompressor an der Oberfläche liefert 10 m^3 Luft pro Std. Reicht diese Lieferleistung für einen Taucher in 40 m WT bei mittlerer Arbeit aus, wenn der Luftverbrauch am Arbeitsort 40 l /min beträgt ?

Umrechnung des Luftverbrauchs auf Oberflächenvolumina unter Anwendung des Boyle-Mariotte Gesetzes.

Zustand 1 in 40 m WT : V_1 = 40 l/min p_1 = 5 bar
Zustand 2 an der Oberfläche: V_2 = ? p_2 = 1 bar

$$V_2 = V_1 \frac{p_1}{p_2} = 40 \text{ l/min} \frac{5}{1} = 200 \text{ l/min}.$$

Der Oberflächenverbrauch des Tauchers beträgt 200 l/min.
Der Stundenverbrauch wird dann 200 l/min · 60 = 12 000 l/h = 12 m^3/h.

Antwort: Da die benötigte Lieferleistung 12 m^3/h beträgt, der Kompressor aber nur 10 m^3/h liefern kann, reicht die Kompressorleistung nicht aus.

Beispiel 11: Luft mit 21% O_2 und 79% N_2 wird für einen Tauchgang auf 50 m WT eingesetzt. Welche Partialdrücke treten auf ?

Anwendung des Partialdruckgesetzes (6.7 a).

Gegeben ist der Gesamtdruck mit der Wassertiefe und die Konzentration der beiden Komponenten.

$$ppO_2 = p \text{ Konz } O_2 = 6 \text{ bar} \cdot 0{,}21 = 1{,}26 \text{ bar}$$
$$ppN_2 = p \text{ Konz } N_2 = 6 \text{ bar} \cdot 0{,}79 = 4{,}74 \text{ bar}$$
$$p = ppO_2 + ppN_2 \qquad \Sigma = 6{,}00 \text{ bar}$$

Antwort: Die Partialdrücke des Sauerstoffs und Stickstoffs betragen in 50 m WT 1,26 bar bzw. 4,74 bar.

Beispiel 12: Für einen Sättigungstauchgang auf 500 m WT darf der O_2-Partialdruck 0,5 bar nicht überschreiten. Welche Sauerstoffkonzentration im Atemgas ist erlaubt ?

Anwendung des Partialdruckgesetzes (6.7 c); gegeben sind Gesamtdruck und Partialdruck des Sauerstoffs.

$$\text{Konz } O_2 = \frac{ppO_2}{p} = \frac{0{,}5 \text{ bar}}{51 \text{ bar}} = 0{,}0098 .$$

Konz O_2 in Prozent: $0{,}0098 \cdot 100\% = 0{,}98\ \%\ O_2$

Konz O_2 in ppm (parts per million): $0{,}0098 \cdot 10^6 \text{ ppm} = 9800 \text{ ppm } O_2$

Antwort: Erlaubt ist eine O_2-Konzentration von 0,98 % im Atemgas.

Beispiel 13 : Notgas soll einen O_2 - Partialdruckbereich zwischen 0,16 und 1,25 bar nicht überschreiten. Für welchen Tiefenbereich ist ein Notgas mit 8% Sauerstoff einsetzbar ?

Gegeben sind Partialdrücke und Konzentration (6.7 b).

$$p = \frac{ppO_2}{\text{Konz } O_2} . \qquad p = 0{,}16 \text{ bar}/0{,}08 = 2 \text{ bar} \qquad WT = (p-1)10 = 10 \text{ m}$$
$$p = 1{,}25 \text{ bar}/0{,}08 = 15{,}63 \text{ bar} \qquad WT = 146{,}3 \text{ m}$$

Antwort: Das Notgas mit einer Sauerstoffkonzentration von 8 % darf im Tiefenbereich zwischen 10 und 146,3 m eingesetzt werden.

Beispiel 14 : Bei einem Tauchgang auf 360 m Tiefe werden in einer Druckkammer 130 ppm CO_2 gemessen. Wie groß ist der CO_2-Partialdruck ?

$ppCO_2 = p \cdot \text{Konz } CO_2$

$ppCO_2 = 37 \text{ bar} \cdot 130 \cdot 10^{-6} = 4810 \cdot 10^{-6} \text{ bar} = 4{,}81 \text{ mbar}$

Antwort: Der CO_2-Partialdruck auf 360 m WT beträgt 4,81 mbar.

Beispiel 15 : Ein UW–Labor ist auf 20 m WT stationiert und enthält aus Brandschutzgründen ein Nitroxgemisch (ppO_2 = 0,3 bar, Rest N_2) als Atemgas. Von welcher theoretischen Tiefe ist bei der Dekompression nach Lufttabellen auszugehen ?

Gesamtdruck 3 bar. $ppN_2 = p - ppO_2$ $ppN_2 = 3 - 0{,}3 = 2{,}7$ bar

Gesucht wird jetzt die Wassertiefe, die bei Einsatz von Druckluft den gleichen Stickstoffpartialdruck von 2,7 bar ergibt.
Bekannt ist der Partialdruck und die N_2-Konzentration der Luft mit 79%.

$p' = ppN_2 / \text{Konz } N_2$. $p' = 2{,}7 \text{ bar}/0{,}79 = 3{,}42$ bar.
WT = (3,42 - 1)10 = 24,2 m.

Antwort: Anstelle der aktuellen Tauchtiefe von 20 m muß für die Benutzung der Druckluftdekompressionstabellen von einer theoretischen WT von 24,2 m ausgegangen werden; d.h. eine größere Tiefe bedeutet auch eine längere Austauchzeit.

In Abwandlung des Beispiels 15 wird jetzt ein Nitroxgemisch 40/60 verwendet mit 40% Sauerstoff und 60% Stickstoff.

Der aktuelle N_2-Partialdruck ist $ppN_2 = p \cdot \text{Konz } N_2 = 3 \text{ bar} \cdot 0{,}60 = 1{,}8$ bar.

Gesucht ist wieder die Tiefe, die bei Einsatz von Druckluft den gleichen Stickstoffpartialdruck von 1,8 bar ergibt.

$p' = ppN_2 / \text{Konz } N_2$. $p' = 1{,}8 \text{ bar}/0{,}79 = 2{,}28$ bar.
WT = (2,28 - 1)10 = 12,8 m.

Antwort: Anstelle der aktuellen Wassertiefe von 20 m braucht bei Benutzung der Druckluftdekompressionstabellen nur von einer theoretischen WT von 12,8 m ausgegangen werden. Das bedeutet eine erhebliche Einsparung an Dekompressionszeit bei gleicher Tauchzeit.

7 Gasmanagement

7.1 Einführung

Unter Gasmanagement werden alle Aktivitäten verstanden, die mit der Behandlung und Verteilung von Gasen für Tauchoperationen zu tun haben. Damit ist ein Rahmen abgesteckt, der von der Bedarfsanalyse und Bereitstellung der Tauchgase über die Herstellung von Atemgasen in gewünschten Konzentrationen bis zur Kontrolle und Verteilung reicht.

Gasmanagementaufgaben sind unter Einhaltung sicherheitstechnischer Auflagen und systembedingter Vorgaben durchzuführen. Zur Lösung anfallender Aufgaben wie der Bedarfsanalyse für einen Taucheinsatz oder der Herstellung benötigter Atemgasgemische für die verschiedenen Phasen des Tauchgangs bedarf es eines mathematisch-physikalischen Grundwissens, das hier behandelt wird.

Der Umgang mit Gasen unter Druck und deren Lagerung ist vom Gesetzgeber detailliert geregelt. Darüber hinaus gibt es Sonderregelungen für Gase, die entweder feuergefährlich , toxisch oder explosiv sind wie beispielsweise Acetylen, Cyanidgase oder Sauerstoff.

Bei der Festlegung der notwendigen Gasmengen für eine geplante Tauchoperation greift die Tauchindustrie auf eigene Erfahrungswerte zurück. Einen Anhalt über vorzuhaltende Gasmengen Offshore gibt [15].

7.2 Gesetzliche Grundlagen beim Umgang mit Druckgasen

Zum Schutz von Leib und Leben seiner Bürger hat der Gesetzgeber Vorschriften erlassen, die beispielsweise im technischen Bereich potentielle Gefährdungen durch technische Anlagen oder Stoffe ausschließen sollen. Dazu gehört u.a. der Umgang mit Gasen unter Druck, für den auf der Grundlage der staatlichen Gewerbeordnung die Druckbehälterverordnung (Druckbeh V) [16] maßgebend ist. Aus dieser Verordnung, die für jede Art von Druckbehälter gilt, sind speziell für den Bereich der Druckgase die

Technischen Regeln Druckgase (TRG) abgeleitet worden, die z.B. detaillierte technische Anforderungen an Atemgemische [17] oder den Betrieb von Füllanlagen [18] enthalten.

Um den sicheren Umgang mit Gasen unter Druck zu gewährleisten, sind entsprechende Regeln und Richtlinien zu beachten, die beispielsweise als Unfallverhütungsvorschriften der gewerblichen Berufsgenossenschaften und als berufsgenossenschaftliche Merkblätter vorliegen [19, 20]. Neben generellen Sicherheitsmaßnahmen wird hier im einzelnen der Umgang mit Gasen und speziell mit Sauerstoff geregelt [21].

Weiterhin sind die einschlägigen DIN - Normen als anerkannte Regeln der Technik zu berücksichtigen, die beispielsweise die Bauart einzelner Komponenten eines Druckgassystems festlegen [22, 23].

Für den Transport von Druckgasen sind je nach Transportmittel eine Reihe von nationalen, und beim grenzüberschreitenden Verkehr auch von internationalen Verordnungen zu berücksichtigen, die hier nur erwähnt werden.

7.3 Kennzeichnung von Druckgasbehältern

Zur leichteren Erkennbarkeit des Inhalts von Druckgasbehältern bietet sich für die gängigen Gase eine farbliche Kennzeichnung an. Leider gibt es z.Z. noch keinen international gültigen Farbcode; jedes Land benutzt weitgehend seine eigene Farbkennzeichnung. Generell ist dazu festzuhalten, daß die farbliche Kennzeichnung keine Gewähr für den korrekten Inhalt gibt; eine verbindliche Aussage über den Inhalt und andere Informationen geben nur die Daten, die in die Flaschenschulter eingeschlagen sind.
In der Bundesrepublik Deutschland ist die folgende farbliche Kennzeichnung der Druckgasbehälter durch die Technischen Regeln Druckgase (TRG) festgelegt.

Tabelle 7.1. Kennzeichnung von Druckgasbehältern nach TRG

Gasinhalt	Farbkennung
Sauerstoff	blau
Stickstoff	grün
Acetylen	gelb
brennbare bzw. giftige Gase	rot
nicht brennbare Gase, z.B. Luft	grau

Tabelle 7.2. Farbkennzeichnungen im Bereich der Nordsee nach [24]

Gasinhalt	Druckbehälterkörper	Schulter
Helium	braun	braun
Sauerstoff/Helium	braun	braun/weiß
Sauerstoff	schwarz	weiß
Stickstoff	weiß	schwarz
Sauerstoff/Stickstoff	weiß	schwarz/weiß
Sauerstoff/Stickstoff/Helium	braun	schwarz/weiß

Im Bereich der Nordsee dominiert ein Farbcode, der sowohl im britischen wie im norwegischen Offshore-Sektor Anwendung findet und in einer Empfehlung der AODC [24] festgehalten ist. Eine weitere Farbkennzeichnung stammt von der deutschen Klassifikationsgesellschaft Germanischer Lloyd, die sich eng an die bestehenden Nordseestandards anlehnt [25] .

In den USA wird für die Kennzeichnung von Druckgasbehältern für Tauchgase wieder ein anderer Farbstandard benutzt [9] . Danach wird für Sauerstoff beispielsweise die Farbe grün verwendet, Druckluftflaschen sind schwarz gekennzeichnet.

Die hier vorgestellten Farbkennzeichnungen für Tauchgase zeigen, daß für ein und dasselbe Gas in den verschiedenen Regionen zum Teil sehr unterschiedliche Farbkennungen verwendet werden. Daraus folgt, daß der Farbcode nur als erster Anhalt für den Inhalt eines Druckgasbehälters dienen kann; eine genaue Identifizierung des Behälterinhalts ergibt sich aus den technischen Angaben, die auf der Flaschenschulter eingeprägt sind.

Diese Angaben, die nach den in der Bundesrepublik geltenden Technische Regeln Druckgase (TRG) gefordert werden, enthalten Daten wie Gasart, Flaschenvolumen, zulässiger Fülldruck bei 15 °C, Prüfüberdruck sowie eine Reihe weiterer Angaben über Prüffristen, Festigkeitsdaten, Fabrikations- und Bauartzulassungsnummer, u.s.w. Das schließt die Möglichkeit des Füllens mit einem anderen Gas natürlich nicht ganz aus. Daher ist bei Tauchoperationen beim Aufschalten von Gasen das entsprechende Gas vorher zu analysieren.

7.4 Reinheit von Gasen

Bei der Herstellung und Benutzung von Reingasen und Gasgemischen sind entsprechend dem Verwendungszweck Reinheitsanforderungen zu beachten, deren Grenzen beispielsweise durch die Verwendung als Atemgas in

der Tauchtechnik oder als Prüfgas in der Meßtechnik bestimmt werden. Dabei sind die Anforderungen an Prüfgase besonders hoch.
In der Bundesrepublik hat sich für Reinheitskennzeichnungen die Angabe der Neunerstellen eingebürgert. So entsprechen die Angaben:

3.0 = 99,9 %
4.0 = 99,99 %
5.0 = 99,999 %
5.5 = 99,9995 %

Die erreichbare Reinheit eines Gases wird durch das Herstellungsverfahren bestimmt. Allerdings erfordert der Umgang mit hochreinen Gasen entsprechende technische Einrichtungen und Handhabungsprozeduren.

In der Praxis werden neben Gasen auch Gasgemische benötigt, die aus zwei oder mehr Molekülarten bestehen. Hier spielen die technische Herstellbarkeit und die Möglichkeit der genauen Zusammensetzung die entscheidende Rolle bei Genauigkeitsanforderungen. Zu deren Beschreibung werden Klassenangaben benutzt, die von kleiner/gleich 0,5% bis zu 10% reichen.

Neben den Prüfgasen mit den höchsten Reinheitsanforderungen stehen die Atemgase, die ihr Hauptanwendungsgebiet in der Tauchtechnik finden. Auch für Atemgase sind Reinheitsstandards einzuhalten, die nun nicht unbedingt denen der Prüfgase entsprechen müssen. Jedoch können Verunreinigungen, die unter Atmosphärenbedingungen ohne weiteres zu tolerieren sind, bei Verdichtung und nachfolgender Benutzung als Atemgas durch ihre Konzentration zu schwersten gesundheitlichen Schädigungen führen.

Druckluft als das Standardatemgas in der Taucherei muß bestimmten Reinheitsanforderungen genügen, die in der Bundesrepublik in der DIN 3188 [26] festgeschrieben sind. Tabelle 7.3 vergleicht verschiedene Reinheitsstandards für Atemluft und demonstriert, daß die nationalen Standards z.T. deutlich voneinander abweichen. So erlaubt z.B. die deutsche DIN 3188 dreimal höhere Kohlenmonoxidverunreinigungen als britische Standards.

Tabelle 7.3. Reinheitsstandards für Atemluft

Atemluftanteile	Deutscher Standard DIN 3188	Britischer Standard	Amerikan. Standard US - Navy	Franz. Standard
Sauerstoffgehalt (%)	20 ... 21	$21 \pm 0{,}5$	20 ... 22	
Kohlendioxid (ppm)	800	500	1 000	1667
Kohlenmonoxid (ppm)	30	10	20	8

Tabelle 7.4. Reinheitsstandards von Tauchgasen nach [27]

Verunreinigung	Sauerstoff (ppm)	Helium (ppm)	Stickstoff (ppm)
Stickstoff	1 000	200	-
Sauerstoff	-	50	50
Kohlendioxid	10	10	10
Kohlenmonoxid	1	1	1
Neon	10	10	10
Argon	4 000	25	25
Wasserstoff	10	10	10
Methan	25	5	5
Andere Kohlenwst.	3	1	1
Feuchtigkeit	25	25	25

Für die in der Tauchtechnik verwendeten Gase sind mit Ausnahme der Atemluft keine Reinheitsanforderungen vorgegeben. Für Tauchgase im Offshore-Einsatz hat Großbritannien Reinheitsstandards [27] vorgeschlagen, die im Bereich der Nordsee allgemein akzeptiert sind und angewendet werden. Tabelle 7.4 gibt einen Überblick über Reinheitsanforderungen für Tauchgase nach [27].

Bei Mischgasen soll die Abweichung des kleinsten Komponentenanteils 5% nicht überschreiten.

In den USA werden Atemgase nach Typ und Klasse unterschieden, wobei Reinheitsstandards in drei verschiedene Grade unterteilt sind. Danach bedeutet Typ I ein gasförmiges, Typ II ein flüssiges Medium Die Klasse sagt etwas über Verunreinigungen durch Ölanteile aus; bei Klasse 1 muß das Medium völlig ölfrei sein, während bei Klasse 2 ein geringer Ölgehalt toleriert wird.

Bei den Reinheitsanforderungen werden schließlich drei verschiedene Grade unterschieden, die sich in Grad A,B und C aufteilen und für die folgende Reinheitsstufen gelten:

Grad A = 99,95 %
Grad B = 99,5 %
Grad C = 99,5 % nur Typ I

Folgende Reinheitsanforderungen sind danach zu erfüllen:

Sauerstoff : Typ I, Klasse 1, Grad A oder B
Stickstoff : Typ I, Klasse 1, Grad A,B oder C
Helium : Grad A,B oder C

Tabelle 7.5. Toleranzgrenzen für Sauerstoff nach US-Standard

Konzentrationsbereich in %	zulässige Abweichung in %
1 ... 2,9	0,1
3 ... 4,9	0,3
5 ... 9,9	0,5
10 ... 19,9	1,0
20 ... 100	2,0

Bei Mischgasen ist die erlaubte Abweichung nach der vorhandenen Konzentration des kleinsten Komponentenanteils gestaffelt. Für Sauerstoff gelten beispielsweise die in Tabelle 7.5 angegebenen Toleranzgrenzen.

7.5 Gasanalyse

7.5.1 Einführung

Die Analyse der Tauchgase auf korrekte Zusammensetzung und die kontinuierliche Überwachung des Atemgases ist eine wesentliche Voraussetzung für die sichere Durchführung von Taucheinsätzen. Besonders bei Sättigungstauchgängen, wo wegen der Langzeiteinwirkungen schon geringe Verschiebungen von den Sollwerten zu ernsten gesundheitlichen Konsequenzen führen können, ist eine effiziente und zuverlässige Gasanalyse unabdingbar.

Im Vordergrund steht dabei die Überwachung des Sauerstoffgehaltes, gefolgt von der Kontrolle der Kohlendioxidkonzentration. Wie bereits bei der Behandlung der Farbkennzeichnungen von Druckgasbehältern (Abschnitt 7.3) angesprochen, ist eine Analyse der Gase zumindest auf ihren Sauerstoffanteil vor dem Aufschalten in die Kammer zur Taucherversorgung unbedingt erforderlich. In der Vergangenheit hat das Aufschalten von Gasen mit unzureichendem Sauerstoffanteil zu tödlichen Unfällen geführt.

Neben der Überwachung der Sauerstoff- und Kohlendioxidkonzentration kann eine ganze Reihe weiterer Komponenten zu berücksichtigen sein, wie sie beispielsweise beim hyperbaren Schweißen auftreten können.

In der Praxis sind die verschiedensten Analysegeräte im Einsatz, deren spezifische Anwendung von der Art des zu messenden Gases und der zu erwartenden Konzentration abhängen. Die Analysegeräte für den Offshore-Betrieb müssen einige grundsätzliche Forderungen erfüllen:

- Eignung für den Betrieb innerhalb einer Druckkammer,
- ausreichende Meßgenauigkeit,

- Zuverlässigkeit auch bei rauhem Betrieb,
- Bedienungs- und Wartungsfreundlichkeit,
- Sicherstellung der Energieversorgung der Analysegeräte,
- Möglichkeit der kontinuierlichen Gasüberwachung.

Die Analysegeräte müssen in regelmäßigen Abständen kalibriert werden. Das geschieht im praktischen Betrieb alle 8 bis 24 Stunden mit Hilfe von speziellen Eichgasen.

7.5.2 Analysegeräte

Es steht eine Vielzahl von Analysegeräten zur Verfügung, die je nach Meßaufgabe entweder nur ein einzelnes Gas oder gleich mehrere Gase analysieren können. Hier werden nur stichwortartig die in der Praxis benutzten Meßprinzipien vorgestellt; detaillierte Angaben sind beispielsweise den Herstellerdaten eines infrage kommenden Gerätes zu entnehmen.

a) Elektrochemisches Prinzip

Dieses Prinzip wird zur Sauerstoffmessung verwendet; durch chemische Reaktionen des Sauerstoffs in einer sog. Brennstoffzelle wird ein der Sauerstoffmenge proportionaler Strom erzeugt. Der Vorteil dieses Meßsystems liegt in seiner Einfachheit, in der direkten Anzeige der Sauerstoffpartialdrücke, in der Unabhängigkeit von Hilfsenergien und schließlich in der Unempfindlichkeit gegenüber unterschiedlichen Meßlagen. Allerdings verbraucht sich die Brennstoffzelle im Betrieb und muß nach entsprechender Zeit ersetzt werden.

b) Paramagnetisches Prinzip

Dieses Prinzip, das ebenfalls zur Sauerstoffmessung benutzt wird, nutzt die paramagnetische Eigenschaft des Sauerstoffs. In einem magnetischen Feld wird bei Anwesenheit von Sauerstoff dieses geändert; die Veränderung ist proportional dem Sauerstoffgehalt und wird in ein entsprechendes Meßsignal umgesetzt. Die auf diesem Meßprinzip beruhenden Messungen sind sehr genau; allerdings ist das System sehr lagenempfindlich und benötigt eine Energiequelle zum Betrieb.

c) Infrarot-Absorptions-Prinzip

Dieses Prinzip wird in der Praxis überwiegend zur Messung von Kohlendioxidkonzentrationen verwendet. Das Meßprinzip beruht auf der Absorption einer infraroten Strahlung bei Anwesenheit von Kohlendioxid, wobei die Absorption proportional der Gaskonzentration ist. In einer Referenzzelle befindet sich ein geeichtes Referenzgas, das mit der Meßzelle und dem darin enthaltenen Gas verglichen wird. Dieses Meßverfahren ist allerdings sehr empfindlich gegen Wasserdampfreste und Schmutzpartikel im zu analysierenden Gas, die das Meßergebnis stark verfälschen können.

d) Prinzip der Gaschromatographie

Die Gaschromatographie ist ein vielseitiges Verfahren zur Analyse von Gasgemischen aller Art. Das Verfahren arbeitet so, daß in einer Filterkolonne die zu analysierende Gasprobe in ihre einzelnen Komponenten separiert wird. Jede Gaskomponente wird dann an einem Detektor vorbeigeführt, der in Abhängigkeit von Gasart und Gasmenge je nach Meßprinzip (Wärmeleitfähigkeitsdetektor oder Elektroneneinfangdetektor) ein entsprechendes Meßsignal erzeugt. Der apparative Aufwand für dieses Meßverfahren ist erheblich; dem steht aber die Genauigkeit und Empfindlichkeit der Messung und die vielseitige Einsatzmöglichkeit für die Gasanalyse gegenüber.

e) Massenspektroskopie

Das Verfahren der Massenspektroskopie ist ähnlich dem der Gaschromatographie ein sehr genaues und vielseitiges Verfahren zur Analyse von allen anfallenden Reingasen und Gasgemischen. Das Meßprinzip beruht auf der Ionisation der zu untersuchenden Gasmoleküle durch Elektronenbestrahlung in einer Vakuumkammer. Die ionisierten Gasmoleküle werden durch magnetische oder elektrische Felder beschleunigt und entsprechend ihrer Masse ausgelenkt und ausgeblendet. Die Ladungen der ausgeblendeten Ionen sind proportional der Menge einer Molekülart und damit der Gaskonzentration der zu bestimmenden Gasart.

Die Massenspektroskopie ist ein sehr leistungsfähiges, genaues und auch schnelles Verfahren zur Gasanalyse, das allerdings einen erheblichen apparativen Aufwand erfordert.

f)) Prinzip der Farbindikatoren (Prüfröhrchen)

Das Prinzip der Farbindikatoren zur Bestimmung von Gaskonzentrationen mit Hilfe von Farbröhrchen ist einfach und billig, hat aber seine Grenzen in der Genauigkeit. Hierbei wird das zu analysierende Gas in genau dosierter Menge in ein Prüfröhrchen gegeben und reagiert dort mit der chemischen Substanz der Füllung. Nach Art des zu prüfenden Gases werden bestimmte chemische Reaktionen zum Nachweis genutzt. Je nach Konzentration verfärbt sich die Prüfsubstanz, deren Farbumschlag proportional der Gaskonzentration ist. Der Grad der Verfärbung läßt sich an einer geeichten

Skala ablesen, die allerdings nur unter Normalbedingungen zu korrekten Ergebnissen führt. In der hyperbaren Umgebung in einer Druckkammer muß die Ablesung korrigiert werden, d.h. durch den Absolutdruck geteilt werden, um die richtige Konzentration zu ermitteln. Für jede gebräuchliche Gasart gibt es entsprechende Prüfröhrchen, die natürlich nur für eine Messung benutzt werden können. Aufgrund des chemischen Inhalts der Prüfröhrchen, der nach zu langer Lagerzeit seine Reaktionsfähigkeit einbüßt, ist die Einsatzzeit solcher Röhrchen zeitlich begrenzt.

7.6 Sauerstoffhandhabung und Komponentenreinigung

Kein Atemgas kann auf den lebensnotwendigen Sauerstoff verzichten, der in Abhängigkeit von der Einsatztiefe und dem Verwendungszweck als Boden- oder Therapiegas in Konzentrationen zwischen weniger als 1 % bis zu 100 % reinen Sauerstoff auftreten kann.

In der Tauchpraxis Offshore wird reiner Sauerstoff in entsprechenden Batterien oder englisch banks vorgehalten und nach Bedarf den Tauchgasen zugemischt. Wegen der Explosionsgefahr sind beim Umgang mit Sauerstoff oder sauerstoffreichen Gemischen eine Reihe von Vorsichtsmaßregeln und Sicherheitsbestimmungen zu beachten. Neben der generellen Handhabung von Gasen unter Druck bedeutet der Umgang mit komprimiertem Sauerstoff das größte Gefährdungspotential in der gewerblichen Taucherei. Daher ist beim Umgang mit reinem Sauerstoff streng auf die Einhaltung einschlägiger Sicherheitsstandards zu achten [21, 29].

Druckbehälter für Sauerstoff sind in gut durchlüfteten Räumen zu lagern, wenn sich eine Aufstellung im Freien verbietet. Damit soll eine Aufkonzentration von Sauerstoff in geschlossenen Räumen verhindert werden.

Um das Gefährdungspotential hochkomprimierten Sauerstoffs zu verringern, sollte der Druck bereits am Vorratsbehälter auf etwa 40 bar reduziert werden, bevor der Sauerstoff weiter verteilt und zugemischt wird.

Große Aufmerksamkeit erfordert die Sauerstoffverträglichkeit von Schlauchleitungen oder Armaturen, die mit reinem O_2 oder hoch angereicherten O_2-Gemischen in Berührung kommen. Die verwendeten Materialien sind auf ihre Eignung für Sauerstoff zu prüfen; so sind beispielsweise Ventile mit Dichtungen aus Teflon auszuschließen. Alle Sauerstoff geeigneten Armaturen haben Metalldichtungen.

Für das Öffnen und Schließen von Sauerstoffbehältern sind ausschließlich Nadelventile vorzusehen. Die sonst üblichen Kugelhähne sind hier nicht erlaubt, da ein mögliches kurzzeitiges Öffnen bzw. Schließen zu Druckstößen mit entsprechenden Temperaturspitzen in den Leitungen führt.

Bei der Leitungsführung ist darauf zu achten, daß Sauerstoffleitungen von allen anderen Gasen oder brennbaren Substanzen getrennt verlegt werden. Wichtig ist weiterhin, daß Sauerstoffleitungssysteme ausschließlich für die Handhabung von Sauerstoff benutzt werden und entsprechend gekennzeichnet sind.

Ein besonderes Kapitel stellt die Sauberkeit von Leitungen und Armaturen für Sauerstoff dar; diese müssen wegen der Gefahr einer Explosion absolut öl- und fettfrei sein. Die sonst im Tauchbetrieb üblichen Silikonfette sind nicht erlaubt und müssen durch spezielle, Sauerstoff verträgliche Schmiermittel ersetzt werden.

Die Verteilung des Sauerstoffs geschieht üblicherweise durch Überschleusen unter Ausnutzung des Druckgefälles. Wo dies nicht möglich ist, muß auf geeignete Pumpsysteme zurückgegriffen werden. Für das Verdichten und Umpumpen von Sauerstoff bzw. hoch angereicherten Sauerstoffgemischen haben sich im Offshore-Betrieb zwei Pumpsysteme eingeführt, die als Membrantyp und Kolbenpumpentyp bekannt sind.

Bei der Membranpumpe (Abb 7.1) befindet sich der Kompressionsraum im oberen Bereich der Pumpe, wo eine bewegliche Metallmembran die Verdichtung im Kompressionsraum bewirkt. Die Membran trennt dabei vollständig den Kompressionsraum von den übrigen Pumpenbereichen. Der Antrieb erfolgt über Keilriemen durch einen Elektromotor (Hauptherstel-ler Fa. Corblin).

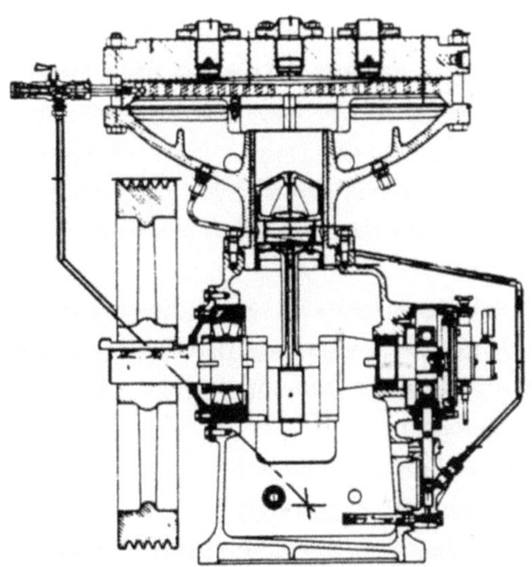

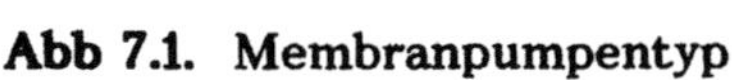

Abb 7.1. Membranpumpentyp

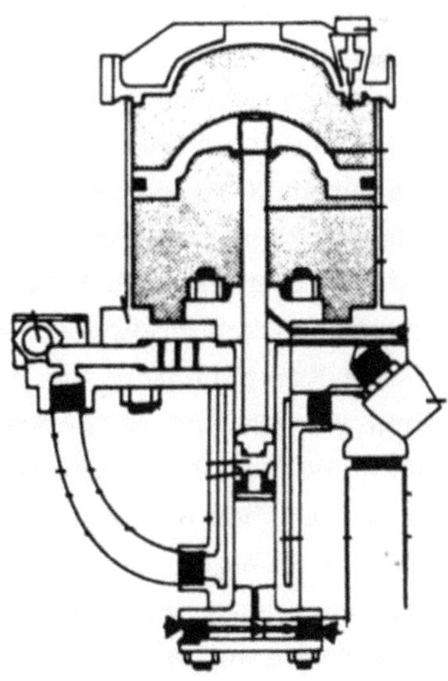

Abb 7.2. Kolbenpumpentyp

Ein anderes Prinzip, bei dem die Verdichtung über einen Kolben erfolgt, zeigt Abb 7.2. Der kleine Verdichterkolben im unteren Pumpenbereich hat eine gemeinsame Kolbenstange mit dem oben angeordneten Arbeitskolben. Dieser Arbeitskolben, der wesentlich größere Abmessungen hat als der Verdichterkolben, wird mit Preßluft beaufschlagt. Die Kolbenstange dichtet den Kompressions- zum Antriebsraum hin ab, sodaß der Sauerstoff nicht mit anderen Medien in Berührung kommt (Hauptthersteller Fa. Haskel).

Auf die bereits erwähnten Anforderungen an die Sauberkeit von Sauerstoff führenden Leitungen, Leitungsverbindungen und Armaturen wird im folgenden wegen der sicherheitstechnischen Bedeutung noch näher eingegangen. Verunreinigungen, die beispielsweise während Wartungs- oder Reparaturarbeiten in ein Sauerstoffsystem gelangen können, sind unter erhöhtem Druck extrem gefährlich und benötigen nur eine geringe Energie zur Auslösung einer Explosion. Zündursachen können u.a. sein

- Kompressionswärme bei plötzlichem Druckanstieg,
- Reibungswärme bei großen Mengenströmen bzw. hohen Strömungsgeschwindigkeiten,
- Elektrostatische Aufladungen,
- Stoß- oder Schlagbeanspruchungen.

Mögliche Explosionsherde können die bereits erwähnten Öl- oder Fettverunreinigungen sein, Schmutz- bzw. Staubpartikel, Zunder oder Rostteilchen, Metallspäne, wie sie bei der Fertigung anfallen, insbesondere Späne von rostfreiem Stahl u.a.m. Daher darf keineswegs davon ausgegangen werden, daß fabrikneue Armaturen auch automatisch sauerstoffrein sind. Nur als extra sauerstoffrein gekennzeichnete und besonders verpackte Teile können für den Einsatz in Sauerstoffsystemen verwendet werden, ohne vorher nochmals gereinigt zu werden.

Für die Reinigung von Sauerstoffkomponenten und die dafür zu verwendenden Reinigungsmittel gibt es genau festgelegte Verfahrensweisen, die firmenspezifisch modifiziert werden [29].

Feste Komponenten wie die metallischen Bauteile eines Sauerstoffsystems werden mit speziellen Lösungsmitteln gereinigt. Dabei sind aber besondere Vorsichtsmaßnahmen beim Umgang mit diesen z.T. gesundheitsschädlichen Lösungsmitteln zu beachten.

Für die Reinigung der Weichteile aus Neopren, Gummi u.ä. für O-Ringe, Dichtungen, usw. werden alkalische Detergentien verwendet.

Die Reinigung der Sauerstoffkomponenten soll an einem Ort höchster Sauberkeit erfolgen. Da bereits Handschweiß als Explosionsauslöser infrage kommen kann, ist beim Zusammenbau das Tragen von Plastikhandschuhen zu empfehlen. Metallteile sind von Weichteilen zu trennen und auch getrennt zu reinigen. Um bereits gesäuberte Teile zu trocknen, darf nur Stickstoff oder ölfreie Druckluft benutzt werden. Gereinigte und inspizierte Komponenten werden sofort in Plastik verpackt, versiegelt und entsprechend gekennzeichnet.

Beim Zusammenbau werden nur die gerade benötigten Teile ausgepackt und eingebaut. Bewegliche Komponenten und O-Ringe erhalten einen dünnen Film mit einem Sauerstoff verträglichen Schmiermittel, kein Siliconfett.

Funktionstests mit zusammengebauten Komponenten werden nicht mit dem vollen Betriebsdruck durchgeführt, sondern beginnen mit etwa einem Viertel des Druckes. Erst allmählich wird der Betriebsdruck dann bis zur vollen Höhe gesteigert, wenn keine Leckagen vorliegen.

7.7 Physikalisch-mathematische Grundlagen des Gasmanagements

In diesem Abschnitt werden die Grundlagen der Gasbedarfsrechnungen und die Grundzüge des Mischens von Gasen für Tauchzwecke behandelt und an entsprechenden Rechenbeispielen demonstriert.

7.7.1 Volumenbestimmungen

Für die Lagerung von Gasen werden Behälter benutzt, die in unterschiedlichsten Größen und Formen auftreten. Für die in der Tauchtechnik vorkommenden Behälter werden die Formeln zur Bestimmung des eingeschlossenen Volumens zusammengestellt.

Zylinder:	Durchmesser D Länge L	$V = \pi/4 \cdot D^2 L = 0{,}785\ D^2 L$
Kugel:	Durchmesser D	$V = \pi/6 \cdot D^3 = 0{,}524\ D^3$
Halbkugel:	Durchmesser D	$V = \pi/12 \cdot D^3 = 0{,}262\ D^3$
Halbellipsoid:	Durchmesser D größte Höhe h	$V = \pi/4 \cdot D^2 \cdot 0{,}7\ h$ $V = 0{,}545\ D^2 h$

Zylindrischer Behälter mit halbkugelförmigen Abschlüssen:

$$V = \pi/4 \cdot D^2 \, (L + {}^2/_3 \, D)$$

Zylinderdurchmesser D
Zylinderlänge L

Zylindrischer Behälter mit elliptischen Abschlüssen:

$$V = \pi/4 \cdot D^2 \, (L + 1{,}4 \, h)$$

Zylinderdurchmesser D
Zylinderlänge L

7.7.2 Gasbedarfsrechnungen

Die Bestimmung des Gasinhaltes FGV (Freies Gasvolumen) eines beliebigen Behälters erfolgt durch Anwendung des Gesetzes von Boyle-Mariotte, siehe dazu Kapitel 6.

$$V_1 \cdot p_1 = V_2 \cdot p_2 \, .$$

(Oberflächenbedingung) (Vorratsbedingung)

darin bedeuten :

- V_1 = Gasinhalt (FGV) unter Oberfl. bedingungen
- p_1 = atm. Oberflächendruck von 1 bar
- V_2 = geometrisches Behältervolumen V
- p_2 = Absolutdruck p des Behälterinhalts

Im Regelfall wird der Inhalt auf Atmosphärendruck bezogen, d.h. ein Restvolumen V verbleibt unter 1 bar im Behälter, so daß sich als verwertbares Gasvolumen ergibt

$$FGV = V \, (p - 1) \quad \text{in Volumeneinheiten.} \qquad (7.1)$$

Für die Bestimmung des zeitlichen Atemgasbedarfs für einen oder mehrere Taucher muß das sogn. Atemminutenvolumen AMV bekannt sein, das von verschiedenen Parametern abhängt. Neben der körperlichen Konstitution und Routine spielt die Schwere der Arbeit dabei die Hauptrolle. Der zeitabhängige Atemgasbedarf wird

$$FGV(t) = n \cdot AMV \cdot p \cdot t \quad \text{in Volumeneinheiten.} \qquad (7.2)$$

darin bedeuten:

- n = Anzahl der Taucher
- AMV = Atemminutenvolumen in l/min
- p = Absolutdruck am Tauchort in bar
- t = Tauchzeit in min

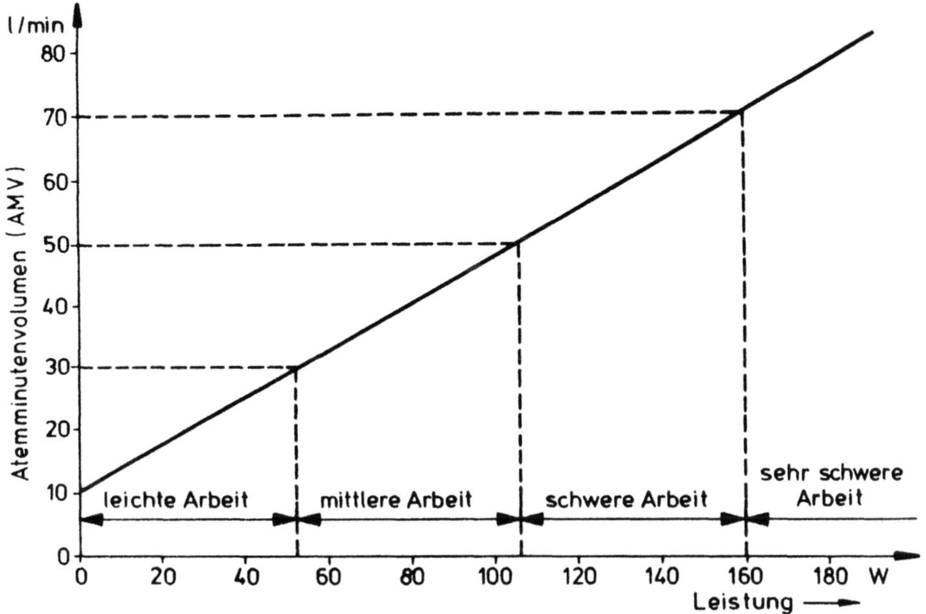

Abb 7.3. Atemgasbedarf in Abhängigkeit von der körperlichen Leistung

Das am Tauchort benötigte Atemminutenvolumen AMV ist unabhängig von der Tiefe, sondern hängt nur von der Schwere der Unterwasserarbeit ab. Je nach physischer Leistung bewegt sich der minütliche Atemgasverbrauch zwischen 10 l/min in Ruhe und geht bei Schwerstarbeit hinauf bis zu 80 l/min und mehr (Abb. 7.3). Der für den Stoffwechsel benötigte Sauerstoffbedarf liegt dabei zwischen 0,5 l/min in Ruhe und etwa 3 l/min bei Schwerstarbeit.

In [30] ist eine statistische Untersuchung über den mittleren Atemgasverbrauch pro Minute bei mehreren Hundert Tauchgängen in der Nordsee ausgewertet worden. Danach liegt das Atemminutenvolumen im Bereich zwischen 30 und 40 l, siehe dazu auch Abb 7.4.

In den deutschen Tauchvorschriften [31] werden für die Bestimmung der Reserveluftmenge folgende Minutenvolumina zugrunde gelegt:

für Leichttauchgeräte : 30 l/min

für Helmtauchgeräte : 60 l/min

Für eine erste Abschätzung des Sauerstoffbedarfs in einer Druckkammer werden für jeden Taucher 0,5 l Sauerstoff pro Minute zugrunde gelegt.

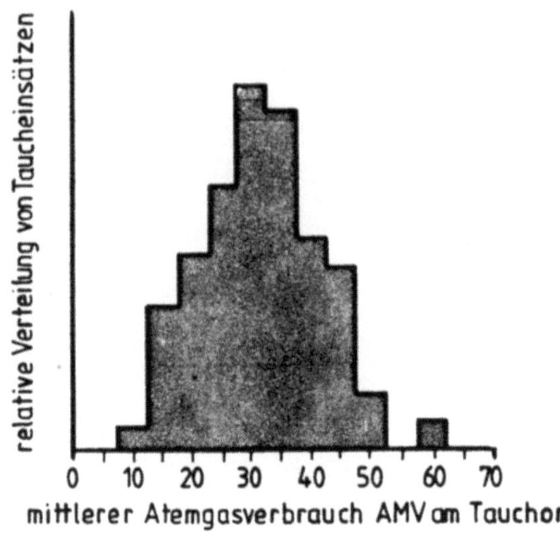

Abb 7.4. Gemittelter Atemgasverbrauch pro Minute am Tauchort nach [30]

Die Ermittlung der Gasmenge einzelner Komponenten in einem Gemisch erfolgt durch Multiplikation der Gesamtgasmenge mit der Konzentration der betreffenden Komponente.

$$FGV(k) = V \cdot p \cdot Konz\ k \quad \text{in Volumeneinh.} \qquad (7.3)$$

Darin bedeuten:

FGV(k) = Freies Gasvolumen der Komp. k in m^3
V = Behältervolumen in m^3
p = Absolutdruck im Behälter
Konz k = Konzentration der Komp. k in %/100

Beispiel: Eine Druckkammer von 15 m^3 Inhalt befindet sich auf 200 m Tiefe und enthält ein Helioxgemisch 2,5/97,5. Wieviel Sauerstoff enthält die Kammer ?
Die Angabe 2,5/97,5 bedeutet, daß das Gemisch aus 2,5% Sauerstoff und 97,5% Helium besteht. Nach (7.3) wird:

$$FGV(O_2) = 15\ m^3 \cdot 21 \cdot 0{,}025 = 7{,}875\ m^3\ O_2$$

Antwort: Die Druckkammer enthält insgesamt 15 $m^3 \cdot 21$ = 315 m^3 Heliox mit einem Sauerstoffanteil von rund 7,9 m^3.

Volumenbestimmung bei variablem Druck

Bei der Dekompression in einem Kammersystem, wenn beispielsweise die Isopressionsphase eines Sättigungstauchganges beendet ist, wird der Druck entsprechend dem vorgegebenen Profil gesenkt, wobei aber aus physiologischen Gründen der Sauerstoffpartialdruck konstant gehalten wird. Die

Folge ist eine laufende Erhöhung der Sauerstoffkonzentration mit fallendem Kammerdruck, siehe Abb 7.5. Zur Bestimmung des Sauerstoffvolumens ist zu berücksichtigen, daß jetzt die Konzentration eine Funktion des Gesamtdruckes ist. Die erforderliche Sauerstoffmenge wird in Anlehnung an (7.3):

$$FGV(O_2) = V \cdot p \cdot \text{Konz } O_2 (p). \qquad (7.3a)$$

Nach (6.7c) ist die Konzentration = pp_k/p, wobei in dieser Betrachtung pp_k konstant ist. Differenziert man (7.3a), ergibt sich:

$$d\, FGV(O_2) = V \cdot p \cdot d\, \text{Konz } O_2 (p)$$

(6.7c) eingesetzt: $$d\, FGV(O_2) = V \cdot ppO_2 \cdot dp/p.$$

Nach Integration: $$FGV(O_2) = V \cdot ppO_2 \cdot \ln(p_{DK}) \quad \text{in } m^3. \qquad (7.4)$$

Darin bedeuten:
$FGV(O_2)$ = Freies Sauerstoffvolumen in m^3
V = Kammervolumen in m^3
ppO_2 = geforderter Sauerstoffpartialdruck in bar
$\ln(p_{DK})$ = natürlicher Logarithmus des Druckkammerausgangsdruckes in bar

In der Gleichung (7.4) wird unterstellt, daß der Partialdruck während der gesamten Dekompression bis zu 1 bar Oberflächenbedingungen konstant gehalten wird; dies ist jedoch eine Abschätzung zur sicheren Seite. Werden während der Dekompression unterschiedliche O_2-Partialdrücke eingesetzt, muß (7.4) unterteilt werden unter Berücksichtigung der Druckgrenzen. Beziehung (7.4) gilt selbstverständlich auch für andere interessierende Bestandteile des Gasgemisches in einer Kammer.

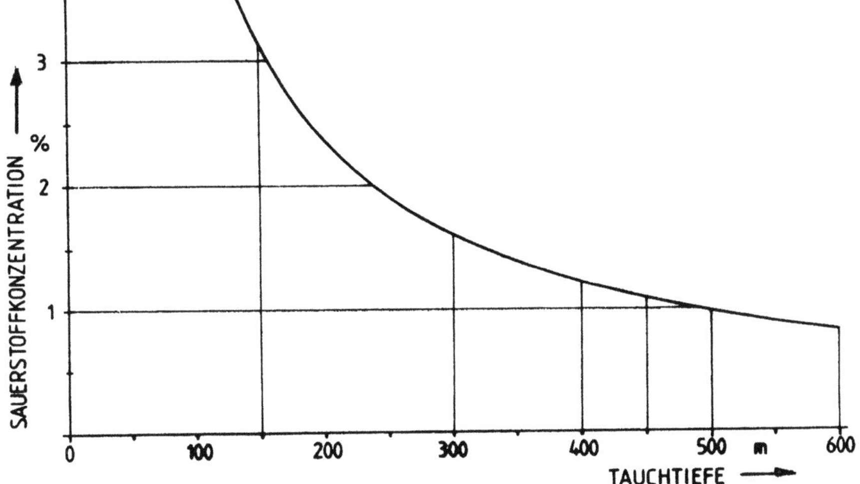

Abb 7.5. Sauerstoffkonzentration in Abhängigkeit von der Tauchtiefe

Beispiel: In einer Wohnkammer von 22 m^3 Inhalt wird auf 250 m Tiefe die Dekompression eingeleitet. Wieviel Sauerstoff muß für den gesamten Dekompressionsprozeß vorgehalten werden ohne Berücksichtigung des Verbrauchs durch die Taucher, wenn ein O_2 - Partialdruck von 0,45 bar eingehalten werden soll ?

Nach (7.4) ist: $FGV(O_2) = 22\ m^3 \cdot 0{,}45 \cdot \ln(26) = 32{,}3\ m^3\ O_2$.

Bestimmung der Kompressionstiefe KT

Bei der Bestimmung der sog. Kompressionstiefe KT zur Einstellung des Partialdruckes für eine Gaskomponente mittels eines vorgegebenen Kompressionsgases ist die Kompressionstiefe genau die Tiefe, bei der gerade der gewünschte Partialdruck erreicht ist. Die Kompressionstiefe ergibt sich zu:

$$KT = \frac{pp_{k\ gew} - pp_{k\ vorh}}{\text{Konz } k \text{ im Kompressionsgas}} \, 10 \quad \text{in m.} \qquad (7.5)$$

darin bedeuten:

$pp_{k\ gew}$ = gewünschter Partialdruck Komponente k

$pp_{k\ vorh}$ = vorhandener Partialdruck Komponente k

Konz k = Konzentration der Komponente k im Kompressionsgas

Der Gebrauch der Kompressionstiefe KT soll an einem Beispiel erläutert werden.

Beispiel: Eine Taucherglocke soll von der Oberfläche mit einem Helioxgemisch 4/96 auf 150 m Tiefe gebracht werden, wobei der Sauerstoffpartialdruck 0,6 bar nicht überschreiten darf.

ppO_2 gewünscht : 0,6 bar ppO_2 vorhanden(Oberfl.) : 0,21 bar
Sauerstoffkonzentration im Kompressionsgas : 4 %

$$KT = \frac{0{,}6 \text{ bar} - 0{,}21 \text{ bar}}{0.04} \, 10 = 97{,}5 \text{ m}.$$

Antwort: Die Kompressionstiefe beträgt 97,5 m. Das bedeutet, daß bis zu einer Tiefe von 97,5 m mit dem 4 % Helioxgemisch komprimiert wird, wobei sich am Ende dieser Phase der gewünschte O_2-Partialdruck von 0,6 bar eingestellt hat. Die restliche Kompression von 97,5 auf 150 m muß mit Reinhelium erfolgen.

Eine modifizierte Bestimmung der Kompressionstiefe nach 7.5 ergibt sich, wenn anstelle von Reinhelium für die weitere Kompression ein Gas verwendet wird, das nach [32] eine Mindestkonzentration an Sauerstoff von 2% enthält. Mit dieser Vorgabe muß der gewünschte O_2-Partialdruck für die Zieltiefe mit zwei Helioxgemischen unterschiedlicher Konzentration erreicht werden.

$$KT_{mix} = \frac{(pp_k gew - pp_k vorh) - WT/10 \cdot Konz\ k\ Magergas}{Konz\ k\ Kompress.gas - Konz\ k\ Magergas} \cdot 10 \text{ in m.} \quad (7.6)$$

darin bedeuten: WT = Zieltauchtiefe in m

Magergas = Gas mit einer Mindestkonz. von 2% O_2

die übrigen Symbole entsprechen (7.5)

Beispiel: Das vorangegangene Beispiel der Kompression einer Taucherglocke auf 150 m Wassertiefe wird hier mit den gleichen Randbedingungen benutzt bis auf die Zusatzbedingung, daß anstelle von Reinhelium für die letzte Kompressionsphase ein sog. Magergemisch mit 2% Sauerstoff verwendet wird.

ppO_2 gewünscht : 0,6 bar ppO_2 vorhanden (Oberfl.) : 0,21 bar

O_2-Konz. im Kompressionsgas : 4% O_2-Konz. im Magergas : 2%

$$KT_{mix} = \frac{(0{,}6 \text{ bar} - 0{,}21 \text{ bar}) - 150/10 \cdot 0{,}02}{0{,}04 - 0{,}02} \cdot 10 = 45 \text{ m}.$$

Antwort: In der ersten Phase wird bis auf 45 m Tiefe die Kompression mit dem 4% Helioxgemisch durchgeführt Die restliche Kompression von 45 auf 150 m erfolgt mit dem Helioxgemisch mit 2% Sauerstoff (Magergas).

Kontrolle des Sauerstoffpartialdruckes :

Anteil aus Oberflächenpartialdruck:	1 bar · 0,21	=	0,21 bar
Anteil des Magergemisches:	15 bar · 0,02	=	0,30 bar
Anteil des Kompressionsgases:	4,5 bar (0,04 - 0,02)	=	0,09 bar
Gesamter Sauerstoffpartialdruck :		=	0,60 bar

7.7.3 Berechnungsbeispiele

Zur Anwendung und Übung der in den vorangegangenen Abschnitten behandelten Grundlagen werden an praxisorientierten Beispielen einige Gasbedarfsrechnungen demonstriert.

Beispiel 1: Ein Druckluftbehälter mit einem Volumen von 2 m^3 zeigt einen Manometerdruck von 200 bar. Wieviel Druckluft enthält er ?

Manometer zeigen bis auf wenige Ausnahmen den Druck über den umgebenden Atmosphärendruck an, d.h. der Manometerdruck ist $p_{Manom.} = p - 1$.

Druckbehältervolumen V: 2 m^3

p_{Manom} : 200 bar

Nach (7.1) wird : $FGV = 2 \cdot 200 = 400\ m^3$

Würde der Behälter im Vakuum entleert, wird : $FGV_{abs} = 2 \cdot 201 = 402\ m^3$

Antwort: Der Behälter enthält unter atmosphärischen Bedingungen 400 m^3 Luft, die genutzt werden können. Die restlichen 2 m^3 verbleiben unter Atmosphärendruck im Behälter.

Beispiel 2 : Eine Bank von 10 Flaschen zu je 2 m^3 Inhalt ist auf 180 bar mit Trimix (O_2, N_2, He) gefüllt. Der Sauerstoffpartialdruck beträgt 0,5 bar, der Stickstoffanteil 5 % und der Rest ist Helium. Wieviel m^3 Gas von jeder Komponente enthält die Bank ?

Der Druck von 180 bar ist der Manometerdruck, der Absolutdruck 181 bar.

Gesamtmenge Trimix in der Bank: $FGV = 10 \cdot 2\ m^3 \cdot 181 = 3620\ m^3$.

p_{Bank} : $181\ bar = ppO_2 + ppN_2 + ppHe$

ppO_2 ist gegeben		= 0,5 bar
$ppN_2 = p \cdot Konz\ N_2$	$= 181 \cdot 0{,}05$	= 9,05 bar
$ppHe = p - ppO_2 - ppN_2$	$= 181 - 0{,}5 - 9{,}05$	= 171,45 bar
		Σ = 181,00 bar

Die einzelnen Gasanteile bestimmen sich aus dem Partialdruckanteil, multipliziert mit der Gesamtmenge an Trimix.

Sauerstoffanteil:	$3620\ m^3 \cdot 0{,}5/181$	= 10 m^3 O_2
Stickstoffanteil:	$3620\ m^3 \cdot 9{,}05/181$	= 181 m^3 N_2
Heliumanteil:	$3620\ m^3 \cdot 171{,}45/181$	= 3429 m^3 He
		Σ = 3620 m^3 Trimix

Antwort: In der Bank befinden sich 10 m^3 Sauerstoff, 181 m^3 Stickstoff und 3429 m^3 Helium.

Beispiel 3 : Zwei Helmtaucher arbeiten für 40 Minuten in 45 m WT. Welche Atemluftmenge muß bei Berücksichtigung einer 50% Reserve mindestens vorhanden sein ?

Für das Atemminutenvolumen AMV werden für Helmtaucher nach [31] 60 l/min zugrunde gelegt. Nach (7.2) wird :

FGV(t) = n AMV p t + 50% Reserve = 2 · 60 l/min · 5,5 · 40 min · 1,5 .
= 39 600 l oder 39,6 m^3

Antwort: Es müssen mindestens 39,6 m^3 Luft am Tauchort sein.

Beispiel 4: Ein Taucher führt eine mittelschwere Arbeit (AMV=40 l/min) für 4 Stunden in 150 m WT durch. Der Betriebsdruck der Tauchgeräte erfordert 15 bar über Umgebungsdruck. Es ist eine Bank von 32 Flaschen zu je 50 l bei einem Fülldruck von 190 bar vorhanden. Reicht der Gasvorrat und wie groß ist ggf. die Reserve ?

Der Absolutdruck am Arbeitsort ist: p = WT/10 + 1 = 150/10 + 1 = 16 bar

Zur Bestimmung des verfügbaren Atemgasvolumens FGV nach (7.1) ist zu berücksichtigen, daß der Fülldruck der Flaschen um den Umgebungsdruck p_{Umg} und den notwendigen Betriebsdruck p_{Betr} reduziert werden muß, da diese Druckanteile nicht für die Atmung zur Verfügung stehen.

$FGV_{verfügbar} = n\ V_{Fl}\ (p - p_{Umg} - p_{Betr}) = 32 \cdot 50\ l\ (191 - 16 - 15)$.
$FGV_{verfügbar} = 1{,}6\ m^3 \cdot 160 = 256\ m^3$

Atemgasbedarf des Tauchers für 4 Std. (240 min) nach (7.2):

FGV(t) = n AMV p t = 1 · 40 l/min · 16 · 240 min = 153,6 m^3

$$\text{Reserve in \% :}\quad \frac{FGV - FGV(t)}{FGV(t)}\ 100\% = \frac{256\ m^3 - 153{,}6\ m^3}{153{,}6\ m^3}\ 100\% = 67\ \%$$

Antwort: Der Gasvorrat mit 256 m^3 verfügbarem Gas reicht aus und bedeutet noch eine Reserve von 67%.

Beispiel 5: Ein Taucher in 250 m WT führt eine auf 200 bar gefüllte Flasche von 8 l als Notversorgung. Wie lange reicht die Notversorgung, wenn der Betriebsdruck des Helmes mindestens 10 bar über Umgebungsdruck liegen muß und ein AMV von 30 l/min angenommen wird ?

Der Absolutdruck am Arbeitsort ist: p = WT/10 + 1 = 250/10 + 1 = 26 bar

Das verfügbare Atemgasvolumen FGV nach (7.1) unter Berücksichtigung des Umgebungs- und Betriebsdruckes wird:

FGV = 8 l (201 - 26 - 10) = 1320 l verfügbares Atemgasvolumen.

In (7.2) eingesetzt und nach der Tauchzeit t aufgelöst ergibt:

$$\text{Tauchzeit } t = \frac{FGV}{AMV \cdot p} . \qquad t = \frac{1320 \text{ l}}{30 \text{ l/min} \cdot 26} = 1{,}7 \text{ min}$$

Antwort: Der Notgasvorrat reicht in 250 m Tiefe gerade 1,7 min.

Beispiel 6: Zwei 50 l-Druckluftflaschen zeigen einen Manometerdruck von 200 bar und sollen zum Füllen eines Tauchgerätes von 2 x 7 l verwendet werden. Welche Füllmethode ist die bessere ?

a) Gleichzeitiges Aufschalten beider Flaschen zum Füllen.

b) Aufschalten der Flaschen hintereinander.

Da es sich für den Füllvorgang um ein geschlossenes System handelt, müssen die Volumina vor dem Füllen gleich sein den Volumina nach dem Füllen.

Vor dem Füllen Nach dem Füllen

$$V_1 \cdot p_1 + V_2 \cdot p_2 = (V_1 + V_2)\, p_{tot} .$$

a) Gleichzeitiges Aufschalten beider Flaschen

Die Rechnung wird in Absolutdrücken durchgeführt, jedoch kann die Berechnung auch in Manometerdrücken (p -1) erfolgen.

Eingangsdaten: $V_1 = 2 \cdot 50 \text{ l} = 100 \text{ l}$ $p_1 = 201$ bar

$V_2 = 2 \cdot 7 \text{ l} = 14 \text{ l}$ $p_2 = 1$ bar

$$p_{tot} = \frac{V_1\, p_1 + V_2\, p_2}{(V_1 + V_2)} . \qquad p_{tot} = \frac{100 \text{ l} \cdot 201 + 14 \text{ l} \cdot 1}{100 \text{ l} + 14 \text{ l}} = 176.44 \text{ bar}$$

Nach Füllmethode a) beträgt der Manometerdruck p - 1 gleich 175,44 bar.

b) Aufschalten der Flaschen hintereinander (Kaskadenfüllung)

Im ersten Schritt wird die erste 50 l-Flasche aufgeschaltet.

$$p_{1\,tot} = \frac{50 \text{ l} \cdot 201 + 14 \text{ l} \cdot 1}{50 \text{ l} + 14 \text{ l}} = 157{,}25 \text{ bar.}$$

Das System befindet sich unter einem Absolutdruck von 157,25 bar. Im zweiten Schritt wird die erste 50 l-Flasche geschlossen und die zweite Flasche aufgeschaltet.

$$p_{2\,tot} = \frac{50 \text{ l} \cdot 201 + 14 \text{ l} \cdot 157{,}25}{50 \text{ l} + 14 \text{ l}} = 191{,}43 \text{ bar.} \qquad p_{Mano} = 190{,}43 \text{ bar}$$

Antwort: Als Ergebnis der beiden Füllmethoden zeigt sich, daß das Aufschalten der Flaschen hintereinander (Kaskadenfüllung) die bessere Methode ist, da ein maximaler Fülldruck von 190,43 bar erreicht werden kann gegenüber einem Fülldruck von 175,44 bar beim ersten Verfahren.

Beispiel 7: Eine kugelförmige Tauchglocke mit 2,5 m Innendurchmesser soll von der Oberfläche mit Heliox 3/97 auf 360 m Tiefe komprimiert werden, wobei der Sauerstoffpartialdruck 0,45 bar nicht überschreiten darf. Wieviel Heliox und Reinhelium werden zur Kompression benötigt und wie groß ist der Stickstoffpartialdruck ?

Das Volumen der Tauchglocke ist $V = \pi/6\ D^3$. $V = 0{,}524 \cdot 2{,}25^3 = 5{,}97\ m^3$

Als nächster Schritt wird die Kompressionstiefe KT nach (7.5) ermittelt.

$ppO_{2\,gew.}$: 0,45 bar. $ppO_{2\,vorh.}$: 0,21 bar. Konz. Kompres.gas: 3% O_2

$$KT = \frac{ppO_{2\,gew.} - ppO_{2\,vorh.}}{O_2\text{-Kompr.gas}}\,10. \qquad KT = \frac{0{,}45\ \text{bar} - 0{,}21\ \text{bar}}{0{,}03}\ 10 = 80\ \text{m}$$

Die Tauchglocke wird bis 80 m mit Heliox komprimiert, wo sich der gewünschte O_2 - Partialdruck eingestellt hat. Die weitere Kompression bis 360 m muß mit Reinhelium erfolgen.

Helioxbedarf:	FGV = V · 80 m /10.	= 5,97 · 8	= 47,8 m^3	Heliox
Heliumbedarf:	FGV = V (360 m - 80 m)/10	= 5,97· 28	= 167,2 m^3	Helium
Gesamtvolumen:	FGV = V· 360 m /10.	= 5,97· 36	= 215,0 m^3	He/O_2

Da von der Oberfläche aus komprimiert wird, steht zu Beginn der Kompression die Tauchglocke unter atmosphärischem Luftdruck, d.h. die Tauchglocke enthält noch 5,97 m^3 Luft unter 1 bar mit 79% Stickstoff entsprechend einem Partialdruck von 0,79 bar. Während der Kompression wird kein weiterer Stickstoff zugeführt, so daß auch am Ende der Kompression der gleiche Partialdruck erhalten bleibt.

Antwort: Zur Kompression der Tauchglocke auf 360 m Tiefe werden 47,8 m^3 Heliox und 167,2 m^3 Reinhelium benötigt.
Der Stickstoffpartialdruck beträgt 0,79 bar.

Beispiel 8: In Abwandlung von Aufgabe 7 soll anstelle des Reinheliums ein sog. Magergemisch mit 2% Sauerstoff entsprechend [32] gewählt werden. Wie ist jetzt zu komprimieren und welche Gasmengen werden gebraucht ?

Die Kompressionstiefe KT_{Mix} muß nach (7.6) bestimmt werden. Bis auf das Heliox 2/98 Magergemisch sind alle anderen Daten gleich.

$$KT_{Mix} = \frac{(\,0{,}45\ \text{bar} - 0{,}21\ \text{bar}\,) - 360\ \text{m}/10 \cdot 0{,}02}{0{,}03 - 0{,}02}\ 10 = \frac{0{,}24 - 0{,}72}{0{,}01}\ 10 = !$$

Als Ergebnis erhält man eine negative Kompressionstiefe, d.h. die Sauerstoffkonzentration des Magergemisches ist zu hoch.

Als nächster Schritt wird als Kompressionsgas nur das Heliox 2/98 Magergemisch benutzt, um die Verwendung von Reinhelium zu vermeiden. Nach (7.5) ergibt sich jetzt als Kompressionstiefe KT:

$$KT = \frac{0{,}45 \text{ bar} - 0{,}21 \text{ bar}}{0{,}02} \, 10 = 120 \text{ m}$$

Selbst bei Verwendung des Magergemisches 2/98 wäre bei 120 m Tiefe der gewünschte Sauerstoffpartialdruck von 0,45 bar erreicht. Es muß also ein Helioxgemisch gewählt werden, dessen O_2 Konzentration kleiner als 2% ist.

Das Gemisch soll so gewählt werden, daß bei Erreichen der Zieltiefe von 360 m sich gerade der gewünschte Sauerstoffpartialdruck von 0,45 bar eingestellt hat. Dazu wird (7.5) umgestellt und nach der Konzentration aufgelöst.

$$\text{Konz } k = \frac{pp_{k \text{ gew.}} - pp_{k \text{ vorh.}}}{KT} \, 1000 \quad \text{in \%.} \qquad (7.7)$$

Mit (7.7) wird die an der Oberfläche einzustellende O_2-Konzentration zu:

$$\text{Konz } O_2 = \frac{0{,}45 \text{ bar} - 0{,}21 \text{ bar}}{360 \text{ m}} \, 1000 = 0{,}67 \text{ \% } O_2$$

Kontrolle der Partialdrücke:	Oberflächenanteil der Luft:	= 0,21 bar
	Anteil vom Kompr.gas: 0,0067· 36	= 0,241 bar
	Σ	= 0,451 bar

Antwort: Mit einem Helioxgemisch von 0,67/99,33 stellt sich bei Kompression von der Oberfläche in 360 m Tiefe gerade der geforderte O_2-Partialdruck von 0,45 bar ein.

Beispiel 9: Die Tauchglocke aus Beispiel 7 soll von der Oberfläche aus mit Trimix auf 240 m Tiefe komprimiert werden. Dabei ist das Kompressionsgas so zu wählen, daß bei Erreichen der Zieltiefe von 240 m sich gerade ein O_2-Partialdruck von 0,5 bar und eine Stickstoffkonzentration von 5% eingestellt hat.

Nach (7.7) wird die Sauerstoffkonzentration des Kompressionsgases:

$$\text{Konz } O_2 = \frac{0{,}5 \text{ bar} - 0{,}21 \text{ bar}}{240 \text{ m}} \, 1000 = 1{,}2 \text{ \%}$$

Bei einer geforderten Stickstoffkonzentration von 5% auf der Zieltiefe ergibt sich nach (6.7a) der gewünschte Partialdruck zu:

$ppN_2 = p \cdot \text{Konz } N_2$ $\qquad ppN_{2\,gew.} = 24 \text{ bar} \cdot 0{,}05 = 1{,}2 \text{ bar}$

Nach (7.7) wird die Stickstoffkonzentration des Kompressionsgases:

$$\text{Konz } N_2 = \frac{1{,}2 \text{ bar} - 0{,}79 \text{ bar}}{240 \text{ m}} \, 1000 = 1{,}7 \;\%$$

Die Restkonzentration besteht aus Helium: 100% - 1,2%O_2 - 1,7%N_2 = 97,1 %

Antwort: Das Kompressionsgas besteht aus 1,2 % Sauerstoff
1,7 % Stickstoff
97,1 % Helium.

Beispiel 10: Eine Druckkammer mit einem Volumen von 98 m^3 soll mit Mischgas auf 600 m Tiefe komprimiert werden. Es wird von einer Leckrate von 2%/d bei 9 Tagen auf 600 m Tiefe und ebenfalls von 2%/d bei 15 Tagen auf 360 m Tiefe ausgegangen. Die Reserve betrage 50% des Kompressionsvolumens, der Arbeitsdruck soll mindestens 15 bar über Umgebungsdruck liegen. Wieviel Gas wird benötigt und wieviel Flaschen von je 2 m^3 Inhalt sind bei einem Fülldruck von 200 bar vorzuhalten ?

Es werden folgende Gasmengen für die einzelnen Phasen benötigt:

- Kompression:	FGV = 98 $m^3 \cdot 61$	= 5 978 m^3
- Leckrate auf 600 m:	FGV = 0,02 · 98 $m^3 \cdot 61 \cdot 9$ d	= 1 076 m^3
- Leckrate auf 360 m:	FGV = 0,02 · 98 $m^3 \cdot 37 \cdot 15$ d	= 1 088 m^3
- 50% Reserve:	FGV = 0,5 · 98 $m^3 \cdot 61$	= 2 989 m^3
		Σ = 11 131 m^3

Das ausnutzbare Gasvolumen einer Vorratsflasche bestimmt sich nach (7.1) unter Berücksichtigung des Umgebungsdruckes von 61 bar und des Betriebsdruckes von 15 bar zu:

$$\text{FGV(pro Flasche)} = 2 \text{ m}^3 \,(201 - 61 - 15) = 250 \text{ m}^3$$

Damit ergibt sich die Anzahl der Vorratsflaschen zu:

n = FGV(total)/ FGV(Flasche) $\qquad$ n = 11 131 m^3/250 m^3 = 44,52 Gew. 45 Fl.

Eine andere Möglichkeit zur Festlegung der Anzahl der Vorratsflaschen besteht in der Umrechnung des benötigten Gasvolumens in ein Bruttovolumen und der nachfolgenden Division mit dem Bruttovolumen der Flasche.

Das Bruttovolumen der Vorratsflasche ist: FGV(Fl.) = 2 $m^3 \cdot 201$ = 402 m^3.

Das Bruttovolumen der benötigten Gasmenge wird:

$$FGV_{Brutto} = FGV_{Netto} \frac{p}{(p - p_{Umg} - p_{Betr})} = 11\ 131\ m^3 \frac{201}{(201 - 61 - 15)}$$

Damit wird das Bruttovolumen FGV_{Brutto} = 17 899 m^3

Die Anzahl der Vorratsflaschen: n = 17 899 m^3/402 m^3 = 44.52 Gew. 45 Fl.

Antwort: Für den Tauchgang werden 11 131 m^3 Mischgas benötigt, das in 45 Vorratsflaschen bereitzustellen ist.

Beispiel 11: Für verschiedene Gase soll die Kompressionstiefe KT bestimmt werden, wenn von der Oberfläche komprimiert wird und der gewünschte O_2-Partialdruck 0,5 bar nicht überschreiten soll.

Als Kompressionsgase dienen Luft, Sauerstoff, Heliox 2/98 und Reinhelium.

- Kompressionsgas Luft: $KT = \frac{0{,}5\text{ bar} - 0{,}21\text{ bar}}{0{,}21} 10 = 13{,}8\text{ m}$

- Kompressionsgas Sauerstoff: $KT = \frac{0{,}5\text{ bar} - 0{,}21\text{ bar}}{1{,}0} 10 = 2{,}9\text{ m}$

- Kompressionsgas Heliox 2/98: $KT = \frac{0{,}5\text{ bar} - 0{,}21\text{ bar}}{0{,}02} 10 = 145\text{ m}$

- Kompressionsgas Helium: $KT = \frac{0{,}5\text{ bar} - 0{,}21\text{ bar}}{0{,}0} 10 = \text{unendl.}$

Das Kompressionsgas Helium enthält keinen Sauerstoff, die Konzentration ist also 0. Mathematisch ergibt eine Division durch null unendlich, d.h. erst bei unendlicher Tiefe würde sich der Partialdruck einstellen. Dies ist nur eine theoretische Überlegung; praktisch läßt sich also mit einem Kompressionsgas ohne Sauerstoff auch kein entsprechender Sauerstoffpartialdruck erreichen.

7.8 Mischen von Gasen

7.8.1 Einführung

Für Tauchoperationen in größeren Tiefen und bei längeren Einsätzen werden künstliche Atemgasgemische (Mischgase) unterschiedlichster Mischungsverhältnisse eingesetzt, deren Hauptkomponenten aber in aller Regel Sauerstoff und Helium sind, in einigen Anwendungsfällen auch noch Stickstoff.

Der Einsatz von Wasserstoff anstelle von Helium bzw. in Verbindung mit Helium ist im Versuchsstadium und hat bislang noch keine größere Bedeutung für die Tauchindustrie.

Obwohl beliebig vorgemischte Gase von den Herstellern bezogen werden können, werden aber aus wirtschaftlichen Überlegungen die Mischgase in den benötigten Konzentrationen gewöhnlich selbst aus den Basisgasen angemischt.

Das Mischen von Gasen kann durchgeführt werden nach:

- Gewicht
- Volumen
- Partialdruck

Das Gasmischen nach der Partialdruckmethode ist das einfachste Verfahren und wird ausschließlich im Offshore-Betrieb angewendet.

Zum Mischen von Tauchgasen sind einige Verhaltens- und Vorsichtsmaßregeln zu beachten:

- Um das Eindringen von Feuchtigkeit in die Vorratsflaschen zu verhindern, sollte der Druck nicht auf Umgebungsdruck abgesenkt werden.
- Alle Gase sind vor dem Mischen zu analysieren, insbesondere auf Sauerstoffkonzentration. Die Reinheitsanforderungen sind einzuhalten und laufend zu überwachen.
- Gasleitungen und -schläuche sind sauber zu halten; dies gilt insbesondere für den Umgang mit reinem Sauerstoff oder sauerstoffreichen Gemischen.
- Die Anschlüsse der Verbindungen sind ebenfalls sauber zu halten, damit beispielsweise keine Verunreinigungen in die Leitungen gelangen können.
- Striktes Rauchverbot beim Mischen von Gasen und kein Umgang mit offenem Feuer.
- Tragen geeigneter Schutzkleidung, insbesondere beim Umgang mit O_2.
- Um die Durchmischung in den Flaschen zu beschleunigen, sind diese nach dem Füllen für etwa eine halbe Stunde in horizontaler Lage zu rollen. Ein laufendes Umpumpen der Gase hat den gleichen Effekt auf die Durchmischung wie das Rollen.

Ist dies nicht möglich, so muß für das Durchmischen der Gase von folgenden Zeitspannen vor Einsatz ausgegangen werden:

Horizontal gelagerte Flaschen: mindestens 4 Stunden.

Vertikal gelagerte Flaschen: mindestens 24 Stunden.

Die Mischeinrichtung nach dem Partialdruckverfahren ist denkbar einfach; wesentliche Bestandteile sind ein möglichst genaues Manometer und das zur Feindosierung benutzte Nadelventil. Die übrigen Ventile dienen zum Absperren des Mischstranges bzw. zum Entlüften der Mischeinrichtung.

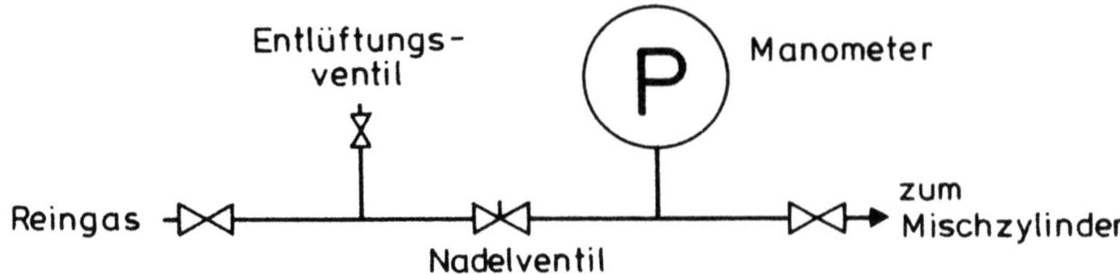

Abb 7.6. Schema einer Mischeinrichtung nach der Partialdruckmethode

7.8.2 Mischformeln

Im folgenden werden einige mathematische Ableitungen gegeben, die als sog. Mischformeln für das Herstellen von Gasen mit gewünschten Konzentrationen und einzuhaltenden Enddrücken nützlich sind. Bei der Anwendung der Mischformeln kann sowohl in Absolutdrücken als auch in Manometerdrücken gerechnet werden, wobei natürlich die Rechnung in der gewählten Dimension beibehalten werden muß. Da für das Mischen nach der Partialdruckmethode nur die Manometerablesungen vorliegen und auch danach die Gase eingestellt werden, werden hier vorzugsweise Manometerdrücke für die Rechnungen benutzt.

a) Mischen reiner Gase

$$pp_k = p \cdot \text{Konz } k. \qquad (7.8)$$

darin bedeuten: pp_k = einzustellender Manometerdruck in bar
p = gewünschter Flaschenenddruck in bar
Konz k = geforderte Konzentration der Komp. k in %/100

Beispiel: Es soll ein Helioxgemisch von 16/84 hergestellt werden, wobei der maximale Flaschendruck von 200 bar gerade erreicht ist.
Bestimmung der einzustellenden Partialdrücke mit (7.8):

$$ppO_2 = 200 \text{ bar } 0{,}16 = 32 \text{ bar}$$
$$ppHe = 200 \text{ bar } 0{,}84 = 168 \text{ bar}$$
$$\Sigma = 200 \text{ bar}$$

Antwort: Der Mischvorgang läuft so ab, daß in die leere Helioxflasche Sauerstoff bis zu einem Manometerdruck von 32 bar eingefüllt wird; der Rest bis auf den gewünschten Betriebsdruck von 200 bar erfolgt mit Helium. Diese Reihenfolge wird gewählt, um den Sauerstoff unter möglichst niedrigen Drücken handhaben zu können.

b) Einstellen eines Gemisches bei gegebenem Reingas

Bei dieser Aufgabenstellung enthält die Mischgasflasche bereits eine Gaskomponente, die unter dem Druck p_k des Reingases steht. Nach Einstellung des gewünschten Gemisches steht dieses unter dem Enddruck p_{Mix}.

$$p_{Mix} = p_k \,/\, \text{Konz } k \quad \text{in bar.} \qquad (7.9)$$

darin bedeuten: p_{Mix} = sich einstellender Enddruck des Gemisches in bar
p_k = vorhandener Druck der Komponente k in bar
Konz k = geforderte Konzentration der Komp. k in %/100

Beispiel : Es wird ein Helioxgemisch 16/84 benötigt. In der Mischgasflasche befindet sich bereits Helium unter 120 bar. Welcher Enddruck stellt sich nach dem Mischvorgang ein ?

Der Enddruck bestimmt sich nach (7.9) zu:

$$p_{Mix} = 120 \text{ bar}/0{,}84 = 142{,}9 \text{ bar Manometerdruck.}$$

Es sind also 142,9 bar - 120 bar = 22,9 bar Sauerstoff zuzumischen.
Kontrolle der O_2-Konzentration: 22,9 bar/142,9 bar = 0,16 , d.h. 16 % O_2

c) Einstellen auf gewünschte Konzentration und gewünschten Enddruck

$$p_{Mix} = p_{Mix}\text{vorh} + (pp_k\text{gew} - pp_k\text{vorh}) \text{ in bar.} \qquad (7.10)$$

darin bedeuten: p_{Mix} gew bzw. vorh = Enddruck des gewünschten bzw. vorhandenen Gemisches in bar
Konz k gew = gewünschte Konz. der Komponente k
Konz k vorh = vorhandene Konz. der Komp. k
$pp_k\text{gew} = p_{Mix}\text{gew} \cdot \text{Konz k gew}$ in bar
$pp_k\text{vorh} = p_{Mix}\text{vorh} \cdot \text{Konz k vorh}$ in bar

wenn (pp_kgew - pp_kvorh) < null, dann muß der Druck p_{Mix}vorh reduziert werden um den Betrag von:

$$p(\text{red}) = \frac{|pp_k\text{gew} - pp_k\text{vorh}|}{\text{Konz k vorh}} \quad \text{in bar.} \qquad (7.11)$$

Beispiel a: In einem Tank befindet sich ein Helioxgemisch 16/84 unter 150 bar Überdruck. Das Gemisch muß auf 20/80 umgestellt werden, wobei der volle Betriebsdruck des Behälters von 200 bar genutzt werden soll.

Gewünschter O_2-Partialdruck: ppO_2 gew = 200 bar · 0,2 = 40 bar
Vorhandener O_2-Partialdruck: ppO_2 vorh = 150 bar · 0,16 = 24 bar
Differenz = 16 bar

$$p_{Mix} = p_{Mix}vorh + Differenzdruck = 150\ bar + 16 = 166\ bar$$

Antwort: Dem unter 150 bar stehendem Heliox 16/84 werden 16 bar Sauerstoff zugegeben, womit sich ein Gemischenddruck von 166 bar einstellt. Bis zum Betriebsdruck des Behälters von 200 bar werden noch 200 - 166 = 34 bar Helium zugegeben und die gewünschte Sauerstoffkonzentration und der gewünschte Enddruck sind erreicht.

Beispiel b: Das Beispiel a soll nun umgekehrt werden; d.h., daß sich in dem Behälter ein Heliox 20/80 unter 150 bar Betriebsdruck befindet, das auf ein mageres Gemisch 16/84 umgestellt werden soll unter Ausnutzung des vollen Behälterdruckes von 200 bar.

Gewünschter O_2-Partialdruck: ppO_2 gew = 200 bar · 0,16 = 32 bar
Vorhandener O_2-Partialdruck: ppO_2 vorh = 150 bar · 0,20 = 30 bar
Differenz = 2 bar

$$p_{Mix} = p_{Mix}\ vorh + Differenz = 150\ bar + 2 = 152\ bar$$

Antwort: Die Vorgehensweise ist analog zu Beispiel a; zugeben von 2 bar Sauerstoff und Auffüllen von 200 - 152 = 48 bar mit Helium auf den gewünschten Enddruck von 200 bar.

Beispiel c: Gegenüber Beispiel b soll unter sonst gleichen Randbedingungen der Behälter unter einem Druck von 180 bar stehen und das Gemisch von 20% auf 16% Sauerstoff umgestellt werden.

Gewünschter O_2-Partialdruck: ppO_2 gew = 200 bar · 0,16 = 32 bar
Vorhandener O_2-Partialdruck: ppO_2 vorh = 180 bar · 0,20 = 36 bar
Differenz = - 4 bar

Das Ergebnis von - 4 bar zeigt, daß in dem gewünschten Gemisch 4 bar Sauerstoff zuviel enthalten sind.
Um einerseits die gewünschte Sauerstoffkonzentration von 16% zu erreichen, auf der anderen Seite aber den vorgegebenen Betriebsdruck des Behälters von 200 bar nicht zu überschreiten, muß der vorhandene Mischgasdruck von 180 bar nach (7.11) reduziert werden.

$$\text{Druckreduktion des vorh. Gemisches}: \frac{|\ Differenz\ |}{Konz\ O_2\ vorh} = \frac{4\ bar}{0{,}20} = 20\ bar$$

Antwort: Die Vorgehensweise ist jetzt folgende; das vorhandene Gemisch Heliox 20/80 unter 180 bar wird um 20 bar auf 160 bar reduziert. Bis zum Betriebsdruck des Behälters von 200 bar werden noch 200 - 160 = 40 bar Helium nachgefahren.

Kontrolle: ppO_2 gew = 200 bar · 0,16 = 32 bar
ppO_2 vorh = 160 bar · 0,20 = 32 bar

d) Mischen von zwei Gasgemischen unterschiedlicher Konzentration

Voraussetzung für eine bestimmte Konzentration in einem gewünschten Gemisch ist, daß die Konzentrationen der beiden vorhandenen Gemische zwischen der des gewünschten dritten liegen. Damit muß Mix 2 immer höher in der gewünschten Konzentration sein und Mix 1 immer darunter.

Konz k (Mix 2) > Konz k (gewünscht) > Konz k (Mix 1).

$$p(\text{Mix 1}) = p_{\text{Mix}}\,\text{gew}\,\frac{\text{Konz k (Mix 2)} - \text{Konz k gew}}{\text{Konz k (Mix 2)} - \text{Konz k (Mix 1)}}\ \text{in bar.} \quad (7.12)$$

Beispiel: Es sind zwei Helioxgemische vom 20/80 und 5/95 vorhanden; es wird jedoch ein Gemisch von 16/84 benötigt, das aus den beiden vorliegenden Gemischen herzustellen ist, wobei der maximale Betriebsdruck von 200 bar nicht überschritten werden darf.

Ausgangsdaten: Konz O_2 (Mix 2) = 0,20. Konz O_2 (Mix 1) = 0,05
Konz O_2 gewünscht = 0,16 p_{Mix} gew = 200 bar

$$p(\text{Mix 1}) = 200\ \text{bar}\,\frac{0{,}20 - 0{,}16}{0{,}20 - 0{,}05} = 200\ \text{bar}\,\frac{0{,}04}{0{,}15} = 53{,}3\ \text{bar}$$

Antwort: 53,3 bar des Gemisches 1 (5/95) sind in den neuen Vorratsbehälter zu geben und danach mit dem Rest von 200 - 53,3 = 146,7 bar des Gemisches 2 (20/80) aufzufüllen.

Kontrolle der Sauerstoffpartialdrücke:

ppO_2 (Mix 1) = 53,3 bar · 0,05 = 2,66 bar
ppO_2 (Mix 2) = 146,7 bar · 0,20 = 29,34 bar
ppO_2 gew = 200 bar · 0,16 = 32,00 bar

Ist anstelle des gewünschten Enddruckes p_{Mix} gew der Anfangsdruck einer der vorhandenen Mischungen gegeben, so wird (7.12) nach dem Enddruck umgestellt. Damit wird dann:

$$p_{\text{Mix}} = p(\text{Mix 1})\,\frac{\text{Konz k (Mix 2)} - \text{Konz k (Mix 1)}}{\text{Konz k (Mix 2)} - \text{Konz k gew}}\ \text{in bar.} \quad (7.13)$$

Beispiel: Es sind zwei Helioxgemische von 3/97 (Mix 1) und 16/84 (Mix 2) vorhanden, benötigt wird aber ein Gemisch von 12/88. Das Magergemisch (Mix 1) steht in einer Vorratsflasche mit 100 bar zur Verfügung. Welcher Enddruck stellt sich nach dem Mischvorgang ein, der den maximalen Betriebsdruck der Flasche von 200 bar nicht überschreiten darf ?

Ausgangsdaten: Konz O_2 (Mix 2) = 0,16 Konz O_2 (Mix 1) = 0,03
Konz O_2 gewünscht = 0,12 p (Mix 1) = 100 bar

$$p_{Mix} = 100 \text{ bar} \frac{0{,}16 - 0{,}03}{0{,}16 - 0{,}12} = 100 \text{ bar} \frac{0{,}13}{0{,}04} = 325 \text{ bar}$$

Wenn von dem vorhandenen Druck des Gemisches 1 (3/97) von 100 bar ausgegangen wird, stellt sich bei Zugabe von 325 - 100 = 225 bar des Gemisches 2 (16/84) erst die gewünschte Konzentration von 12% Sauerstoff ein. Da der Betriebsdruck aber nur 200 bar maximal zuläßt, muß der Gemischdruck 1 reduziert werden. Dieser wird durch Anwendung von (7.12) ermittelt.

$$p \text{ (Mix 1)} = 200 \text{ bar} \frac{0{,}16 - 0{,}12}{0{,}16 - 0{,}03} = 200 \text{ bar} \frac{0{,}04}{0{,}13} = 61{,}5 \text{ bar}$$

Antwort: Von dem vorhandenen Druck des Gemisches 1 (3/97) von 100 bar sind 100 - 61,5 = 38,5 bar abzulassen und der verbleibende Rest von 200 - 61,5 = 138,5 bar ist mit Gemisch 2 (16/84) bis auf 200 bar aufzufüllen. Kontrolle der Sauerstoffpartialdrücke:

$$\begin{aligned} ppO_2 \text{ (Mix 1)} &= 61{,}5 \text{ bar} \cdot 0{,}03 = 1{,}84 \text{ bar} \\ ppO_2 \text{ (Mix 2)} &= 138{,}5 \text{ bar} \cdot 0{,}16 = 22{,}16 \text{ bar} \\ \hline ppO_2 \text{ gew} &= 200 \text{ bar} \cdot 0{,}12 = 24{,}00 \text{ bar} \end{aligned}$$

Die Ergebnisse derRechnungen bei den Druckwerten sind mit einer Stelle hinter dem Komma genau genug, da in der Regel genauere Ablesungen bei den in der Praxis benutzten Manometern kaum möglich sind.

Die Beispielrechnungen bezogen sich jeweils auf das Einstellen von gewünschten O_2-Konzentrationen. Für die Konzentrationsbestimmungen anderer Komponenten werden die Mischformeln analog angewendet.

7.8.3 Berechnungsbeispiele

Die Anwendung der in Abschnitt 7.8.2 behandelten Mischformeln soll an praxisorientierten Beispielen demonstriert werden. Die Rechnungen beziehen sich dabei vorwiegend auf die Bestimmung der Sauerstoffkonzentration als kritische Komponente in Tauchgasen. Bei den Druckwerten wird wie in der Praxis üblich mit Manometerdrücken gerechnet.

Beispiel 1: Eine mit Heliox (16/84) gefüllte Bank steht unter einem Druck von 80 bar. Wieviel Helium muß zugegeben werden, um das Gemisch auf 5/95 zu verdünnen, wenn der Betriebsdruck der Bank von 200 bar nicht überschritten werden darf ?

Nach (7.10) wird: ppO_2 gew = 200 bar· 0,05 = 10,0 bar

ppO_2 vorh = 80 bar· 0,16 = 12,8 bar

Differenz = - 2,8 bar

Die negative Differenz zeigt, daß beim gewünschten Enddruck von 200 bar noch 2,8 bar Sauerstoff zuviel im augenblicklichen Gemisch vorhanden sind. Der Vorratsdruck des Heliox 16/84 von 80 bar muß nach (7.11) abgesenkt werden um: $p(\text{ red }) = |\, 2{,}8 \text{ bar}\,|/0{,}16 = 17{,}5 \text{ bar}$

Antwort: Der Druck des vorhandenen Heliox 16/84 muß um 17,5 bar auf 62,5 bar gesenkt werden und der Rest von 200 - 62,5 = 137,5 bar wird bis zum Enddruck von 200 bar mit Helium aufgefüllt.

Kontrolle der Sauerstoffpartialdrücke:

ppO_2 gew: 200 bar· 0,05 = 10 bar ppO_2 vorh: 62,5 bar· 0,16 = 10 bar

Beispiel 2: Es stehen zwei Helioxgemische von 6/94 unter 100 bar und 20/80 unter 120 bar zur Verfügung. Benötigt wird ein Gemisch von 16/84. Wie ist vorzugehen unter optimaler Ausnutzung der vorhandenen Gasmengen ?

Ausgangsdaten: Konz O_2(Mix 2) = 0,20 Konz O_2(Mix 1) = 0,06

Konz O_2 gewünscht = 0,16

p(Mix 2) = 120 bar p(Mix 1) = 100 bar

Der sich einstellende Enddruck bei Ausschöpfung des Vorratsdruckes von Mix 1 (100 bar) ergibt sich nach (7.13) zu:

$$p_{Mix} = 100 \text{ bar} \frac{0{,}20 - 0{,}06}{0{,}20 - 0{,}16} = 100 \text{ bar} \frac{0{,}14}{0{,}04} = 350 \text{ bar}$$

Der sich einstellende Enddruck mit 350 bar überschreitet deutlich den Betriebsdruck von 200 bar. Es wird jetzt der Enddruck bei Ausschöpfung des Vorratsdruckes von Mix 2 (120 bar) bestimmt.

$$p_{Mix} = 120 \text{ bar} \frac{0{,}20 - 0{,}06}{0{,}16 - 0{,}06} = 120 \text{ bar} \frac{0{,}14}{0{,}10} = 168 \text{ bar}$$

Antwort: Die Begrenzung bildet die Menge des Mix 2 mit 120 bar. Mix 2 werden 168 - 120 = 48 bar von Mix 1 bis zum Enddruck 168 bar zugegeben.

Kontrolle der Sauerstoffpartialdrücke:

ppO_2 (Mix 1):	48 bar · 0,06	=	2,88 bar
ppO_2 (Mix 2):	120 bar · 0,20	=	24,00 bar
ppO_2 gewünscht:	168 bar · 0,16	=	26,88 bar

Beispiel 3: In einer Bank befindet sich ein Nitroxgemisch 40/60 unter einem Vorratsdruck von 140 bar. Der Sauerstoffanteil soll durch Zugabe von Stickstoff reduziert werden. Welches Nitroxgemisch läßt sich herstellen, wenn der Betriebsdruck der Bank von 200 bar einzuhalten ist ?

Der aktuelle Sauerstoffpartialdruck ergibt sich nach (6.7 a) zu:

$$ppO_2 \text{ vorh} = 140 \text{ bar} \cdot 0{,}40 = 56 \text{ bar}$$

Zum Auffüllen bis 200 bar werden 200 - 140 = 60 bar Stickstoff zugegeben, wobei der aktuelle Sauerstoffpartialdruck erhalten bleibt.
Die neue Sauerstoffkonzentration ergibt sich jetzt nach (6.7 c) zu:

$$\text{Konz } O_2 = 56 \text{ bar}/200 \text{ bar} = 0{,}28 \quad \text{d.h. } 28\ \%$$

Antwort: Als neues Gemisch stellt sich Nitrox 28/72 ein, das wegen der kleineren O_2-Konzentration für größere Einsatztiefen verwendet werden kann.

7.9. Gasbedarfsrechnung für ein komplettes Tauchsystem

Ein Tauchsystem besteht aus zwei Wohnkammern (DDC) von jeweils 18 m^3 Inhalt, einer Transferkammer (DTC) von 9 m^3 und einer Taucherglocke (PTC) von 5 m^3 Inhalt, siehe Abb 7.7.

Es wird ein Sättigungstauchgang mit 6 Tauchern für 24 Tage auf 240 m Tiefe durchgeführt. Der Sauerstoffpartialdruck im System wird auf 0,5 bar gehalten. Als Leckverlust wird bei allen Kammern von einem Druckverlust von 0,5 m/h ausgegangen.

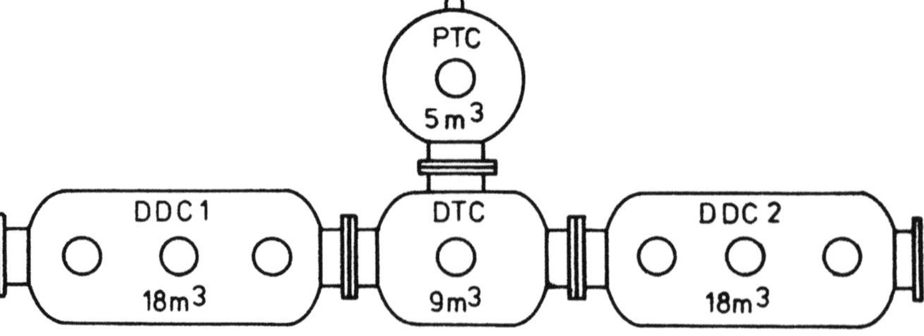

Abb 7.7. Prinzip eines einfachen Sättigungstauchsystems

Das BIBS - System (Build-in-Breathing-System) soll alle Taucher für mindestens 4 h versorgen können bei einem AMV von 20 l/min und Taucher.

Als Reserve soll soviel Gas vorgehalten werden, daß das Kammersystem auf Sättigungstiefe komprimiert werden kann.

Die eigentliche Arbeitstiefe befindet sich auf 260 m. Es werden 3 Tauchgänge mit der Tauchglocke (bellruns) in jeweils 24 h durchgeführt, wobei ein Taucher für 7 h pro bellrun im freien Wasser arbeitet mit einem gemittelten AMV von 35 l/min. Der Sauerstoffpartialdruck in der Tauchglocke wird höher gewählt und darf zwischen 0,55 und 0,65 bar liegen.
Die Dekompressionsrate aus der Sättigung soll durchgehend 1 m/h betragen.

Der Sauerstoffpartialdruck für die Behandlungsgase wird für einen Bereich zwischen 1,5 und 2,6 bar festgelegt, der Bereich der Notgase zwischen 0,16 und 1,25 bar. Die Behandlungsgase sollen für 2 mal 4 h pro Taucher ausreichen bei einem AMV von 20 l/min. Als Notgasbedarf ist von 24 h pro Taucher auszugehen, wobei das AMV ebenfalls 20 l/min betragen soll.

In den Vorratsflaschen ist ein Restdruck von mindestens 20 bar über Umgebungsdruck zu halten.

Die Bestimmung von Art und Mengen der benötigten Tauchgase erfordert ein systematisches Vorgehen. Die Berechnungen gliedern sich in die drei Komplexe: a) Kammerbetrieb
b) Bell- Betrieb
c) Behandlungsphase

Die weitere Unterteilung führt zu folgenden Bereichen:

a) Kammerbetrieb:
- Gase für die Kompressionsphase
- Gasverbrauch durch Kammerleckagen
- Stoffwechselbedingter Sauerstoffbedarf der Taucher
- Sauerstoffbedarf für die Dekompressionsphase
- BIBS - Gase
- Reserve an Kammergas

b) Bell-Betrieb:
- Gase für die Kompression der Tauchglocke
- Gasbedarf der Taucher in der Arbeitstiefe
- Notversorgung der Taucherglocke
- Reserve der Taucherglocke

c) Behandlungsphase:
- Erforderliche Gasgemische für die Behandlung
- Erforderliche Gasmengen

a) Kammerbetrieb:

Gase für die Kompressionsphase:

Das Kammervolumen des Gesamtsystems in Abb 7.7 beträgt:

$$V = 2 \cdot 18\ m^3 + 1 \cdot 9\ m^3 + 1 \cdot 5\ m^3 = 50\ m^3.$$

Bestimmung des Bodengases nach (6.7c): ppO_2 = 0,5 bar/25 bar = 0,02.

Zur Unterdrückung von HPNS - Effekten (Kap.5) wird ein 5% Stickstoffanteil zugegeben; damit wird das Bodengas: 2% O_2 / 5% N_2 / 93% He.

Die Kammern werden von der Oberfläche aus komprimiert. Dabei wird das Gas zur Kompression des Systems so gewählt, daß bei Erreichen der Bodentiefe gerade der gewünschte Sauerstoffpartialdruck und die Stickstoffkonzentration vorliegen.

Gewünschter Sauerstoffpartialdruck: Gegeben = 0,50 bar
Gewünschter Stickstoffpartialdruck: ppN_2 = 25 bar · 0,05 = 1,25 bar

Nach (7.7) ergibt sich die Konzentration des Kompressionsgases zu:

$$\text{Konz } O_2 = \frac{0{,}5\text{ bar} - 0{,}21\text{ bar}}{240\text{ m}}\, 1000 = 1{,}208 \qquad \text{Gewählt: } 1{,}2\ \%\ O_2$$

$$\text{Konz } N_2 = \frac{1{,}25\text{ bar} - 0{,}79\text{ bar}}{240\text{ m}}\, 1000 = 1{,}91 \qquad \text{Gewählt: } 1{,}9\ \%\ N_2$$

Kontrolle der Partialdrücke:

ppO_2:		ppN_2:	
1 bar · 0,21	= 0,210 bar	1 bar · 0,79	= 0,79 bar
24 bar · 0,012	= 0,288 bar	24 bar · 0,019	= 0,456 bar
Σ	= 0,498 bar	Σ	= 1,246 bar

Damit ist als Kompressionsgas gewählt: 1,2 O_2 / 1,9 N_2 / 96.9 He.

Benötigte Gasmenge zur Kompression nach (7.1):

$$FGV = V\ (p - 1) = 50\ m^3\ (25 - 1) = 1200\ m^3.$$

Die gesamte Kompressionszeit einschließlich Zwischenstops zur Adaption ergibt sich in erster Näherung nach (11.1) zu 3,85 h, aufgerundet 4 Stunden.

Gasverbrauch durch Kammerleckagen:

Die Leckverluste im Kammersystem sind mit 0,5 m/h angegeben; dies entspricht einem täglichen Druckverlust von 12 m/d bzw. 1,2 bar/d.

Verlustmenge pro Tag: FGV(d) = 50 m^3 · 1,2 = 60 m^3 Bodengas
Verlustmenge in 24 Tagen: FGV(tot) = 60 m^3 · 24 d = 1440 m^3

Der Leckverlust von 60 m^3 pro Tag einschl. Verluste beim Schleusen entspricht 5% des Kammerinhalts und ist sehr konservativ abgeschätzt.

Die gleiche Leckrate wird auch für die Kompressions- und Dekompressionsphase zugrunde gelegt.
Da die Kompressionsphase maximal 4 Stunden dauert und erst dann der volle Druck von 25 bar ansteht, wird dieser Leckratenanteil vernachlässigt.

Für die Dekompressionsphase bestimmt sich die Dekompressionszeit zu:

Dekomp.zeit t = Tiefe/Dekomp.rate. t = 240 m/1 m/h = 240 h = 10 d

Die Dekompressionsrate beträgt 1 m/h bzw. 24 m/d, die Leckrate 12 m/d; d.h. daß die Leckrate die Dekompression unterstützt und nicht zu berücksichtigt werden braucht.

Stoffwechselbedingter Sauerstoffbedarf der Taucher:

In Abschnitt 7.7.2 ist der Sauerstoffbedarf eines Tauchers in der Kammer mit 0,5 l/min angegeben. Die Bedarfsabschätzung erfolgt unter der Annahme, daß sich alle Taucher in der Kammer aufhalten, daß also keine Abzüge für die Zeiten der Bellruns gemacht werden.
O_2-Bedarf: 0,5 l/min · 60 min/h · 24 h/d · 24 d · 6 Taucher = 103,7 m^3

Sauerstoffbedarf für die Dekompressionsphase:

Die Dekompressionszeit beträgt 240 h entsprechend 10 Tage.

Der Bedarf setzt sich zusammen aus dem
- Stoffwechselbedingten Bedarf: 0,72 m^3/d · 10 d · 6 Taucher = 43,2 m^3
- Bedarf zur Aufrechterhaltung des Sauerstoffpartialdruckes, siehe (7.4):
$FGV(O_2) = V \cdot ppO_2 \cdot \ln (p_{Dk}) =$ 50 m^3 · 0,5 bar · ln (25) = 80,5 m^3

Damit ist der O_2-Bedarf für den Stoffwechsel: 103,7 m^3 + 43,2 m^3 = 147 m^3

BIBS - Gase:

Bei Kontaminationen der Kammeratmosphäre oder bei nicht atembaren Kammergasen werden die Taucher über das eingebaute BIBS — System versorgt. Nach AODC [15] soll der BIBS - Vorrat mindestens für 4 Stunden auf Bodentiefe ausreichen, wobei ein AMV von 20 l/min zugrunde gelegt wird.

Nach (7.2) sind an BIBS - Gasen bereitzustellen:
FGV(t) = 6 Taucher · 20 l/min · 25 · 4 h · 60 min/h = 720 m^3 Bodengas.

Desweiteren sind entsprechende Notgase für den gesamten Tiefenbereich in genügender Menge vorzuhalten, die über das BIBS - System geatmet werden.

Bestimmung der notwendigen Konzentrationen der Notgase nach (6.7), wobei die vorgegebenen O_2-Partialdruckgrenzen von 0,16 bar als untere Grenze und 1,25 bar als obere Grenze einzuhalten sind.

Beginn mit der unteren Partialdruckgrenze von der Oberfläche.

1. Schritt: Gegeben sind ppO_2 = 0,16 bar; p = 1 bar.
Gesucht: O_2-Konz. ? Konz O_2 = 0,16 bar/1 bar = 0,16. Gewählt: 16% O_2

2. Schritt: Gegeben sind ppO_2 = 1,25 bar; Konz. 16% O_2.
Gesucht: Einsatztiefe ? p = 1,25 bar/0,16 = 7,81 bar. Gewählt: 68 m

3. Schritt: Gegeben sind ppO_2 = 0,16 bar; p = 7,8 bar.
Gesucht: O_2-Konz. ? Konz O_2 = 0,16 bar/7,8 bar = 0,0205. Gewählt: 2% O_2

4. Schritt: Gegeben sind ppO_2 = 1,25 bar; Konz. 2% O_2.
Gesucht: Einsatztiefe ? p = 1,25 bar/0,02 = 62,5 bar. Ausreichend für 615 m

Notgase:		Tiefenbereich in m :
	Heliox 16/84	0 ... 68
	Heliox 2/98 oder Bodengas 2/5/93	68 ... 240 (615)

Bestimmung der notwendigen Gasmengen für die Notgase nach (7.2):

Heliox 16/84: FGV(t) = 6 · 20 l/min · 7,8 · 60 min/h · 24 h = 1348 m^3.

Heliox 2/98: FGV(t) = 6 · 20 l/min · 25 · 60 min/h · 24 h = 4320 m^3.

Reserve an Kammergas:

Nach [15] soll der Mindestvorrat an Reservegasen so bemessen sein, daß das gesamte System noch einmal komprimiert werden kann.

Kompressionsgas (1,2%/1,9%/96,9%):	1200 m^3
Bodengas (2%/5%/93%):	1440 m^3
Sauerstoff (Stoffwechsel):	147 m^3
Sauerstoff (Dekompression):	81 m^3

Zusammenstellung der Gase für den Kammerbetrieb, Phase a :

Kompressionsgas(1,2% O_2/1,9% N_2/96,9% He): 2 · 1200 m^3	2400 m^3
Bodengas (2% O_2/5% N_2/93% He):	
1440 m^3 (Leckagen) + 1440 m^3 (Reserve):	2880 m^3
BIBS-Gas:	720 m^3
Notgas:	4320 m^3
Notgas (Heliox 16/84):	1348 m^3
Sauerstoff: 147 m^3 (Stoffwechsel) + 147 m^3 (Reserve)	294 m^3
Sauerstoff: 81 m^3 (Dekompression) + 81 m^3 (Reserve)	162 m^3

b) Bellbetrieb:

Gas für die Kompression der Tauchglocke:

Der gewünschte Sauerstoffpartialdruck soll zwischen 0,55 und 0,65 bar liegen. Damit ergibt sich ein Konzentrationsbereich von 0,02 bis 0,024 O_2. Gewählt wird die obere Konzentration von 2,4% Sauerstoff.

Damit wird das Bell-Bodengas: 2,4% O_2/5% N_2/92,6% He.

Bell Kompressionen:

Bei 3 Bellruns pro Tag ergeben sich: 3/d · 24 d = 72 Bellruns insgesamt
Die Tiefendifferenz pro Bellrun ist: (260 m - 240 m)/10 = 2 bar

FGV = V_{Bell}· Tiefendiff./10 · Anzahl Bellruns = 5 m^3 · 2 · 72 = 720 m^3

Gasbedarf der Taucher in der Arbeitstiefe:

Pro Bellrun arbeiten in dem 7 h Zyklus zwei Taucher für jeweils 3,5 h außerhalb der Tauchglocke im freien Wasser auf 260 m WT. Das Atemminutenvolumen (AMV) dafür ist mit 35 l/min vorgegeben. Nach (7.2) wird:

FGV(t) = n · AMV · p · t · BR = 2 · 35 l/min · 27 · 3,5 h· 60 · 72 = 28 577 m^3

Dieser enorme Gasverbrauch ergibt sich durch den offenen Kreislauf, bei dem das Bellgas direkt in die Umgebung ausgeatmet wird oder in einem geschlossenen System (Push/ Pull-System) zur Oberfläche zurücktransportiert wird, um hier wieder aufgearbeitet zu werden. Eine andere Möglichkeit wäre der Einsatz eines geschlossenen Kreislaufs, bei dem nur der Sauerstoff ersetzt wird, der vom Taucher verbraucht wurde (siehe Kapitel 9).

Notbedarf der Taucherglocke:

Nach norwegischen Vorschriften soll der Notvorrat für 30 min pro Taucher auf der Arbeitstiefe ausreichen, wobei ein AMV von 50 l/min zu berücksichtigen ist und der Betriebsdruck mindestens 8 bar über Umgebungsdruck liegen soll. Für Leckagen ist ein Druckverlust von 2,5 bar in 8 Std zugrunde zu legen.

Für die Taucher ergibt sich der Notvorrat nach (7.2) zu:

FGV(t) = n· AMV· p· t = 2 · 50 l/min · 27 · 30 min = 81 m^3 Bellgas

Gasverlust durch Leckagen: FGV = V_{Bell}· p'= 5 m^3 · 2,5 = 12,5 m^3 / 8 h

Bestimmung der Anzahl von Notvorratsflaschen für die Tauchglocke:

Bruttogasbedarf (8 bar über Umg.druck) = $81\ m^3 \dfrac{200}{200-26-8} = 97{,}6\ m^3$

Bruttobedarf (2,5 bar über Umg.druck) = $12{,}5\ m^3 \dfrac{200}{200-26-2{,}5} = 14{,}6\ m^3$

Notvorrat an Bell-Bodengas (2,4% O_2/5% N_2/92,6% He) = 112,2 m^3

Es werden 50 l Flaschen mit einem Betriebsdruck von 200 bar eingesetzt.
FGV (Flasche) = 50 l · 200 = 10 m^3.

Anzahl der Notgasflaschen n = 112,2 m^3/10 m^3 = 11,22 Gewählt 12 Fl.

Reserve der Taucherglocke:

Nach [15] soll die Reserve den Gasbedarf für einen Bellrun abdecken.

Bell Kompression: FGV = V_{Bell} · Druckdiff. p = 5 m^3 · 2 = 10 m^3
Taucherbedarf: n· AMV· p · t = 2 · 35 l/min · 27·3,5 h· 60 min/h = 397 m^3
Gesamte Reserve der Taucherglocke 407 m^3

Zusammenstellung der Gase für den Bell-Betrieb, Phase b :

Für sämtliche Tauchglockeneinsätze wird das Bell-Bodengas eingesetzt mit einer Zusammensetzung von 2,4% O_2, 5% N_2 und 92,6% He.

Kompression der Tauchglocke auf Arbeitstiefe:	720 m^3
Tauchergasbedarf während der Arbeitsphase:	28 577 m^3
Reserve der Tauchglocke:	407 m^3

c) Behandlungsphase:

Erforderliche Gasgemische für die Behandlung:

Die Bestimmung der Therapiegase erfolgt nach (6.7), wobei die vorgegebenen Grenzen der tolerierbaren Sauerstoffpartialdrücke zwischen 1,5 und 2,6 bar liegen. Die Festlegung der Konzentrationen erfolgt von der Oberfläche aus, beginnend mit reinem Sauerstoff.

1. Schritt: Gegeben sind: ppO_2 = 2,6 bar; Konz O_2 = 100%.
Gesucht: Einsatztiefe ? p = 2,6 bar/ 1,0 = 2,6 bar. Gewählt: 15 m

2.Schritt: Gegeben sind: ppO_2 = 1,5 bar; p = 2,5 bar.
Gesucht: O_2-Konz ? O_2 Konz. = 1,5 bar/2,5 bar = 0,6. Gewählt: 60% O_2

3. Schritt: Gegeben sind: ppO_2 = 2,6 bar; Konz O_2 = 60%.
Gesucht: Einsatztiefe ? p = 2,6 bar/0,6 = 4,33 bar. Gewählt: 32 m

4. Schritt: Gegeben sind: ppO_2 = 1,5 bar; p = 4,2 bar.
Gesucht: O_2-Konz ? O_2-Konz. = 1,5 bar/4,2 bar = 0,357 Gewählt: 36% O_2

5. Schritt: Gegeben sind: ppO_2 = 2,6 bar; Konz O_2 = 36%.
Gesucht: Einsatztiefe ? p = 2,6 bar/0,36 = 7,22 bar. Gewählt: 60 m

6. Schritt: Gegeben sind: ppO_2 = 1,5 bar; p = 7 bar.
Gesucht: O_2-Konz ? O_2-Konz = 1,5 bar/7 bar = 0,214. Gewählt: 24% O_2

7. Schritt: Gegeben sind: ppO_2 = 2,6 bar; Konz O_2 = 24%.
Gesucht: Einsatztiefe ? p = 2,6 bar/0,24 = 10,8 bar. Gewählt: 95 m

8. Schritt: Gegeben sind: ppO_2 = 1,5 bar; p = 10,5 bar.
Gesucht: O_2-Konz ? O_2-Konz = 1,5 bar/10,5 bar = 0,143. Gewählt: 14%O_2

9. Schritt: Gegeben sind: ppO_2 = 2,6 bar; Konz O_2 = 14%.
Gesucht: Einsatztiefe ? p = 2,6 bar/0,14 = 18,57 bar. Gewählt: 175 m

10. Schritt: Gegeben sind: ppO_2 = 1,5 bar; p = 18,5 bar.
Gesucht: O_2-Konz ? O_2-Konz = 1,5 bar/18,5 bar = 0,081. Gewählt: 8% O_2

11. Schritt: Gegeben sind: ppO_2 = 2,6 bar; Konz O_2 = 8%.
Gesucht: Einsatztiefe ? p = 2,6 bar/0,08 = 32,5 bar. Ausreichend bis 315 m

Therapiegas:		Tiefenbereich in m:
	100% O_2	0 ... 15
	60/40	15 ... 32
	36/64	32 ... 60
	24/76	60 ... 95
	14/86	95 ... 175
	8/92	175 ... 240 (315)

Erforderliche Gasmengen für Therapiegase:

Die Bestimmung der erforderlichen Gasmengen erfolgt nach (7.2) unter Zugrundelegung eines AMV von 20 l/min bei einer 8-stündigen Behandlungsdauer pro Taucher. Als Druck wird jeweils der Maximaldruck der entsprechenden Stufe gewählt.

Therapiegasmengen:

Bis 15 m WT (100% O_2): FGV = 6 · 20 l/min · 8 h · 60 min/h · 2,5 = 144 m^3
Bis 32 m WT (60/40) : FGV = 4,2 = 242 m^3
Bis 60 m WT (36/64) : FGV = 7,0 = 404 m^3
Bis 95 m WT (24/76) : FGV = 10,5 = 605 m^3
Bis 175 m WT (14/86) : FGV = 18,5 = 1066 m^3
Bis 240 m WT (8/92) : FGV = 25,0 = 1440 m^3

Festlegung der Druckgasbehälter:
Für die Bestimmung der notwendigen Anzahl von Druckgasbehältern müssen die Gasbedarfsmengen in Oberflächenvolumina vorliegen; bei einigen Ergebnissen sind diese Umrechnungen zuerst vorzunehmen.

Da ein Restdruck von mindestens 20 bar über Umgebungsdruck in den Behältern verbleiben soll, ist als weiterer Schritt der benötigte Nettobedarf in einen Bruttobedarf umzurechnen.

Als letzter Schritt erfolgt die Festlegung der Behälteranzahl für die einzelnen Gase, wobei das Behältervolumen 1 m^3 und der Betriebsdruck 200 bar betragen soll. Das Bruttovolumen eines Behälters ist damit 200 m^3.

$$\text{Bruttobedarf} = \text{Nettobedarf} \frac{200 \text{ bar}}{200 \text{ bar} - \text{Umg.druck} - \text{Restdruck}} .$$

Kompressionsgas: $V_{Brutto} = 2400 \text{ m}^3 \frac{200}{200 - 24 - 20} = 3077 \text{ m}^3$

Behälter n = 3077 m^3/200 m^3 = 15,4. Gewählt: 16

Bodengas: V_{tot} = 2880 (Leckagen) + 720 (BIBS) + 4320 (Notgas) = 7920 m^3

$V_{Brutto} = 7920 \text{ m}^3 \frac{200}{200 - 24 - 20} = 10154 \text{ m}^3$

Behälter n = 10154 m^3/200 m^3 = 50,8. Gewählt: 51

Notgas (16/84): $V_{Brutto} = 1348 \text{ m}^3 \frac{200}{200 - 6{,}8 - 20} = 1557 \text{ m}^3$

Behälter n = 1557 m^3/200 m^3 = 7,8. Gewählt: 8

Bellgas: V_{tot} = 720 (Kompr.) + 28577 (Taucher) + 407 (Reserve) = 29704 m^3

$V_{Brutto} = 29704 \text{ m}^3 \frac{200}{200 - 26 - 20} = 38577 \text{ m}^3$

Behälter n = 38577 m^3/200 m^3 = 192,9. Gew.: 193

Sauerstoff: Der O_2-Bedarf für den Stoffwechsel ist tiefenunabhängig; da er jedoch unter Umgebungsbedingungen ermittelt wurde, muß der Bedarf auf Oberflächenbedingungen umgerechnet werden. Als Abschätzung zur sicheren Seite wird die Umrechnung auf die Bodentiefe von 240 m bezogen.

$FGV(O_2) = 294 \text{ m}^3 \cdot 25 = 7350 \text{ m}^3.$

Sauerstoff: V_{tot} = 7350 (Stoffw.) + 162 (Deko) + 144 (Therapie) = 7656 m^3

$$V_{Brutto} = 7656\ m^3 \frac{200}{200 - 24 - 20} = 9816\ m^3$$

Behälter n = 9816 m^3/200 m^3 = 49,07. Gewählt: 49

Therapiegas 60/40:

$$V_{Brutto} = 242\ m^3 \frac{200}{200 - 3{,}2 - 20} = 274\ m^3$$

Behälter n = 274 m^3/200 m^3 = 1,37 Gewählt: 2

Therapiegas 36/64:

$$V_{Brutto} = 404\ m^3 \frac{200}{200 - 6 - 20} = 465\ m^3$$

Behälter n = 465 m^3/200 m^3 = 2,32. Gewählt: 3

Therapiegas 24/76:

$$V_{Brutto} = 605\ m^3 \frac{200}{200 - 9{,}5 - 20} = 710\ m^3$$

Behälter n = 710 m^3/200 m^3 = 3,55. Gewählt: 4

Therapiegas 14/86:

$$V_{Brutto} = 1066\ m^3 \frac{200}{200 - 17{,}5 - 20} = 1312\ m^3$$

Behälter n = 1312 m^3/200 m^3 = 6,56. Gewählt: 7

Therapiegas 8/92:

$$V_{Brutto} = 1440\ m^3 \frac{200}{200 - 24 - 20} = 1846\ m^3$$

Behälter n = 1846 m^3/200 m^3 = 9,23. Gewählt: 10

8 Grundlagen der Hydrostatik

8.1 Wasserdruck

Mit zunehmender Tiefe steigt auch der Wasserdruck, wobei der Druck linear mit der Tiefe zunimmt. Entsprechend Kapitel 2 bedeuten 10 m Wassertiefe eine Drucksteigerung von rund 1 bar. Über der Wasserfläche steht der atmosphärische Luftdruck p_o von 1 bar, dem noch ein zusätzliches Druckpolster $p_{ü}$ überlagert sein kann, siehe Abb 8.1.
Damit bestimmt sich der Absolutdruck p zu:

$$p = p_o + p_{ü} + p_W = p_o + p_{ü} + WT/10 \quad \text{in bar.} \qquad (8.1)$$

Eine typische Anwendung findet sich in der Tauchtechnik bei der Unterteilung von Druckkammern in einen nassen und trockenen Teil mittels eines sog. Buffalo-Systems. Abb 8.2 zeigt die grundsätzliche Anordnung eines solchen Buffalo-Systems, bestehend aus zwei versetzten, halbhohen Wänden zum Separieren des Naßraums vom trockenen Raum. Um bei diesem offenen System Gleichgewicht halten zu können, müssen in der betrachteten Tiefe T in der Höhe des freien Wasserspiegels gerade Gas- und Wasserdruck gleich sein, siehe Abb 8.2.

Während der Gasdruck p_g über die gesamte Höhe der Kammer konstant ist, wobei die Masse des Gases vernachlässigt wird, bildet der Wasserdruck p_W

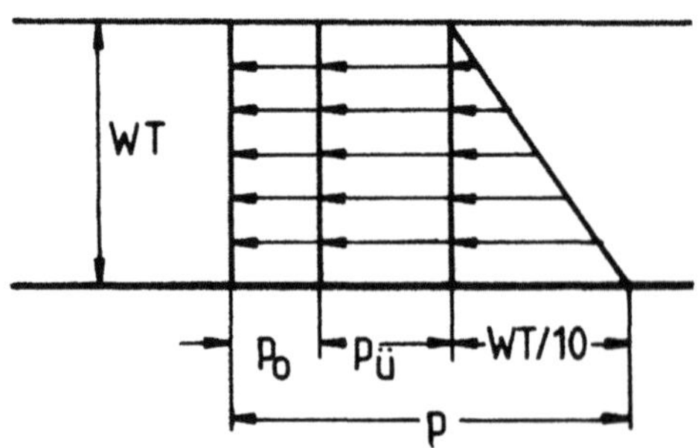

Abb 8.1. Aufteilung der Druckanteile des Gesamtdruckes

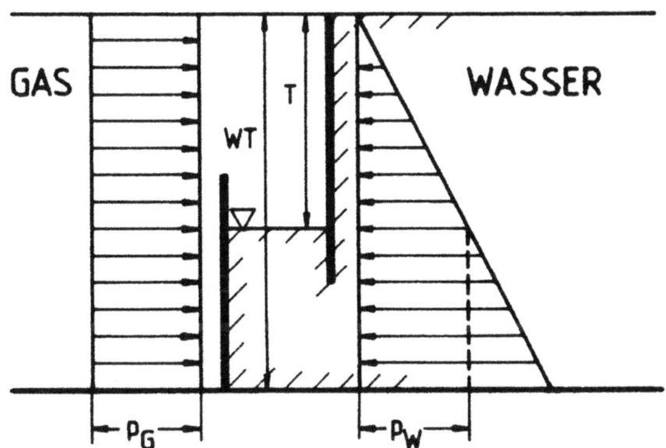

Abb 8.2. Druckverteilung an einem Buffalo-System

über die Kammerhöhe das bekannte, dreieckförmige Belastungsprofil mit der Maximalbelastung am Kammerboden.

Über die Gesamthöhe WT stellen sich bei einem Buffalo-System drei typische Druckzustände ein ohne Berücksichtigung des Atmosphärendruckes p_o oder eines zusätzlichen Überdruckes $p_ü$.

	p_g	p_w	
An der Kammerdecke:	T/10	0	$p_g > p_w$
In Höhe des freien Wasserspiegels T:	T/10	T/10	$p_g = p_w$
Am Kammerboden in der Tiefe WT:	T/10	WT/10	$p_g < p_w$

Wird in der Kammer ein Überdruck aufgebracht, so führt dies zu einer zusätzlichen Druckkomponente $p_ü$ sowohl auf der Gas- wie auf der Wasserseite.

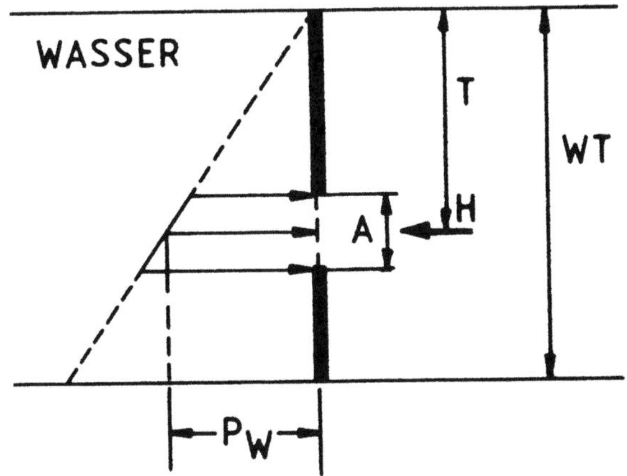

Abb 8.3. Druckverteilung an einer senkrechten Fläche

Für die Bemessung von Wasserbauwerken ist die Bestimmung der horizontalen bzw. vertikalen Wasserdruckkomponenten notwendig. In horizontaler Richtung ist eine gegebene Fläche A mit dem trapezförmigen Wasserdruck belastet. Zur Berechnung der Horizontalkraft H muß der Druckmittelpunkt der Fläche A in der Tiefe T bestimmt werden, an dem die Gesamtkraft angreift, siehe auch Abb 8.3. Der Einfachheit halber wird anstelle des Druckmittelpunktes der Schwerpunkt der Fläche A gewählt und die sich ergebende horizontale Druckkomponente mit der Gesamtfläche A multipliziert. Da der Druckmittelpunkt tiefer als der Schwerpunkt liegt, wird die ermittelte Horizontalkraft H geringfügig kleiner sein als das korrekte Ergebnis. Die Horizontalkraft ergibt sich zu:

$$H = p_W \cdot A = T/10 \cdot A \quad \text{in N.} \qquad (8.2)$$

Darin bedeutet: p_W = Druckkomponente in Pa oder bar
A = betrachtete Fläche in m^2
T = Wassertiefe bis zum Schwerpunkt von A in m

Die Vertikalkraft bestimmt sich durch Multiplikation der maximalen Druckkomponente WT/10 mit der betrachteten Bodenfläche.
Ein Beispiel soll die Berechnung von Wasserdruckkräften näher erläutern.

Beispiel: Ein rechteckiges Leck (Breite: 2,5 m, Höhe: 4 m) in der Außenhaut eines Schiffes liegt mit seiner oberen Kante 3,6 m unterhalb des Wasserspiegels. Welche Horizontalkraft H kommt auf eine Abdichtung des Lecks, wenn das Schiffsabteil leergepumpt wird ?

Fläche des Lecks: $A = b \cdot h.$ $A = 2{,}5\ m \cdot 4\ m = 10\ m^2$

Der Abstand des Schwerpunktes des Lecks von der Wasseroberfläche bestimmt sich als Summe der halben Leckhöhe plus der Wassertiefe bis zur Oberkante des Lecks: $T = 4\ m/2 + 3{,}6\ m = 5{,}6\ m$

Horizontalkraft H nach (8.2): $H = p_W \cdot A = 0{,}56\ bar \cdot 10\ m^2 = 560\ kN$

Antwort: Auf das Leck wirkt ein horizontaler Wasserdruck von 560 kN, der im Schwerpunkt des Lecks angreifend gedacht wird. Es handelt sich um eine trapezförmige Belastung mit der kleinsten Druckkomponente von p_{Wmin} = 0,36 bar an der Leckoberkante und der größten Druckkomponente p_{Wmax} = 0,76 bar an der Leckunterkante.

8.2 Das Archimedische Prinzip

Das Archimedische Prinzip, formuliert von dem griechischen Philosophen Archimedes von Syrakus, sagt etwas über den Auftrieb aus, den ein in eine Flüssigkeit oder ein Gas getauchter Körper erfährt. Es sagt quantitativ aus, daß ein eingetauchter Körper soviel an Gewicht verliert, wie die von ihm verdrängte Flüssigkeits- oder Gasmenge wiegt.

Gewicht eines Körpers in Luft:	$F_G = V \rho_k g$	in N.	(8.3)
Auftrieb des Körpers in Flüssigkeit:	$F_A = V \rho_{Fl} g$	in N.	(8.4)
Gewicht des Körpers in Flüssigkeit:	$F_{Fl} = F_G - F_A$		
	$F_{Fl} = V(\rho_k - \rho_{Fl}) g$	in N.	(8.5)

darin bedeuten:
- V = Volumen des Körpers in Volumeneinheiten
- ρ_k = Dichte des Körpers in kg/dm^3
- ρ_{Fl} = Dichte der Flüssigkeit (Gas) in kg/dm^3

Wird (8.3) nach dem Volumen aufgelöst und in (8.5) eingesetzt, so ergibt sich für das Gewicht des Körpers in einer Flüssigkeit(Gas);

$$F_{Fl} = F_G \frac{\rho_k - \rho_{Fl}}{\rho_k} \quad \text{in N.} \qquad (8.6)$$

Beim Auftrieb nach Abb 8.4 werden drei Gleichgewichtszustände unterschieden, die sich durch die Auftriebs- und Gewichtskräfte bestimmen.

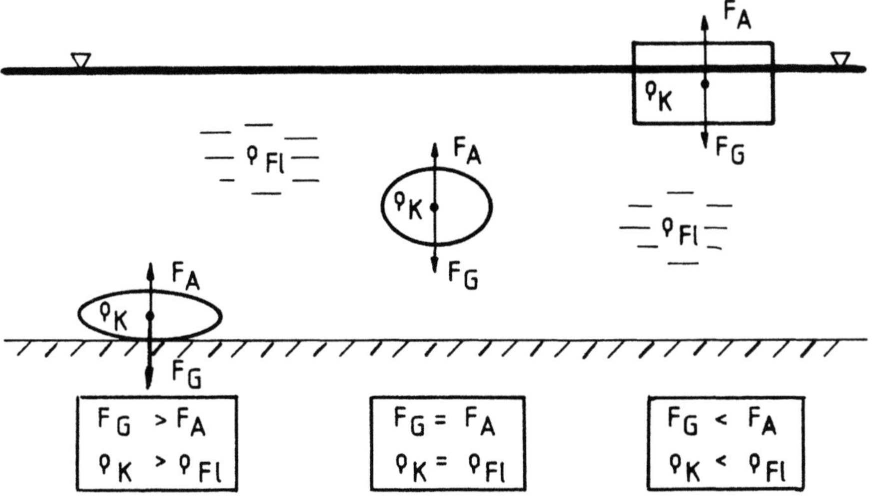

Abb 8.4. Übersicht über verschiedene Auftriebszustände

Sind beide Kräfte gleich, schwebt der Körper in der Flüssigkeit (labiles Gleichgewicht). Ansonsten sinkt er auf den Boden oder schwimmt an der Oberfläche, je nach Verhältnis von Gewicht zu Auftrieb, siehe Abb 8.4.

Eine weitere Beziehung zwischen Gewichts- und Auftriebskraft und den zugeordneten Dichten läßt sich bei Kombination von (8.3) und (8.4) durch Auflösung nach V und anschließendem Gleichsetzen ableiten.

$$\frac{F_G}{F_A} = \frac{\rho_K}{\rho_{Fl}} . \qquad (8.7)$$

Das hier behandelte Archimedische Prinzip gilt nur, wenn der Wasserdruck allseitig wirken kann. Liegt der Körper auf dem Boden auf, entfällt die nach oben gerichtete Druckkomponente.

Bei Bergungen ist häufig die Situation gegeben, daß der zu hebende Gegenstand in den Meeresboden eingespült ist. Neben dem Fortfall des Auftriebs kommt als zusätzliche Belastung die über dem Körper stehende Wassersäule einschließlich der Luftsäule hinzu, siehe Abb 8.5. Die Hebekraft F_H wird dann:

$$F_H = F_G + A\,(T \cdot \rho_{Fl} \cdot g + p_o) \quad \text{in N.} \qquad (8.8)$$

Darin bedeuten:

F_G = Gewichtskraft des zu hebenden Körpers in N
A = waagerechte Angriffsfläche in m^2
T = Wassersäule über dem Körper in m
ρ_{Fl} = Dichte der Flüssigkeit in kg/dm^3
p_o = Atmosphärendruck in bar bzw. Pa

Die Hebekräfte bei fortfallendem Auftrieb sind um Größenordnungen höher und übersteigen in der Regel die vorhandenen Hebekapazitäten. In einem solchen Fall muß der versandete Bodenbereich des Wracks so weit als möglich freigespült werden.

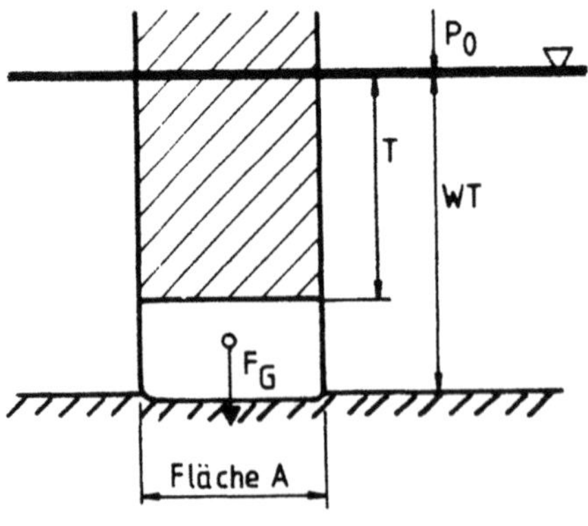

Abb 8.5. Hebekräfte bei fortfallendem Auftrieb

8.3 Ausströmende Flüssigkeiten

Ein häufiger auftretendes Problem, das allerdings nicht zur Hydrostatik gehört, ist die Abschätzung des Zeitbedarfs für das Entleeren einer wassergefüllten Kammer. Die Bestimmung der Auslaufzeit und die Möglichkeiten der Beschleunigung des Auslaufprozesses sollen hier angesprochen werden.

Die prinzipiellen Konfigurationen eines Behälters mit unendlicher und endlicher Flüssigkeitsoberfläche zeigt Abb 8.6.

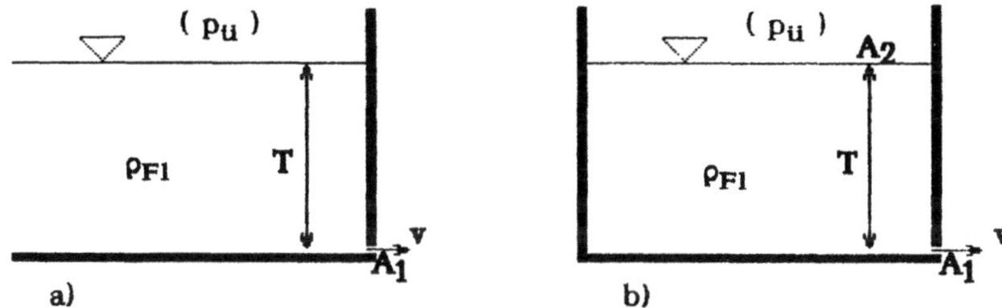

Abb 8.6. Behälterkonfigurationen zur Demonstration der Auslaufzeit mit a) unendlicher Oberfläche, b) endlicher Oberfläche A_2

In einem offenen Behälter befindet sich in der Tiefe T die Ausflußöffnung mit der Fläche A_1. In Anwendung der Gleichung von Bernoulli ergibt sich unter Vernachlässigung von Einschnürungseffekten am Ausfluß A_1 im Falle der unendlich großen Flüssigkeitsoberfläche, bei dem keine Wasserspiegelabsenkung auftritt, die Ausflußgeschwindigkeit v zu :

$$v = \{ 2 g T \}^{1/2} \quad \text{in m/s.} \qquad (8.9)$$

Liegt über der Oberfläche der Flüssigkeit ein zusätzliches Druckpolster $p_ü$, so erhöht sich die Ausflußgeschwindigkeit zu:

$$v = \{ 2 (g T + p_ü/\rho_{Fl}) \}^{1/2} \quad \text{in m/s.} \qquad (8.10)$$

darin bedeuten:
T = Flüssigkeitshöhe über der Ausflußöffnung in m
g = Erdbeschleunigung, aufgerundet 10 m/s^2
$p_ü$ = Überdruck über dem Flüssigkeitsspiegel in Pa
ρ_{Fl}= Flüssigkeitsdichte in kg/m^3

Das ausfließende Flüssigkeitsvolumen pro Zeiteinheit wird:

$$V = A_1 \cdot v \quad \text{in m}^3\text{/s.} \qquad (8.11)$$

Die ausfließende Flüssigkeitsmasse pro Zeiteinheit wird:

$$m = A_1 \cdot v \cdot \rho_{Fl} \quad \text{in kg/s.} \qquad (8.11\,a)$$

Ist die Flüssigkeitsoberfläche sehr groß im Verhältnis zur Ausflußöffnung, so tritt keine Spiegelsenkung ein und die wirksame Flüssigkeitshöhe T bleibt konstant mit konstanter Ausflußgeschwindigkeit v.

Im anderen Fall senkt sich der Flüssigkeitsspiegel mit der Folge einer abnehmenden Druckhöhe T.

Die maximale Zeit t bis zur vollständigen Entleerung eines oben offenen Behälters mit der Flüssigkeitsoberfläche A_2 (Abb 8.4 b) ergibt sich zu:

$$t = A_2/A_1 \; \{ 2 \, T/g \}^{1/2} \quad \text{in s.} \tag{8.12}$$

Ist der Behälter geschlossen und wird ein Druckpolster mit dem Überdruck $p_ü$ aufgebracht, wobei der Druck mit der Wasserspiegelabsenkung laufend nachgefahren wird, so wird die Auslaufzeit t zu:

$$t = A_2/A_1 \left(\{ 2/g (T + p_ü/\rho_{Fl}\, g) \}^{1/2} - \{ 2 \, p_ü/\rho_{Fl}\, g^2 \}^{1/2} \right) \text{in s.} \tag{8.13}$$

Die Anwendung der Ausströmbeziehungen sollen an einem Beispiel demonstriert werden.

Beispiel: Eine Schleuse ist 50 m lang und 15 m breit mit einer Wasserfüllung von 4,4 m. Am Boden des Schleusentores befindet sich ein Leck von 0.5 m^2 Fläche. In welcher Zeit ist die Schleuse ausgelaufen ?

Zur Berechnung der Auslaufzeit wird (8.12) angewendet.

Schleusenoberfläche $A_2 = L \cdot B$. $\quad A_2 = 50 \text{ m} \cdot 15 \text{ m} = 750 \text{ m}^2$

A_1 gegeben mit: $0{,}5 \text{ m}^2$

Damit wird die Auslaufzeit: $t = 750/0.5 \; \{ 2 \cdot 4{,}4 \text{ m}/10 \text{ m/s}^2 \}^{1/2} = 1\,400 \text{ s}$

Antwort: Die Schleuse ist nach ca.1 400 s entsprechend 23,5 min leer.

In Erweiterung der obigen Aufgabe wird angenommen, daß die Schleuse in ein Vakuum entleert wird. Dann wirkt der atmosphärische Luftdruck von 1 bar als zusätzlicher Überdruck. Die Flüssigkeit sei Wasser $\rho = 1 \text{ t/m}^3$.

An zusätzlichen Daten sind zu berücksichtigen: $p_ü = 1 \text{ bar} = 10^5 \text{ N/m}^2$.

$\rho_{Fl} = 10^3 \text{ kg/m}^3$.

Nach (8.13) wird jetzt die Auslaufzeit:

$$t = 750/0{,}5 \left(\{ 2/10 \, (4{,}4 + 10^5/10 \cdot 10^3) \}^{1/2} - \{ 2 \cdot 10^5/10^2 \cdot 10^3 \}^{1/2} \right)$$

$$t = 1500 \left(\{ 0{,}2 \, (4{,}4 + 10) \}^{1/2} - \{ 2 \}^{1/2} \right) = 425 \text{ s}$$

Antwort: Die Schleuse ist jetzt bereits nach 425 s bzw. 7 min leergelaufen. Das Druckpolster von 1 bar hat die Auslaufzeit auf weniger als 1/3 verkürzt

In der Praxis sind endliche Oberflächen (Abb 8.4b) die Regel, die sich auch noch über die Höhe verändern. Damit ist die Oberfläche A_2 eine Funktion der Druckhöhe T. Für einfachere Geometrien wie beispielsweise einem liegenden Zylinder oder einer Kugel läßt sich die Auslaufzeit noch analytisch in geschlossener Form bestimmen. Für komplexere Geometrien muß auf Näherungsverfahren zurückgegriffen werden, siehe z.B. [132].

Für einen liegenden Zylinder mit dem Durchmesser D und der Länge L ergibt sich die Auslaufzeit t ohne Berücksichtigung von Einschnüreffekten oder Reibung

$$t = \frac{2\ L\ D}{3\ A_1} \{\ 2D/g\ \}^{1/2} \qquad (\ 8.14\ )$$

Ersetzt man den kreisförmigen Querschnitt näherungsweise durch ein flächengleiches Rechteck mit der Druckhöhe gleich D, so ergibt sich

$$t = \frac{\pi\ L\ D}{4\ A_1} \{\ 2D/g\ \}^{1/2} \quad \text{Überschätzung um 17,8 \%.}$$

Für einen kugelförmigen Behälter mit dem Durchmesser D wird die Auslaufzeit t ohne Berücksichtigung von Reibung und Einschnürung

$$t = \frac{2\ \pi\ D^2}{15\ A_1} \{\ 2D/g\ \}^{1/2} \qquad (\ 8.15\ )$$

Ersetzt man hierbei das Kugelvolumen näherungsweise durch einen stehenden Zylinder mit der Druckhöhe D, wird

$$t = \frac{\pi\ D^2}{6\ A_1} \{\ 2D/g\ \}^{1/2} \quad \text{Überschätzung um 25 \%.}$$

8.4 Anwendungsbeispiele

Die in diesem Kapitel vorgestellten Grundlagen werden in großem Umfang im Bergungsbetrieb angewendet.

Beispiel 1: In einem Laderaumschott befindet sich in 7,2 m Wassertiefe eine kreisförmige Öffnung von 30 mm Durchmesser. Welches Wasservolumen läuft in der Minute aus, wenn der Wasserspiegel dabei als konstant angesehen wird ?

Nach (8.9) ist die Ausflußgeschwindigkeit:

$$v = \{\ 2g \cdot T\ \}^{1/2} = \{\ 2 \cdot 10\ m/s^2 \cdot 7.2\ m\ \}^{1/2} = 12\ m/s$$

Die Ausflußöffnung A_1 beträgt: $A_1 = D^2 \cdot \pi/4 = 9 \cdot \pi/4 = 7{,}06\ cm^2$

Damit wird nach (8.11) das ausfließende Volumen zu:

$$V = 7{,}06\ cm^2 \cdot 1200\ cm/s \cdot 60\ s = 508\ l/min$$

Antwort: 508 l fließen pro Minute aus dem Laderaum, wobei Einschnürungseffekte nicht berücksichtigt wurden.

Beispiel 2: Die Ausflußmenge nach Beispiel 1 soll durch Aufbringen eines Druckpolsters verdoppelt werden. Wie groß muß der Überdruck sein ?

Da die Ausflußöffnung konstant bleibt, muß zur Verdopplung der ausfließenden Wassermenge die Ausflußgeschwindigkeit verdoppelt werden. Dazu wird (8.10) nach dem gesuchten Überdruck $p_ü$ aufgelöst.

$$2\ v = \{ 2\ (g \cdot T + p_ü/\rho_{Fl})\}^{1/2}. \qquad p_ü = \rho_{Fl}\ (2\ v^2 - g \cdot T).$$

$$p_ü = 1000\ kg/m^3\ (2 \cdot 12^2 - 10 \cdot 7{,}2) = 2{,}16 \cdot 10^5\ N/m^2 = 2{,}16\ bar$$

Antwort: Bei Aufbringen eines Druckpolsters von 2,16 bar über der Wasseroberfläche verdoppelt sich die Ausflußmenge von 508 l/min auf 1016 l/min.

Beispiel 3: Ein Hebesack von 0,75 m^3 Normvolumen wird in 50 m WT (ρ_W = 1,03 kg/l) zu 90% mit Luft (ρ_L = 1,3 g/l) gefüllt. Das Eigengewicht des Hebesackes betrage 100 N. Wie groß ist die Hebekraft mit und ohne Berücksichtigung der Luftfüllung ?

Bestimmung der Hebekraft nach (8.4) ohne Einschluß der Luftfüllung

$F_A = V \cdot \rho_{Fl} \cdot g$ - Eigengewicht.

$F_A = 750\ l \cdot 0{,}9 \cdot 1{,}03\ kg/l \cdot 10\ m/s^2 - 100\ N = 6853\ N$ bzw. 6,853 kN

Antwort: Die Hebekraft ohne Einschluß der Luftfüllung beträgt 6,853 kN

Bestimmung der Hebekraft unter Einschluß der Luftfüllung

F_{Luft} in 50 m WT = $750\ l \cdot 0{,}9 \cdot 6 \cdot 1{,}3\ g/l \cdot 10\ m/s^2 = 52{,}7\ N$

Antwort: Die Hebekraft unter Berücksichtigung der Luftfüllung ändert sich nur minimal um 53 N und wird damit 6,8 kN; der Unterschied macht weniger als 1 % aus.

Beispiel 4: Ein Taucher wiegt mit Anzug 900 N bei einem Volumen von 75 l.
a) Wie groß ist sein Auftrieb in Seewasser (ρ = 1,03 kg/l) und in Süßwasser mit (ρ = 1,0 kg/l) ?
b) Wie groß ist sein Auftrieb in Luft (ρ = 1,3 g/l) ?
c) Wie groß ist sein Auftrieb in Trimix auf 600 m WT bei einer Dichte von 12 mal der von Luft ?

Der Auftrieb bestimmt sich nach (8.4) zu

a) F_A = 75 l · 1,03 kg/l · 10 m/s^2 = 772,5 N
F_A = 75 l· 1 kg/l· 10 m/s^2 = 750 N

b) F_A = 75 l · 1,3 g/l · 10 m/s^2 = ca. 1 N

c) F_A = 75 l · 15,6 g/l · 10 m/s^2 = 11,7 N

Antwort: Der Auftrieb in Wasser von 772,5 bzw. 750 N führt zu einer deutlichen Gewichtsreduzierung, so daß der Taucher nur noch 900 - 772,5 = 127,5 N in Seewasser wiegt. In Luft oder einem etwas dichteren Medium ist der Auftrieb von 1 N bzw. 11,7 N vernachlässigbar.

Beispiel 5: Ein quaderförmiger Prahm mit den Abmessungen L = 40 m, B = 8 m und H = 2 m ist mit einer Kohleladung in 8 m WT gesunken. Das Eigengewicht des Prahms einschließlich Ladung beträgt 4,8 MN. Geflutete Resträume sollen mit 50% des Gesamtgewichtes berücksichtigt werden. Die Dichte des Wassers sei 1 t/m^3.
a) Welche Hebekraft ist aufzubringen, wenn das Wrack am Boden eingesandet ist ?
b) Wie groß wird die Hebekraft, wenn der Boden vorher freigespült wurde ?
c) Im Fall b stehen Hebepontons mit den Abmesseungen von L = 8 m, B = 5 m und einem max. Tiefgang von 1,2 m zur Verfügung, wobei das Eigengewicht 260 kN beträgt. Wie groß ist der Tiefgang eines Pontons durch das Eigengewicht und wieviele Hebepontons sind zum Bergen des Prahms nach b notwendig ?

a) Die Hebekraft für das eingesandete Wrack bestimmt sich nach (8.8):

Zusammenstellung der benötigten Rechendaten:

Gesamtgewicht = Eigengewicht + Zusatzwasser = 4,8 MN + 50% = 7,2 MN
Bodenfläche A = L · B = 40 m · 8 m = 320 m^2

Druckkomponente p = Wassersäule über dem Wrack + p_o

$p = (WT - H)\rho \cdot g + p_o = (8 - 2)\, 1\, t/m^3 \cdot 10\, m/s^2 + 100\, kN/m^2 = 160\, kN/m^2$

$F_H = F_G + A \cdot p\,(tot) = 7{,}2\, MN + 320\, m^2 \cdot 160\, kN/m^2 = 7{,}2 + 51{,}2 = 58{,}4\, MN$

Antwort: Die Hebekraft bei Fortfall des Auftriebs beträgt 58,4 MN, wobei sich der Hauptanteil von ca. 88% aus der Wassermasse über dem Wrack und dem atmosphärischen Druck zusammensetzt.

b) Ist der Boden im wesentlichen freigespült, gilt das Gesetz von Archimedes in Anwendung von (8.3) und (8.4)

$F_{Fl} = F_G - F_A$. F_G ist gegeben mit 7,2 MN

$F_A = V \cdot \rho_{Fl} \cdot g = 40 \cdot 8 \cdot 2 \cdot 1\, t/m^3 \cdot 10\, m/s^2 = 6{,}4\, MN$

$F_{Fl} = 7{,}2\, MN - 6{,}4\, MN = 0{,}8\, MN$ bzw. 800 kN

Antwort: Die notwendige Hebekraft bei Anwendbarkeit des Gesetzes von Archimedes reduziert sich auf 800 kN oder 1,4% der Hebekraft unter a bei versandetem Schiffsboden.

c) Bestimmung der Anzahl der Hebepontons

Als erster Schritt muß der durch das Eigengewicht bedingte Tiefgang ermittelt werden, um die dann verbleibende Hebekraft eines Pontons bis zu seiner maximalen Eintauchung zu bestimmen.

Der schwimmende Ponton ist im Gleichgewicht, wenn $F_G = F_A$ ist. Da F_G bekannt ist, bestimmt sich der Tiefgang des Pontons nach (8.3) zu:

$$T = \frac{F_G}{L \cdot B \cdot \rho \cdot g}. \qquad T = \frac{260\, kN}{8\, m \cdot 5\, m \cdot 1\, t/m^3 \cdot 10\, m/s^2} = 0{,}65\, m$$

Die Differenz zwischen maximalem Tiefgang und dem Tiefgang, der sich durch das Eigengewicht einstellt, ist ein Maß für die Resttragfähigkeit. Nach (8.4) wird damit die maximale Hebekraft eines Pontons:

$$F_A = L\, B\, (T_{max} - T)\rho \cdot g = 8\, m \cdot 5\, m\, (1{,}2 - 0{,}65)\, 1\, t/m^3 \cdot 10\, m/s^2 = 220\, kN$$

Die Anzahl der Hebepontons ist damit $n = \frac{800\, kN}{220\, kN} = 3{,}64$ 4 Pontons

Antwort: Es müssen 4 Hebepontons zum Heben des Prahms nach b bereitgestellt werden.

Beispiel 6: Ein zylindrischer Tauchkörper von 2,76 m Ø und 10 m Länge wiegt 0,5 MN; Dichte des Wassers sei 1 t/m³. Um wieviel % muß sein Volumen geflutet werden, um mit dem Tauchvorgang zu beginnen ?

Der Tauchvorgang beginnt, wenn die verdrängte Wassermasse nach (8.4) gleich bzw. kleiner als das Eigengewicht ist.

F_G ist gegeben mit 500 kN.
$F_A = D^2 \pi/4 \cdot L \cdot \rho \cdot g = 2{,}76^2 \cdot 0{,}785 \cdot 10 \cdot 1\ t/m^3 \cdot 10\ m/s^2 = 598\ kN.$

Antwort: Der Auftrieb ist hier um 98 kN größer als das Eigengewicht. Um den Tauchkörper abtauchen zu lassen, muß der überschüssige Auftrieb durch Fluten kompensiert werden. Das Körpervolumen ist zu 98 kN/598 kN = 0,164 entsprechend 16,4% zu fluten, um das Abtauchen einzuleiten.

Beispiel 7: Eine Blase aus Argon (ρ_{Ar} = 1,8 g/l) befindet sich auf 6000 m Wassertiefe mit einer Dichte von ρ_{Fl}= 1,03 kg/l. Wie verhält sich die Blase ?

Zur Beantwortung dieser Frage sind Eigengewicht und Auftrieb der Argonblase zu bestimmen unter Ansatz von (8.3) und (6.3). Es wird angenommen, daß die Blase ein Volumen von 1 l hat.

$F_G = 1\ l \cdot 601 \cdot 1{,}8\ g/l \cdot 10\ m/s^2 = 10{,}8\ N.$
$F_A = 1\ l \cdot 1{,}03\ kg/l \cdot 10\ m/s^2 = 10{,}3\ N.$ Daraus folgt: $F_G > F_A$

Antwort: Das komprimierte Argongas in der Blase ist schwerer als der Auftrieb im Wasser; damit sinkt die Blase auf den Meeresboden ab.

Beispiel 8: Ein Körper wird in Alkohol (ρ = 0,8 kg/l) vollständig eingetaucht und verliert dabei 25% seines Gewichtes. Dichte des Körpers ?

Nach (8.7) verhält sich $\frac{F_G}{F_A} = \frac{\rho_K}{\rho_{Fl}}$. Damit ist $\rho_K = \rho_{Fl} \frac{F_G}{F_A}$.

Mit F_G = 100%, F_A = 25% und ρ (Alkohol) = 0,8 kg/l wird ρ_K = 3.2 kg/l.

Antwort: Die Dichte des Körpers ist 3,2 kg/l.

Beispiel 9: Ein Betonklotz (ρ = 2,5 t/m^3) soll aus 30 m WT gehoben werden (ρ = 1,03 t/m^3), der ein Eigengewicht von 33 kN besitzt. Wieviel Hebesäcke von 0,5 m^3 Norminhalt sind notwendig, wenn zum Losreißen noch 25% des Betongewichtes dazugeschlagen werden ?

Bestimmung des Gewichtes in Wasser nach (8.6)

$$F_{Fl} = F_G \left(\frac{\rho_K - \rho_{Fl}}{\rho_K} \right); \text{ dazu die Losreißkraft} = 25\% \cdot F_G$$

$$\text{Gesamthebekraft} = 33 \text{ kN} \left(\frac{2{,}5 - 1{,}03}{2{,}5} \right) + 0{,}25 \cdot 33 \text{ kN} = 27{,}65 \text{ kN}$$

Auftriebskraft eines Hebesackes nach (8.4)

$$F_A = V \cdot \rho_{Fl} \cdot g = 0{,}5 \text{ m}^3 \cdot 1{,}03 \text{ t/m}^3 \cdot 10 \text{ m/s}^2 = 5{,}15 \text{ kN}$$

n = 27,65 kN/5,15 kN = 5,37. Gewählt: 6 Hebesäcke

Antwort: Es sind 6 (5,37) Hebesäcke zum Heben des Betons notwendig.

Beispiel 10: Ein Granit (ρ= 2,2 t/m^3) von 5 kN Gewicht soll aus 25 m WT geborgen werden. Welches Normvolumen ist für einen Hebesack zu wählen, wenn 30% des Gewichtes in Wasser zum Losreißen zu berücksichtigen sind und der Hebesack eine Mindestreserve von 10% des Normvolumens haben soll ?

Bestimmung des Gewichtes in Wasser nach (8.6)

$$F_{Fl} = 5 \text{ kN} \left(\frac{2{,}2 - 1{,}0}{2{,}2} \right) \cdot 1{,}30 = 3{,}55 \text{ kN}.$$ Nach (8.4) ist $0{,}9\, F_A = F_{Fl}$.

$$\text{Damit wird das Hebesackvolumen } V = \frac{3{,}55 \text{ kN}}{0{,}9 \cdot 1 \text{ t/m}^3 \cdot 10 \text{ m/s}^2} = 0{,}394 \text{ m}^3$$

Antwort: Mindestnormvolumen des Hebesacks beträgt 0,4 m^3.

Beispiel 11: Ein geschlossener Ponton von L = 10 m, B = 6 m und H = 3 m schwimmt in Seewasser (ρ = 1,03 t/m^3), Eigengewicht 865 kN.
Durch Grundberührung reißt der Boden auf und Wasser läuft ein.
a) Welcher neue Tiefgang ergibt sich und wieviel Wasser läuft ein ?
b) Welcher Druck baut sich im Ponton auf, wenn keine Luft entweichen kann ?

Bestimmung des Tiefgangs des unbeschädugten Pontons nach (8.4)

$F_G = F_A = L\ B\ d\ \rho_{Fl} g.$ Aufgelöst nach d

$$d = \frac{F_A}{L\ B\ \rho_{Fl}\ g} = \frac{865\ kN}{10m\ 6m\ 1{,}03t/m^3\ 10m/s^2} = 1{,}4\ m$$

Im unbeschädigten Ponton ist der Luftdruck p_o= 100 kN/m^3.
Im beschädigten Ponton wird der Luftdruck p_1 und die Höhe des eingelaufenen Wassers d_1.

Für p_1 ergibt sich nach dem Gasgesetz von Boyle-Mariotte (6.3)

$p_1 (H - d_1) = p_o H.$ Aufgelöst nach p_1

$$p_1 = p_o \frac{1}{1 - d_1/H} .$$

Ausgehend von der Bernoulli Gleichung wird für die Höhe d_1

$$d_1 = \frac{H}{p_o/\rho g d + 1} \qquad (8.16)$$

$$d_1 = \frac{3\ m}{100\ /(\ 1{,}03x10x1{,}4\ ) + 1} = \frac{3\ m}{6{,}93 + 1} = 0{,}38\ m$$

Damit wird der neue Tiefgang d' = d + d_1 = 1,4 m + 0,38 m = 1,78 m

Die eingelaufene Wasservolumen ist $V_1 = L\ B\ d_1$ = 22.8 m^3

$$p_1 = p_o \frac{1}{1 - 0.38/3} = p_o \frac{1}{0.873} = 1{,}145\ p_o$$

Antwort: Nach Einlaufen einer Wassermenge von 22,8 m^3 ergibt sich ein neuer Tiefgang von 1, 78 m.
Die Luft komprimiert sich auf 1,145 p_o entsprechend 1,14 bar.

9 Tauchverfahren

9.1 Einführung

Unter Tauchen wird definitionsgemäß der Aufenthalt unter einem Umgebungsdruck von mehr als 1,1 bar verstanden. Dabei kann es sich sowohl um eine nasse als auch trockene Umgebung handeln. Nach dieser Definition sind Druckluftarbeiter, die unter erhöhtem Umgebungsdruck arbeiten, als Taucher anzusehen, die sich bei der Angleichung an den Atmosphärendruck wie Taucher Dekompressionsprozeduren zu unterwerfen haben.

Dagegen sind Insassen eines Tauchbootes oder der Operateur eines Panzertauchers nach obiger Definition keine Taucher, da der Atmosphärendruck in dem Tauchgerät unabhängig von der aktuellen Tauchtiefe erhalten bleibt.

Die moderne Tauchtechnik hält verschiedene Verfahren bereit, um eine gegebene Unterwasseraufgabe sicher und effektiv lösen zu können. Die wichtigsten Parameter zur Auswahl eines geeigneten Tauchverfahrens sind neben der Einsatztiefe die Einsatzdauer. Diese beiden Parameter bestimmen die infrage kommenden Tauchgase und die bereitzustellenden technischen Systeme. Der apparative Aufwand für die einzelnen Tauchverfahren ist sehr unterschiedlich; er reicht im einfachsten Fall eines autonomen Tauchgerätes, bei dem der Taucher seinen Atemgasvorrat in einem Druckbehälter mit sich führt, bis hin zur komplexen Tauchanlage für Sättigungseinsätze in große Tiefen. In die Auswahl eines geeigneten Verfahrens sind neben den vorrangigen technischen Überlegungen auch wirtschaftliche Aspekte mit einzubeziehen.

In Abb 9.1 nach [35] ist der finanzielle Aufwand für die gegebene Aufgabe einer Unterwasserschweißung einschließlich Vorbereitung für infrage kommende Tauchverfahren gegenübergestellt worden. Danach dominiert bis zu einer Wassertiefe von rund 100 m eindeutig das Tauchen von der Oberfläche, während bei größeren Tiefen ab etwa 150 m das Sättigungstauchen die wirtschaftlichere Lösung ist. Abb 9.1 gilt nur unter ganz

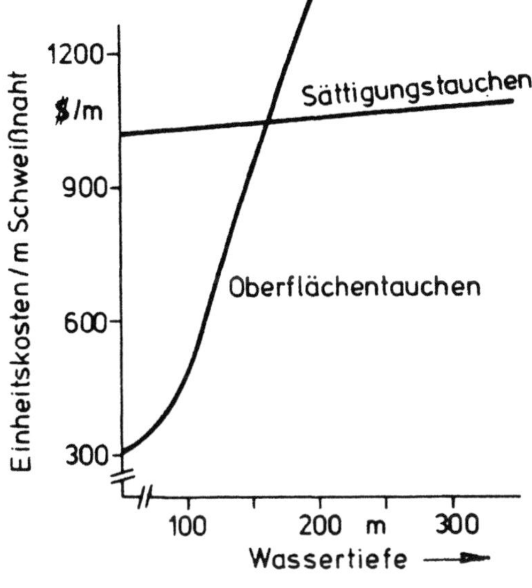

Abb 9.1. Kostenvergleich verschiedener Tauchverfahren in Abhängigkeit von der Einsatztiefe nach [35]

spezifischen Randbedingungen, gibt aber die generelle Tendenz der Kostenrelationen einzelner Verfahren wieder.

Die Unterteilung der gängigen Tauchverfahren kann nach verschiedenen Kriterien erfolgen, siehe dazu auch Tabelle 9.1. Üblich ist beispielsweise die Unterteilung nach der Art der Gasversorgung:

- Autonomes Tauchen
- Oberflächenversorgtes Tauchen
- Sättigungstauchen

Tabelle 9.1. Tauchverfahren

	Autonomes Tauchen	Oberflächenvers. Tauchen	Sättigungs Tauchen
Tauchgase	O_2 Luft Nitrox M.gas	Luft Nitrox M.gas	Luft Nitrox M.gas
Einsatztiefe der Gase in m	< 8 45 < 40 < 60	50 < 40 ca.200	< 15 < 30 ca.600
Dekompress.	keine Haltestufen erlaubt	Tiefen- u. zeitabh. Dekompression	nur tiefenabhäng. Dekompression
Einsatzdauer	Minuten bis Stunden	bis zu einigen Std	bis zu Wochen
Versorgung	autonome Versorgung durch mitgeführte Druckgasflaschen	schlauchgeführte Versorgung von der Oberfläche	Aufwendiges Kammersystem m. Hilfseinrichtg

Das Sättigungstauchen mit dem notwendigen Kammersystem ist streng genommen auch ein oberflächenversorgtes Tauchverfahren. Da hier aber eine deutlich abweichende Tauch- und Dekompressionstechnik angewendet wird, abgesehen von der Versorgung und dem technischen Aufwand, der eine ganz andere Dimension aufweist, wird in der Praxis das Sättigungstauchen als eigenes Verfahren behandelt.

Neben der Art der Gasversorgung bieten die verwendeten Atemgase eine andere Art der Unterteilung:
- Druckluft
- Nitrox (O_2 - N_2)
- Mischgas (Gasgemische aus Sauerstoff, Helium, Wasserstoff, usw.)
- Sauerstoff

Eine weitere Unterteilungsmöglichkeit bildet die Art der Ausrüstung:
- autonome Leichttauchgeräte, englisch Scuba
- Leichttauchgeräte (Helmtauchen)
- Taucherglocke, englisch bell
- Kammersystem (Sättigungstauchen)
- 1 bar Tauchsysteme (Tauchboot, ADS für atmospheric diving system)

Die hier angesprochenen Unterteilungen sind nur als Anhalt zu verstehen und nicht als strenge Klassifizierungen. Prinzipiell sind fast alle Kombinationen von Tauchverfahren, Atemgas, Ausrüstung, usw. denkbar. In der Praxis entfallen aber eine Vielzahl der möglichen Kombinationen; hier haben sich bestimmte Zuordnungen herauskristallisiert, die eine industrielle Bedeutung erlangt haben und die Anzahl der einsetzbaren Kombinationen sehr überschaubar macht. Die Entscheidungskette zur Auswahl eines für die geforderte Unterwasseraufgabe passenden Tauchverfahrens zeigt schematisch Abb 9.2.

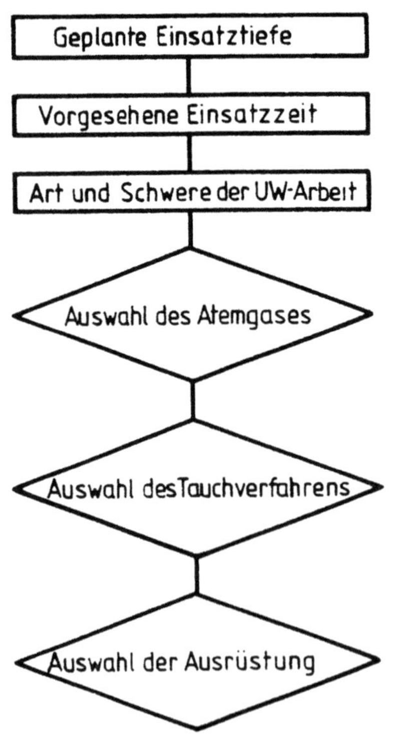

Abb 9.2. Schematisierte Auswahl von Tauchverfahren und Ausrüstung

9.2 1 bar-Tauchsysteme (ADS)

1 bar-Tauchsysteme, die den atmosphärischen Druck im Innern des Systems unabhängig von der Tauchtiefe aufrechterhalten, sind im englischen Sprachgebrauch als ADS (atmospheric diving system) bekannt.

Der große Vorteil eines solchen Systems, das entweder als Tauchboot oder als druckfester Anzug konzipiert sein kann, liegt im Fortfall jeglicher Dekompressionsobligationen. Sobald das System an die Oberfläche zurückgekehrt ist, kann das Personal das Tauchboot oder den druckfesten Anzug unverzüglich verlassen.

Nachteilig ist die sehr eingeschränkte Möglichkeit manueller Tätigkeiten aus diesem 1 bar-System heraus, obwohl etliche Anstrengungen zur Verbesserung dieser Situation unternommen wurden. Wenn es sich vorwiegend um Beobachtungsaufgaben im Rahmen von Unterwasserinspektionen handelt, ist solch System vor allen Dingen in größeren Tiefen kaum zu übertreffen.

Tauchboote als klassische Vertreter von 1 bar-Systemen gibt es in den unterschiedlichsten Größen und Bauformen [33]. Die größten Tauchtiefen solcher Boote können bis zu 600 m WT betragen. Einige dieser Tauchboote sind auch für den Unterwasserausstieg von Tauchern (lock-out) konzipiert. Dabei verbleibt der Operateur in seiner druckfesten Kommandozentrale, während die Taucher über eine besondere Schleuse das Boot verlassen bzw. wieder zurückkehren.

Für die ausgestiegenen Taucher müssen natürlich bei der Rückkehr die entsprechenden Dekompressionsprozeduren im Boot durchgeführt werden.

Neben den Tauchbooten ist der andere Weg zum 1 bar System der sog. Panzertaucher, ein druckfester Tauchanzug mit beweglichen Gelenken [33]. Solche Tauchanzüge bestehen heute aus leichten, aber druckfesten Metalllegierungen und haben etliche Gelenke an den Armen und Beinen, die dem Operateur eine begrenzte Beweglichkeit unter Wasser geben. Druckbehälter für Sauerstoff auf dem Rücken des Anzuges ersetzen den verbrauchten Sauerstoff des Operateurs. Das entstandene Kohlendioxid wird durch im Innern des Anzuges mitgeführten Atemkalk chemisch gebunden. Ein kleiner batteriegetriebener Ventilator sorgt für den Zwangsumlauf der Luft im Inneren des Anzuges. Der Tauchanzug wird von der Oberfläche aus an einem Tragseil geführt, das gleichzeitig die Kommunikationskabel enthält. Die Entwicklung von druckfesten Tauchanzügen begann bereits im letzten Jahrhundert [33]; jedoch wurden echte Fortschritte erst möglich, als die Gelenkkonstruktionen verbessert werden konnten. Bekannte 1 bar-Systeme sind der sog. JIM - Suit und als Weiterentwicklung der SAM - Suit.

Die Arbeitstiefe von solchen Tauchanzügen liegt bei etwa 300 m WT; jedoch sind auch schon Tauchoperationen damit in deutlich größeren Tiefen erfolgreich durchgeführt worden.

Bestimmend für den Entwurf sind die Gelenke des Systems, die auf der einen Seite druckdicht sein müssen, auf der anderen Seite aber möglichst große Beweglichkeit sichern sollen. Das Problem der Gelenke besteht in der abnehmenden Beweglichkeit bei zunehmender Tauchtiefe. Daher war der Schritt zu 1 bar-Systemen wie WASP oder OMAS nur folgerichtig, die von vornherein auf bewegliche Beine verzichteten und statt dessen die Bewegung mit 4 bis 6 Propellern bewerkstelligen. Lediglich die Arme sind mit Gelenken ausgestattet, um einfache manuelle Aufgaben übernehmen zu können [33].

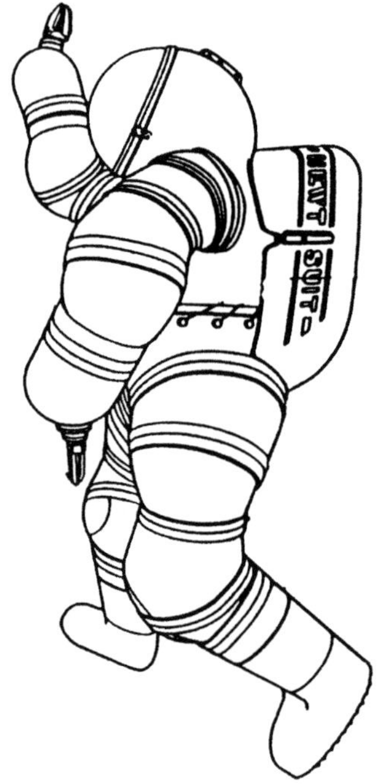

Eine Neuentwicklung der Gelenke führte in den 80-ziger Jahren zur Konstruktion des sog. NEWT-Suits in Kanada [34] [131]. Die ölgefüllten Gelenke sind so ausgelegt, daß der Außendruck kompensiert und damit die Beweglichkeit unabhängig vom Druck wird. Insgesamt 20 Gelenke in 6 verschiedenen Größen gewährleisten ausreichende Beweglichkeit, siehe Abb 9.3. Zwischenringe unterschiedlicher Größe gestatten die Anpassung des Tauchanzuges an die Körpergröße des Operateurs.

Abb 9.3 Neuentwicklung eines druckfesten Tauchanzuges nach [34]

9.3 Autonomes Tauchen

9.3.1 Einführung

Das kennzeichnende Merkmal des autonomen Tauchens ist das Mitführen des notwendigen Atemgases in entsprechenden Druckbehältern. Damit ist die Versorgung unabhängig von der Oberfläche und bietet einen freien und flexiblen Einsatz unter Wasser. Aus diesem Grund und wegen des minimalen

Tabelle 9.2 Tauchzeiten in Abhängigkeit von der Druckbehältergröße

Tauchtiefe	Tauchzeiten bei 20% Reserve (AMV = 30 l/min) in min			
in m	1 400 l	2 800 l	3 200 l	4 000 l
5	25	50	57	71
10	18	37	42	53
20	12	25	28	35
30	9	18	21	26
40	7	15	17	21

Geräteaufwandes wird in der Sporttaucherei vorwiegend autonom getaucht.

Aber auch in der kommerziellen Tauchindustrie wird häufig das autonome Drucklufttauchen als einfachste und billigste Lösung für Kurzzeiteinsätze in Gewässern bis zu 45 m Tiefe angewendet.

Auf der anderen Seite läßt sich jedoch nur ein begrenzter Atemgasvorrat in Druckbehältern mitnehmen, der damit die maximale Dauer des Unterwasseraufenthalts bestimmt, siehe Tabelle 9.2.

Weitere bestimmende Faktoren sind Tauchtiefe und Atemgasverbrauch (AMV), der sich durch die Schwere der Unterwasserarbeit ergibt, siehe dazu auch Abb 7.3. Das bereitzustellende Oberflächenvolumen bei gegebenen

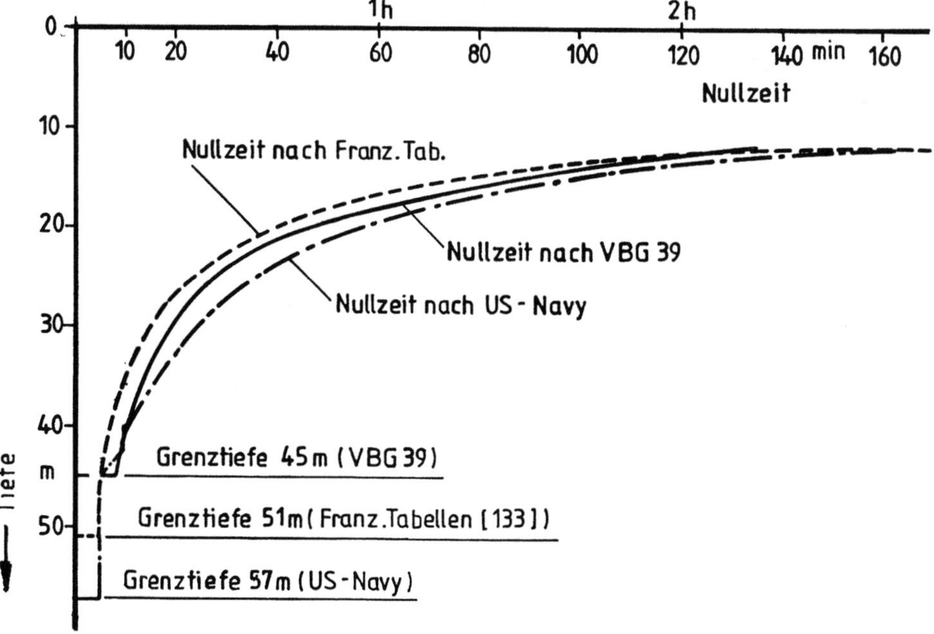

Abb 9.4. Nullzeiten in Abhängigkeit von der Tauchtiefe

Atemgasverbrauch steigt linear mit der Tauchtiefe (Kap. 6). Daher sind beim Einsatz autonomer Leichttauchgeräte Sicherheitsregeln und Vorschriften bezüglich Tauchzeit und Tauchtiefe zu beachten. So dürfen mit autonomen Geräten Tauchgänge nur innerhalb der sog. Nullzeit durchgeführt werden. Die Nullzeit ist die Tauchzeit, bei der der Taucher ohne Einhaltung von Haltestufen sofort an die Oberfläche zurückkehren kann. Diese Nullzeit ist tiefenabhängig, siehe Abb 9.4.

Während bei 10 m Wassertiefe die Nullzeit mehrere Stunden beträgt, schrumpft diese Zeit im Tiefenbereich zwischen 40 und 50 m auf wenige Minuten zusammen. Abb 9.4 vergleicht die Nullzeiten amerikanischer, französischer und deutscher Tabellen. Bei den deutschen Dekompressionstabellen ist anzumerken, daß in einem überarbeiteten Vorschlag von 1997 zur Neufassung der VBG 39 [134] die moderneren französischen Standards übernommen wurden.

Demgegenüber erlauben die amerikanischen Tabellen [9] deutlich längere Nullzeiten zwischen 10 und 15 Minuten mehr im Tiefenbereich ab 15 m.

9.3.2 Technisches System

In diesem Abschnitt werden die Grundzüge der technischen Systeme kurz vorgestellt, die beim autonomen Tauchen eingesetzt werden. Im deutschen Bereich gliedern sich Tauchgeräte nach DIN 3179 [36] in Helm- und Leichttauchgeräte, wobei sich letztere wieder in autonome und schlauchversorgte Leichttauchgeräte unterteilen.

Die autonomen Leichttauchgeräte zur Mitführung des Atemgases können sowohl Ein- als auch Zweiflaschengeräte sein, von Mehrfachflaschen für Spezialzwecke wie Höhlentauchen, usw. einmal abgesehen.

Die Druckluftbehälter (Flaschen) bestehen standardmäßig aus nahtlosen Stahl- oder Aluminiumflaschen, deren Größe, Kennzeichnung und Farbkennung in DIN 3171 [22] geregelt ist. Die Prüfintervalle liegen nach den Technischen Regeln Druckgase (TRG) [18] für Stahlflaschen bei 2 Jahren; bei den Aluminiumflaschen, die aus seewasserbeständigen Aluminiumlegierungen bestehen, liegen die Prüffristen sogar bei 6 Jahren. Der Standardfülldruck beträgt 200 bar, es sind aber auch 300 bar Geräte im Einsatz.

Klassifizierung und sicherheitstechnische Anforderungen von autonomen Leichttauchgeräten für den Drucklufteinsatz sind in DIN 58 640 [23] geregelt, die die Geräte in Nenngrößen zwischen 1400 und 2800 Normalliter unterteilen. Der Mindestluftvorrat muß nach den Sicherheitsregeln für autonome Leichttauchgeräte [37] 1400 Normalliter betragen, was bei einem Fülldruck von 200 bar eine Gerätegröße von 7 l erfordert.

Nach DIN 58 640 setzt sich ein autonomes Leichttauchgerät im wesentlichen aus dem bereits genannten Flaschenpaket und dem Atemregler zusammen, der wiederum aus Druckminderer und atemgesteuerter Dosiereinrichtung (Lungenautomat) besteht. Ein sicherheitsrelevantes Bauelement ist dabei die Warneinrichtung (Reserveschaltung), die bei Erreichen von 20% des Fülldruckes die Atemgasversorgung sperrt und erst nach manueller Betätigung eines Ventils das restliche Atemgas freigibt.

In der heute üblichen zweistufigen Bauweise des Atemreglers übernimmt der Druckminderer als erste Stufe die Druckreduzierung vom Betriebsdruck der Flasche auf den sog. Mitteldruck, der je nach Bauart und Einstellung etwa 5 bis 10 bar über dem Umgebungsdruck liegt. Der Mitteldruck wird in der zweiten Stufe (Lungenautomat) auf den herrschenden Umgebungsdruck weiter reduziert. Der Lungenautomat übernimmt die Dosierung der Atemgasmenge entsprechend dem Bedarf des Tauchers. Gegenüber dem sog. Free flow-Mode, bei dem ein ständiger Atemgasstrom den Taucher versorgt, wird die Dosierung nach individuellem Bedarf als Demand-Mode bezeichnet.

Der Lungenautomat ist im einfachsten Fall mit einem Beißmundstück versehen, das der Taucher im Mund hält. Aus Sicherheitsgründen wird aber nach [37] für Leichttauchgeräte eine Vollgesichtsmaske gefordert, bei der das Mundstück praktisch nicht mehr aus dem Mund rutschen kann.

Kreislaufgeräte

Beim oben beschriebenen Aufbau der Leichttauchgeräte handelt es sich generell um offene Systeme, d.h. das ausgeatmete Gas tritt nach draußen aus und steigt als Blasenschwall an die Oberfläche. Damit ist es möglich, den ungefähren Standpunkt des Tauchers auch von der Oberfläche aus festzustellen. Für militärische Zwecke ist der letzte Gesichtspunkt aus nahe liegenden Gründen nicht zu tolerieren.

Wie in Kapitel 7 bereits angesprochen, fallen bei einem offenen Kreislauf in Abhängigkeit von der Tiefe und der Schwere der Unterwasserarbeit erhebliche Atemgasmengen an. Benötigt wird aber letztlich nur der Sauerstoffanteil aus dem Atemgas, der je nach körperlicher Leistung zwischen 0,5 bis 3,0 l Sauerstoff pro Minute beträgt.

Als technische Lösung stehen hier die sog. Kreislaufgeräte zur Verfügung, die in halbgeschlossener oder geschlossener Bauart im Einsatz sind [33, 38]. Das Prinzip eines geschlossenen Kreislaufgerätes zeigt Abb 9.5. Der Kreislauf funktioniert generell so, daß das ausgeatmete Gas über einen im System integrierten Atemkalkbehälter geführt wird, in dem das zu etwa 4% vorhandene Kohlendioxid chemisch gebunden wird. Das geschieht in der Weise, daß Alkalihydroxide (Laugen) mit dem ausgeatmeten Kohlendioxid

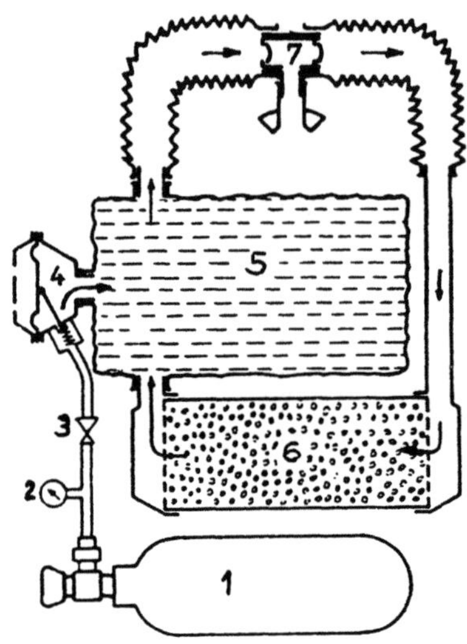

1 Sauerstoffvorratstank
2 Manometer
3 Druckminderer
4 Lungenautomat
5 Atembeutel (Gegenlunge)
6 Atemkalkbehälter
7 Mundstück mit Steuerventilen

Abb 9.5. Prinzip eines geschlossenen Kreislaufgerätes nach [38]

reagieren und entsprechende Karbonate (Salze der Kohlensäure) bilden. Im weiteren Kreislauf wird der verbrauchte Sauerstoff aus einem mitgeführten Behälter ersetzt und das so erneuerte Atemgas steht über eine sog. Gegenlunge wieder zur Verfügung. Der Inertgasanteil im Atemgas verbleibt im System, da er nicht am Stoffwechsel beteiligt ist.
Abb 9.6 zeigt, wie drastisch der Atemgasverbrauch bei Einsatz von Kreislauf-

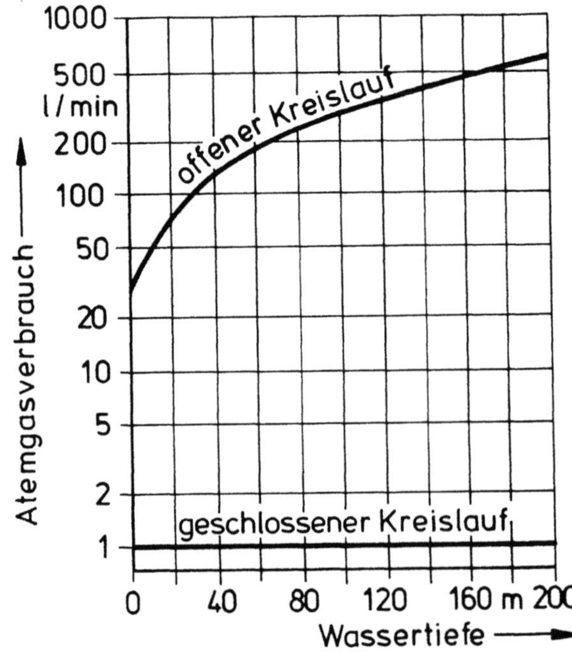

Abb 9.6. Gasverbrauch für offenen und geschlossenen Kreislauf in Abh. von der Wassertiefe nach [38]

geräten reduziert wird. Grundlage des Vergleiches ist jeweils ein Sauerstoffbedarf von 1 l/min. Während beim geschlossenen System die benötigte Sauerstoffmenge unabhängig von der Tauchtiefe konstant zudosiert wird, steigt der Gasbedarf beim offenen Kreislauf linear mit der Tiefe an, siehe Abschnitt 6.2.

Ein minütlicher Sauerstoffbedarf von 1 l entspricht bei Druckluft einem AMV von etwa 25 l/min, wobei von einer Sauerstoffausnutzung von rd. 1/5 ausgegangen wurde. In 50 m WT steigt nach (6.3) der Atemgasbedarf auf 150 l/min beim offenen Kreislauf gegenüber 1 l/min Sauerstoff beim geschlossenen System, siehe Abb 9.6.

Da beim geschlossenen Kreislauf auch keine Gasblasen die Anwesenheit und den Standort eines Tauchers verraten können, sind Kreislaufgeräte für militärische Einsätze sehr interessant.

Allerdings erfordert der Umgang mit solchen Geräten viel Sachkenntnis und einen erheblichen Wartungsaufwand. Eine der möglichen Gefährdungen im Einsatz von Kreislaufgeräten ist das Eindringen von Wasser in den Atemkalkbehälter. Die dabei entstehenden Laugen können in den Atemtrakt gelangen und hier zu schweren Verätzungen führen.

9.3.3 Tauchgase

Aus Verfügbarkeits- und Wirtschaftlichkeitsgründen wird weltweit Druckluft als Standardatemgas eingesetzt, sowohl für autonome als auch für oberflächenversorgte Leichttauchgeräte. Nationale Regelungen legen Reinheitsanforderungen für die beim Tauchen verwendete Druckluft fest; im deutschen Bereich gelten die sicherheitstechnischen Anforderungen an die Druckluft für Atemgeräte in DIN 3188, siehe auch Abschnitt 7.4.

Die verschiedenen physiologischen Wirkungen der Gase unter erhöhtem Druck führen zu Begrenzungen in ihrem Einsatz (Kap. 5). So ist es bei Verwendung von Druckluft der narkotische Effekt des Stickstoffanteils, der die maximale Tauchtiefe nach deutschen Vorschriften auf 50 m begrenzt.

Neben Druckluft kommen bei den autonomen Tauchverfahren in geringem Umfang auch andere Gase bzw. Gasgemische für Spezialanwendungen infrage. Dazu wäre einmal reiner Sauerstoff zu nennen, wie er in den bereits besprochenen Kreislaufgeräten eingesetzt wird. Dem Vorteil der deutlich längeren Einsatzzeit und der Vermeidung von Gasblasen steht als Nachteil der höhere Sauerstoffpartialdruck gegenüber.

Um die Gefahr einer neurologischen Sauerstoffvergiftung nach Möglichkeit auszuschließen, muß die Tauchtiefe strikt begrenzt werden. Da für

Freiwassereinsätze ein O_2-Partialdruck von 1,8 bar gerade noch toleriert wird, bedeutet dies eine maximale Tauchtiefe von 8 m, siehe Abschnitt 5.2.

Die Verwendung von Mischgasen bzw. Nitrox in autonomen Leichttauchgeräten ist allgemein nicht üblich und beschränkt sich nur auf wenige Spezialeinsätze.

Wird Nitrox als Atemgas gewählt, kann als Richtwert für einen wirtschaftlichen Einsatz dieses Gemisches eine Tiefe bis etwa 40 m gelten.

Auf Mischgase wird zurückgegriffen, wenn wegen größerer Einsatztiefen Druckluft nicht mehr infrage kommt. Das Aufsuchen größerer Tiefen mit autonomen Leichttauchgeräten ist wegen des begrenzten Gasvorrats und damit der Tauchzeit als Ausnahme anzusehen, die den Einsatz auf nur sehr spezielle Anwendungen beschränkt. Die Sauerstoffkonzentration des verwendeten Mischgases kann aus Gründen der Atembarkeit an der Oberfläche bis auf ca. 16% O_2 reduziert werden. Bei einem tolerierbaren Sauerstoffpartialdruck zwischen 1,4 und 1,8 bar ergeben sich theoretische Tauchtiefen zwischen etwa 75 und 100 m. Jedoch erscheint eine Tiefe um 60 m mit Rücksicht auf den begrenzten Vorrat eines autonomen Leichttauchgerätes im offenen Kreislauf als angemessen.

Anders wäre es bei Einsatz von Kreislaufgeräten im geschlossenen Kreislauf. Hier lassen sich nach Abb 9.6 die Tauchzeiten auch in größeren Tiefen merklich verlängern, wobei die Auskühlung des Tauchers nicht berücksichtigt ist.

9.4 Oberflächenversorgtes Tauchen

9.4.1 Einführung

Alle übrigen Tauchverfahren mit Ausnahme des behandelten autonomen Tauchens sind oberflächenversorgt; selbst das Sättigungstauchen gehört dazu, auch wenn es wegen der spezifischen Eigenheiten als eigenständiges Verfahren behandelt wird. Beim oberflächenversorgten Tauchen erfolgt die Versorgung mit Atemgas von der Oberfläche über eine Schlauchverbindung oder ein sog. Umbilical (Nabelschnur), das neben dem Atemgas auch die Verbindungen für Kommunikation, Energie, Warmwasser, usw. enthält.

Das oberflächenversorgte Tauchen mit Druckluft ist weltweit das Standardverfahren in der gewerblichen Taucherei. Tauchgangsbeschränkungen durch begrenzte Atemgasvorräte wie bei den autonomen Verfahren entfallen. Dafür bestimmen aber Dekompressionserfordernisse in Abhängigkeit von der Tauchtiefe die Einsatzzeit unter Wasser. Weitere begrenzende Faktoren können z.B. Wassertemperatur oder Schwere der Arbeit sein.

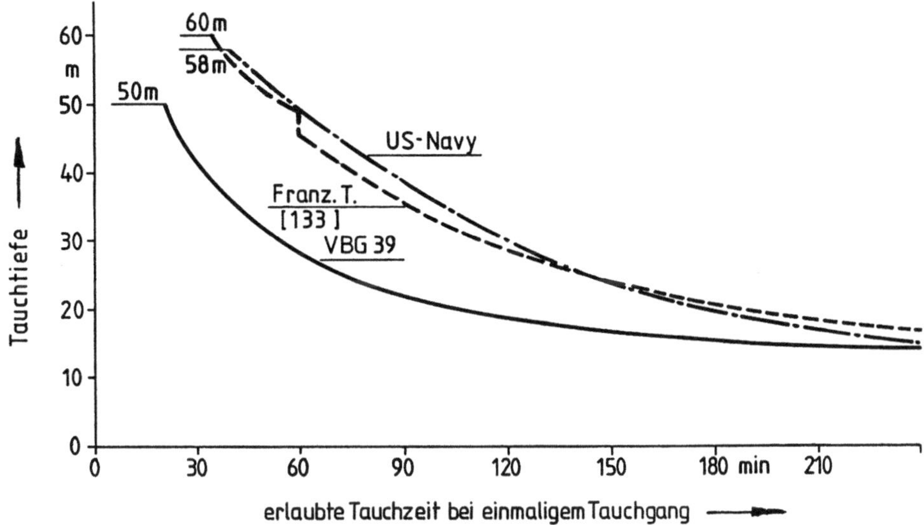

Abb 9.7. Tauchzeiten für Drucklufttauchgänge nach verschiedenen nationalen Vorschriften in Abhängigkeit von der Wassertiefe

Für das Austauchen sind zeit- und tiefenabhängige Austauchtabellen einzuhalten, die genau Aufstieg, Austauchstufen und -zeiten für Drucklufttauchgänge vorgeben. Praktisch hat jedes Land seine eigenen nationalen Dekompressionsvorschriften; im deutschen Bereich gelten die Unfallverhütungsvorschriften für Taucherarbeiten VBG 39 [31], die zukünftig durch neugefaßte Vorschriften [134] ersetzt werden und weitgehend den französischen Standards [133] entsprechen.

In Abb 9.7 sind die tiefenabhängigen Tauchzeiten für Drucklufttauchgänge nach amerikanischen [9] und französischen Standards [133] den noch geltenden deutschen Vorschriften gegenübergestellt, wobei amerikanische Standards in erster Näherung den britischen [63] gleichzusetzen sind. Mit der Übernahme der französischen Tabellen bei uns kann international von praktisch gleichen Tauchtabellen ausgegangen werden.

9.4.2 Technisches System

Die Gasversorgung beim Tauchen von der Oberfläche, wobei es sich in aller Regel um Drucklufteinsätze handelt, erfolgt üblicherweise durch einen Niederdruckkompressor oder einer entsprechenden Flaschenbatterie. Da aus Gründen der Versorgungssicherheit mindestens zwei unabhängige Versorgungsquellen zur Verfügung stehen müssen, besteht eine Luftversorgungsanlage in der Regel aus Kompressor und Reservebatterie oder aus

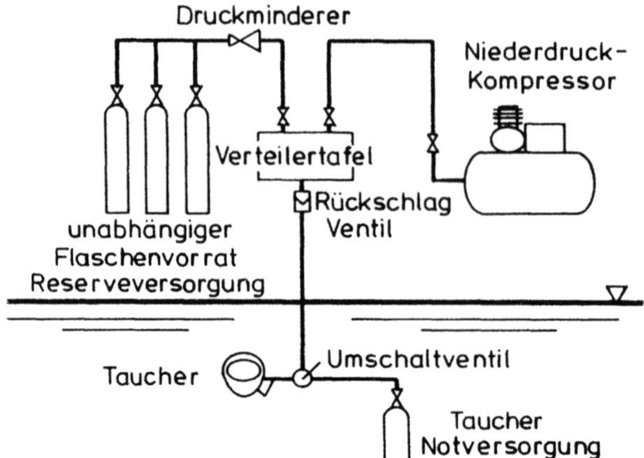

Abb 9.8. Prinzipielle Gasversorgung von der Oberfläche mit Druckluft

einer Flaschenbatterie und zusätzlicher unabhängiger Reserveversorgung. Die vorzuhaltenden Reserveluftmengen sind nach deutschen Vorschriften in der bereits mehrfach genannten VBG 39 [31] vorgegeben.

Schlauchversorgte Leichttauchgeräte müssen den Anforderungen nach DIN 58 640 [23] entsprechen und die Sicherheitsregeln für Druckluft-Leichttauchgeräte [37] erfüllen.

Eine wichtige Komponente des Versorgungssystems ist die Verteilertafel, in die einmal die beiden unabhängigen Atemgasquellen einspeisen und die zum anderen die Verteilung der Gase zu den einzelnen Tauchern übernimmt. Den grundsätzlichen Aufbau einer solchen Verteilertafel für vier Taucher zeigt Abb 9.9. Die Tafel enthält neben den notwendigen Anzeigen und

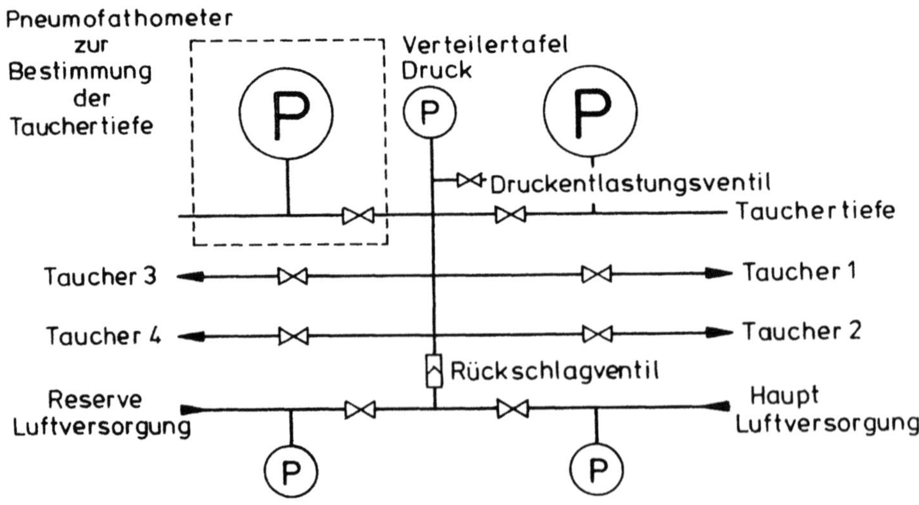

Abb 9.9 Generelle Anordnung einer Atemgasverteilertafel

Absperrarmaturen auch eine Einrichtung zur Feststellung der genauen Tauchertiefe. Die Feststellung der aktuellen Aufenthaltstiefe des Tauchers geschieht mit dem sog. Pneumofathometer. Dazu führt jeder Taucher neben seinem Atemgasversorgungsschlauch noch einen im Durchmesser wesentlich kleineren Pneumoschlauch mit sich, der offen ist und in Brusthöhe endet. Zur Feststellung der Tauchertiefe wird der Pneumoschlauch mit dem Versorgungsgas von der Oberfläche her freigeblasen, was der Taucher durch austretende Blasen am offenen Ende des Schlauches registriert. Danach wird das Pneumoventil an der Verteilertafel geschlossen, so daß sich jetzt Wasserdruck und komprimierte Gassäule im Pneumoschlauch im Gleichgewicht befinden. An einem großskaligen Manometer in der Verteilertafel kann die augenblickliche Tiefe des Tauchers abgelesen werden.

Die Atemgasversorgung läuft über eine angekuppelte Schlauchleitung von der Tafel direkt zum Taucher. Der Versorgungsdruck im System liegt etwa 20 bar über Umgebungsdruck und kann auf Wunsch des Tauchers nachreguliert werden. Dieser relativ hohe Druck ist notwendig, um die Reibungsverluste in der Schlauchleitung zu kompensieren.

Die Schlauchleitung mit den Kupplungen übernimmt dabei die Funktion der Signalleine und muß entsprechende Mindestanforderungen hinsichtlich Zugfestigkeit, Knicksicherheit, usw. erfüllen. Die Schlauchlänge ist analog den Forderungen für Signalleinen auf maximal 80 m begrenzt.

Der Versorgungsschlauch führt über ein Umschaltventil am Taucher zum Lungenautomaten am Helm oder an der Vollgesichtsmaske. Das Umschaltventil ist mit der Notversorgungsflasche gekoppelt, die jeder Taucher mitzuführen hat. Diese Notversorgung kommt zum Einsatz, wenn die reguläre Versorgung von der Oberfläche versagt oder die Schlauchverbindung unterbrochen ist. Durch Betätigung des Umschaltventils steht der Notgasvorrat zur Verfügung, um den Taucher zur Oberfläche zurückzubringen. Dieser Notgasvorrat muß nach [37] mindestens 800 Normalliter betragen.

9.4.3 Tauchgase

Wie beim autonomen Tauchen ist auch bei den oberflächenversorgten Tauchverfahren Druckluft das in der Mehrzahl aller Fälle eingesetzte Tauchgas, das im offenen Kreislauf geatmet wird. Über den einzuhaltenden Reinheitsstandard der Atemluft gilt das unter Abschnitt 9.3.3 gesagte.

Die in den deutschen Regelungen festgelegte Maximaltiefe von 50 m für Druckluft leitet sich aus dem relativ hohen Stickstoffpartialdruck von 4,8 bar ab, bei dem sich bereits narkotische Wirkungen zeigen können, die das rationale Verhalten des Tauchers beeinträchtigen. Allerdings erlauben andere nationale Standards maximale Tauchtiefen bis zu 60 m. Durch Gewöhnungsprozesse läßt sich die Schwelle weiter hinausschieben, bei der narkotische Wirkungen eintreten.

Für den Einsatz von Nitrox bei oberflächenversorgten Tauchverfahren gelten die gleichen Überlegungen wie beim autonomen Tauchen. Da das Nitroxtauchen als eigenes Verfahren behandelt wird, wird auf 9.6 verwiesen. Ähnliches gilt für den Einsatz von Mischgasen, siehe Abschnitt 9.7.

Wegen der physiologischen Wirkungen des Sauerstoffs und Stickstoffs unter erhöhtem Partialdruck ergeben sich entweder Tiefenbegrenzungen bei vorgesehenen Atemgasen oder die Atemgase sind den gewünschten Tauchtiefen anzupassen.

9.5 Einsatz von Tauchglocken

Eine Sonderform des oberflächenversorgten Tauchens ist der Einsatz einer Tauchglocke oder englisch Bell in offener oder geschlossener Bauweise. Die Tauchglocke dient zum einen als Lift, um Taucher gefahrlos an den Arbeitsplatz unter Wasser zu bringen ohne Gefährdung durch Wellengang, Oberflächenströmung. u.ä. Zum anderen übernimmt die Tauchglocke eine Schutzfunktion; bei unvorhergesehenen Ereignissen am Arbeitsort oder bei Ausfall der Gasversorgung zieht sich der Taucher umgehend in die Bell zurück und wird anschließend zur Oberfläche geholt.

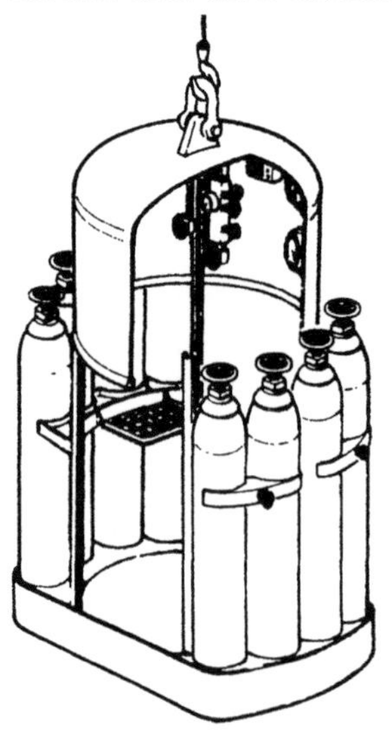

Abb 9.10. Offene Tauchglocke nach [39]

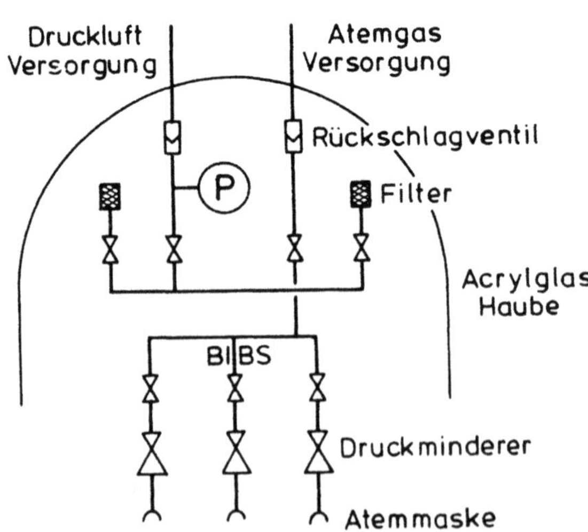

Abb 9.11. Schema der Atemgasversorgung in einer offenen Tauchglocke nach [9]

Offene Tauchglocke

Im einfachsten Fall der offenen Tauchglocke besteht diese aus einem offenen Käfig, dessen oberer Teil durch eine kuppelförmige, in der Regel transparente Haube abgeschlossen ist, siehe Abb 9.10. Der Taucher, der ansonsten in direktem Kontakt mit dem umgebenden Wasser ist, befindet sich mit Kopf und Oberkörper im oberen trockenen Bereich der Glocke und atmet hier aus dem Kuppelraum, bevor er mit Helm seinen Arbeitsplatz aufsucht. Da das Atemgas in der Kuppel beim Absenken der Tauchglocke komprimiert wird und an Volumen verliert, muß weiteres Gas kontinuierlich nachgefahren werden. Dies kann über ein Umbilical von der Oberfläche erfolgen oder durch mitgeführte Atemgasvorräte in einer Flaschenbatterie, Abb 9.10.

Die individuelle Taucherversorgung geschieht über ein im Innern der Kuppel installiertes BIBS-System (Built in Breathing System), siehe Abb 9.11. Das Schema in Abb 9.11 zeigt die Gasversorgung der Kuppel mit Druckluft, während über das BIBS-System andere Atemgase für die Taucher zugeliefert werden können.

Diese Art der offenen Tauchglocke, die zum Transport von zwei bis drei Tauchern einschließlich Ausrüstung und Werkzeug dient, wird in der Regel bis zu Tiefen um 50 m eingesetzt. Nach französischen Vorschriften [133] sind damit sogar Einsätze bis auf 90 m erlaubt.

Geschlossene Tauchglocke

Bei einer geschlossenen Tauchglocke läßt sich der Innenraum durch eine Luke druckdicht abschließen und bietet so den Tauchern Schutz in einer trockenen Umgebung. Mit einer geschlossenen Glocke können nicht nur Taucher und Gerät gefahrlos durch die Wasserwechselzone an den Arbeitsort gebracht werden, sondern hier kann auch unabhängig von der aktuellen Tauchtiefe ein gewünschtes Druckniveau eingestellt werden, um damit bereits in der Glocke mit der Dekompression zu beginnen.

Neben der standardmäßigen Versorgung von der Oberfläche über ein Umbilical führt auch die geschlossene Taucherglocke einen eigenen Reservegasvorrat mit. Standard ist ebenfalls das zweite Atemsystem (BIBS), das über zusätzliche Atemmasken die Taucher versorgen kann. Das BIBS-System übernimmt die Taucherversorgung bei Ausfall der Kammerversorgung oder bei kontaminierter Kammeratmosphäre.

Desweiteren wird das BIBS-System für Dekompressions- oder Therapieprozeduren eingesetzt, wenn ein Gaswechsel angezeigt ist oder Sauerstoff zur Behandlung von Dekompressionserkrankungen eingesetzt werden muß.

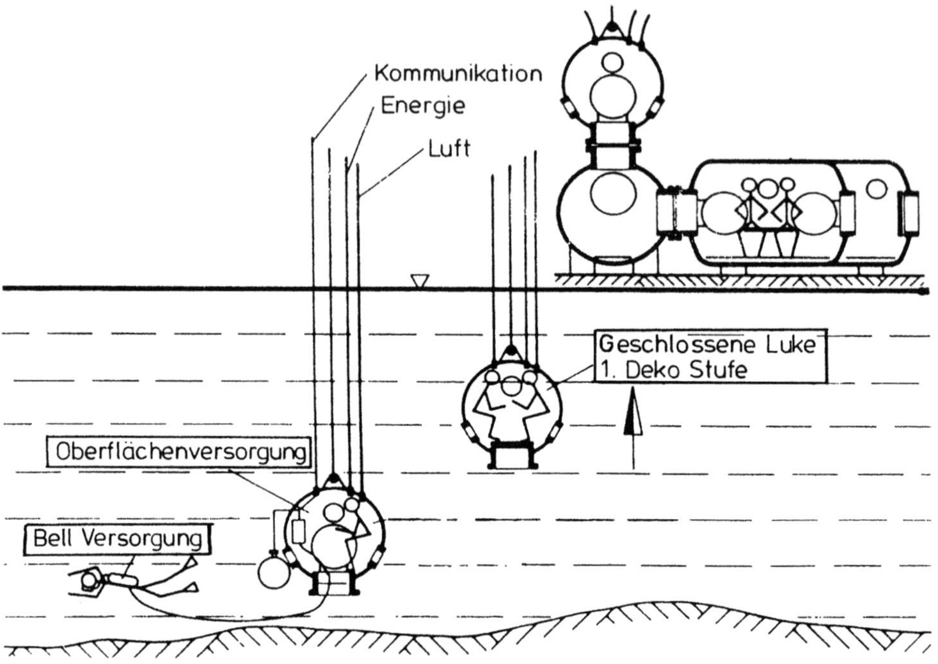

Abb 9.12. Einsatzprinzip einer geschlossenen Tauchglocke nach [33]

Der Einsatz einer geschlossenen Tauchglocke setzt praktisch immer ein Kammersystem an der Oberfläche voraus, um die Möglichkeiten des Belltauchens voll auszuschöpfen. Abb 9.12 zeigt das Einsatzprinzip einer geschlossenen Tauchglocke mit Druckluft als Atemgas. Nach Abkopplung der Glocke vom Kammersystem an der Oberfläche wird die Tauchglocke auf die Arbeitstiefe abgesenkt und der Druckausgleich mit der Umgebung eingeleitet.
Abb 9.13 zeigt die möglichen Druckzustände der Tauchglocke. Nach dem

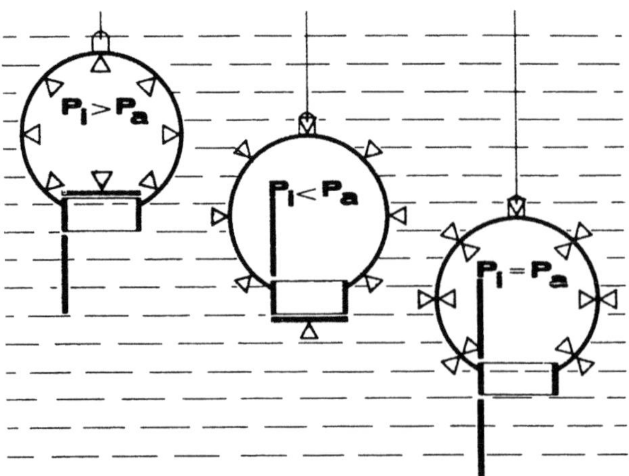

Abb 9.13. Druckzustände einer geschlossenen Tauchglocke nach [33]

der Druckausgleich erfolgt ist, herrscht Gleichgewicht zwischen Innen- und Außendruck ($p_i = p_a$) und die Luke kann geöffnet werden.

Beim Rücktransport zur Oberfläche wird bereits mit der Dekompression in der Glocke begonnen. Dabei kann sich sowohl ein größerer als auch kleinerer Innendruck gegenüber dem umgebenden Wasser einstellen. Normalerweise wird aber die Tauchglocke schneller gehoben als der Innendruck für die Dekompression abgesenkt werden darf, so daß der Fall des höheren Innendruckes vorherrscht, also $p_i > p_a$ ist. Dieser Druckzustand ist auch generell beim Sättigungstauchen gegeben, wo die Taucher während der gesamten Einsatzzeit unter dem Sättigungsdruck stehen.

Die Versorgung des Tauchers mit Atemgas und ggf. Warmwasser zur Taucherheizung erfolgt nach Verlassen der Glocke über das Taucherumbilical, siehe Abb 9.14. Die Länge des Umbilicals ist auf 30 m bzw. 100 Fuß begrenzt; diese Begrenzung kann u.U. dazu führen, daß der Taucher seinen Arbeitsort im horizontalen Bereich nicht mehr erreicht.

Diese Situation kann sich z.B. ergeben, wenn von einem Taucherbasisschiff aus eine bestimmte Position innerhalb einer Plattformstruktur aufgesucht werden soll. Wegen des Sicherheitsabstandes zwischen Schiff und Plattform an der Oberfläche wird die horizontale Entfernung zwischen abgesenkter Tauchglocke und gewünschter Arbeitsposition innerhalb der Struktur leicht so groß, daß das Taucherumbilical nicht mehr ausreicht. Aus verschiedenen Gründen, in deren Mittelpunkt Sicherheitsüberlegungen für den Taucher stehen, ist von einer Verlängerung des Umbilicals abzusehen.

Eine Lösung kann der Einsatz einer sog. Flying Bell sein; eine solche Tauchglocke ist mit zusätzlichen Propellerantrieben ausgerüstet, die eine seitliche Versetzung der Glocke erlauben.

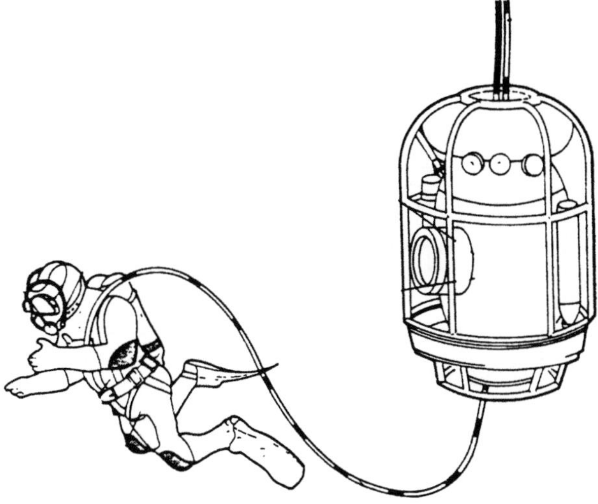

Abb 9.14 Taucherversorgung über Umbilical aus einer Tauchglocke [30]

Eine Tauchglocke ist mit mindestens zwei Tauchern besetzt, wobei einer der beiden als Signalmann oder englisch bellman zur Überwachung des außerhalb arbeitenden Tauchers in der Glocke verbleibt. Innerhalb einer Arbeitsschicht wechseln die Taucher ihre Funktionen, so daß Arbeits- und Überwachungsfunktion gleichmäßig auf beide Taucher verteilt werden.

Nach beendeter Arbeitsschicht wird die Tauchglocke geschlossen und zur Oberfläche gebracht. Während dieser Zeit wird bereits in der Glocke mit der Dekompression begonnen und die erste Haltestufe unabhängig vom umgebenden Außendruck eingestellt, siehe Abb 9.12.

An der Oberfläche wird die Glocke an die Deckdekompressionskammer (DDC) angekoppelt, die unter dem gleichen Druck steht. Nachdem die Taucher in die Druckkammer übergestiegen sind, wird hier in trockener Umgebung und unter relativem Komfort für die Taucher die Dekompression bis zum Ende weitergeführt, siehe Abb 9.12. Bei Einsatz von Druckluft als Atemgas ist die Tauchtiefe nach deutschem Standard auf 50 m begrenzt, nach anderen Standards auf 60 m.

Die gleiche Konfiguration mit geschlossener Tauchglocke und Deckdekompressionskammer an der Oberfläche bietet sich für Taucheinsätze in größeren Tiefen an. Da Druckluft über 50 bzw. 60 m Wassertiefe wegen der bekannten physiologischen Gründe nicht mehr infrage kommt, werden Mischgase eingesetzt, bei denen der Stickstoffanteil durch Helium ersetzt wird.

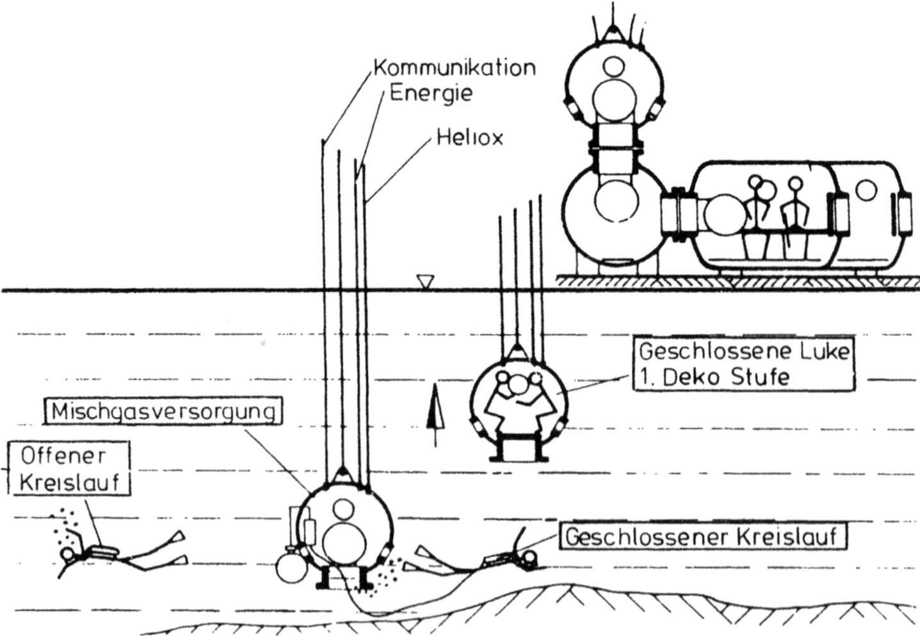

Abb 9.15. Tauchsystem für Teilsättigungstauchgänge nach [33]

Grundsätzlich könnte auch ein oberflächenversorgter Taucher mit seiner Standardausrüstung nach Abschnitt 9.4 unter Einsatz von Heliox auch tiefer als 50 m tauchen. Dabei ist aber zu berücksichtigen, daß sein Umbilical nicht länger als 80 m sein darf. Weiter sollte nicht übersehen werden, daß mit zunehmender Wassertiefe auch die Gefährdung des ungeschützten Tauchers steigt. Daher verlangen beispielsweise britische und norwegische Vorschriften den Einsatz einer Tauchglocke bei Wassertiefen über 50 m.

Das Tauchsystem in Abb 9.15, allerdings für den Einsatz von Mischgasen, unterscheidet sich sonst nicht von dem System in Abb 9.12. Das letztere (Abb 9.15) erlaubt Teilsättigungstauchgänge, englisch bounce dives, die für einen begrenzten Zeitraum bis auf 200 m Tiefe gehen können. Allerdings erfordern solche Tauchgänge eine nicht ganz einfache Dekompressionsprozedur mit laufenden Gaswechseln. Wenn die Tauchzeit im Minuten- bis Stundenbereich bleibt, stellen Teilsättigungstauchgänge eine wirtschaftliche Alternative zum Sättigungstauchen dar.

Der Tauchgangsverlauf wird in der bereits beschriebenen Weise mit geschlossener Tauchglocke abgewickelt, wo die Dekompression ebenfalls schon in der Glocke beginnt. Da Teilsättigungstauchgänge deutlich längere Dekompressionszeiten benötigen, ist eine Deckdekompressionskammer noch wichtiger, um Schutz und relativen Komfort für die Taucher zu sichern.

Die zulässige Gaszusammensetzung an Sauerstoff und Helium bestimmt die vorgesehene Arbeitstiefe. Für Teilsättigungstauchgänge werden Sauerstoffpartialdrücke zwischen 0,6 und 1,6 bar toleriert. Bei einer Tauchtiefe von beispielsweise 150 m würde sich die Sauerstoffkonzentration im Heliox zwischen 3,8% und 10% bewegen. Diese Konzentration reicht wiederum nicht mehr an der Oberfläche aus; es müssen also für verschiedene Tiefenbereiche auch entsprechende Atemgasgemische vorgehalten werden, um die Grenzen der tolerierbaren Sauerstoffpartialdrücke einzuhalten.

9.6 Nitroxtauchen

9.6.1 Einführung

Das Tauchen mit Nitrox gehört nach der hier verwendeten Systematik zu den oberflächenversorgten Tauchverfahren; wegen der spezifischen Besonderheiten wird es aber als eigenständiges Verfahren behandelt.

Unter dem Begriff Nitrox wird ein Gemisch aus den Komponenten Stickstoff (nitrogen) und Sauerstoff (oxygen) verstanden, das aber abweichende Konzentrationen gegenüber atmosphärischer Luft aufweist. Letztlich ist Luft auch nur ein Nitroxgemisch (Nitrox 21/79) mit einem fest vorgegebenen Mischungsverhältnis. Der vorteilhafte Einsatz von Nitrox

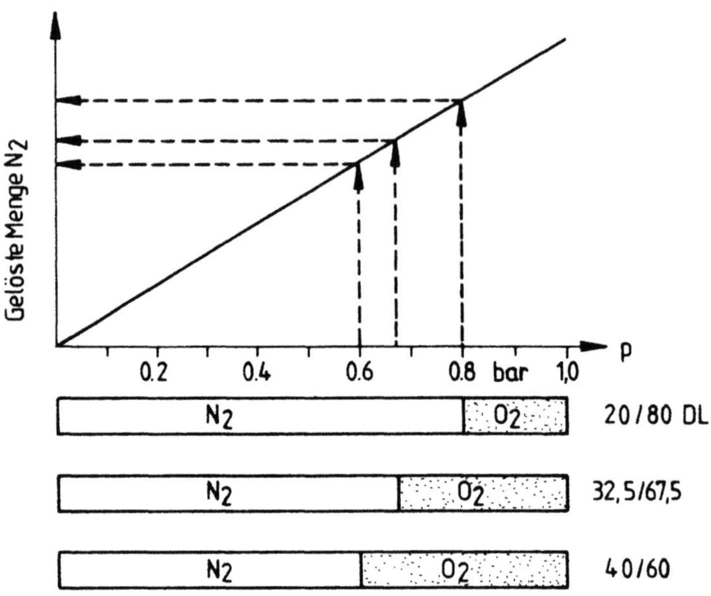

Abb 9.16. Stickstofflöslichkeit verschiedener Nitroxgemische und von Luft

als Atemgas liegt kurz gesagt darin, daß durch höhere Sauerstoffanteile und damit niedrigere Stickstoffkonzentrationen Tauchzeiten verlängert bzw. Dekompressionszeiten verkürzt werden können. Da gegenüber Luft der Stickstoffanteil im Nitrox geringer ist, wird auch weniger Stickstoff bei sonst gleichen Randbedingungen im Gewebe gelöst und entsprechend weniger muß wieder abgegeben zu werden, siehe Abb 9.16.

Die höhere Sauerstoffkonzentration im Nitrox birgt natürlich die Gefahr der Sauerstoffvergiftung in sich und muß bei Nitroxtaucheinsätzen berücksichtigt werden. Für jeden Tauchgang läßt sich unter Berücksichtigung der Tiefe und Aufenthaltszeit ein optimales Nitroxgemisch einsetzen, das mit seiner Sauerstoffkonzentration an die Grenze des tolerierbaren O_2-Partialdruckes geht, um den verbleibenden Stickstoffanteil im Atemgas möglichst niedrig zu halten. Aus wirtschaftlichen Überlegungen haben sich in der Praxis zwei Nitroxgemische eingeführt u. zw. ein Gemisch 32,5/67,5 mit 32,5% Sauerstoff und ein noch sauerstoffreicheres Gemisch 40/60 mit 40% Sauerstoffanteil.

Der Gewinn an Tauchzeit bei Verwendung der beiden genannten Nitroxgemische gegenüber Druckluft zeigt Abb 9.17. Die tiefenabhängigen Tauchzeiten in Abb 9.17 gelten für schlauchversorgte Tauchgänge unter Ausschöpfung der Aufenthaltszeiten für einen einmaligen Tauchgang. Die Tauchzeiten der beiden Nitroxstandardgemische wurden auf der Basis der Austauchtabelle der Unfallverhütungsvorschrift Taucherarbeiten [31]

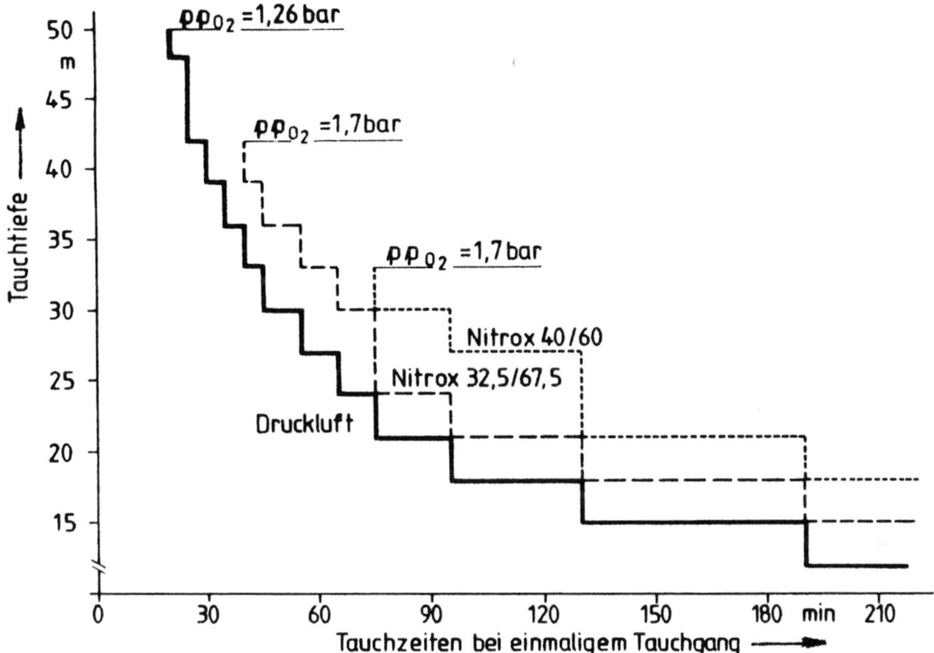

Abb 9.17. Vergleich der Tauchzeiten von Druckluft und Nitrox

nach dem Konzept der äquivalenten Drucklufttauchtiefe bestimmt, siehe dazu auch Abschnitt 11.4.

Abb 9.17 zeigt die Möglichkeiten des Gewinns an Tauchzeit durch den Einsatz von Nitrox. Für einen einmaligen Tauchgang auf 25 m Wassertiefe beträgt die Einsatzzeit unter Wasser bei Verwendung von Druckluft nach [31] 65 Minuten. Wird statt dessen ein Nitroxgemisch 40/60 gewählt, verlängert sich die Tauchzeit unter sonst gleichen Bedingungen auf 130 Minuten, d.h. die erlaubte Einsatzzeit verdoppelt sich. An diesem Beispiel wird deutlich, daß trotz höherer Aufwendungen für die Bereitstellung des Nitrox der Einsatz dieser Atemgase wirtschaftlich sehr interessant sein kann.

Bei Einsatz von Nitrox darf aber die Gefahr einer Sauerstoffvergiftung nicht übersehen werden. In Abhängigkeit von der vorgesehenen Tauchzeit und Schwere der Arbeit muß geprüft werden, ob der sich einstellende Sauerstoffpartialdruck toleriert werden kann. Im obigen Beispiel würde sich auf 25 m Tiefe ein Partialdruck von 1,4 bar einstellen, der bei der erlaubten Tauchzeit von ca. 2 h akzeptiert werden kann.

Wie Abb 9.17 weiter zeigt, schrumpft der erreichbare Gewinn an Tauchzeit gegenüber Druckluft bei größeren Arbeitstiefen über 35 bis 40 m stark zusammen. Auch kommt bei diesen Tiefen ein höherer Sauerstoffpartialdruck zum Tragen, der im obigen Beispiel bereits bei 1,7 bar liegt.

9.6.2 Technisches System

Das Nitroxtauchen ist ein oberflächenversorgtes Verfahren, das dem schlauchversorgten Drucklufttauchen sehr nahe kommt. Das in Abschnitt 9.4.2 beschriebene technische System für Druckluft gilt auch prinzipiell für das Nitroxtauchen.

Die unmittelbare Taucherversorgung übernimmt ein Gasmischer [40], der von einem Luftkompressor und einer Sauerstoffbatterie beliefert wird und ein vorher fest eingestelltes Konzentrationsverhältnis von Sauerstoff zu Stickstoff unter einem Mitteldruck von ca. 20 bar abgibt. Der Versorgungsschlauch zum Taucher darf 80 m Länge nicht überschreiten. Als Reserveversorgung steht eine Flaschenbatterie mit dem entsprechenden Nitroxgemisch bereit bzw. als Alternative Druckluft.
Der mitgeführte autonome Notvorrat für den Taucher kann sowohl Nitrox als auch Druckluft sein; Druckluft wird generell bei Ausfall der gesamten Nitroxversorgung als alternatives Atemgas ohne gesundheitliche Risiken eingesetzt.

Aus technischer Sicht ergibt sich ein weiterer Vorteil des Tauchens mit Nitrox; die für das Drucklufttauchen benötigten Einrichtungen und Ausrüstungen können weitgehend beibehalten werden. Wegen der erhöhten Sauerstoffkonzentrationen der Nitroxgemische dürfen nur O_2-geeignete Komponenten und Armaturen eingesetzt werden; auch muß besonders auf Öl- und Fettfreiheit beim Umgang mit Nitrox geachtet werden, vergleichbar dem Umgang mit reinen Sauerstoff.

Praktische Einsatzerfahrungen mit dem Nitroxtauchen liegen u.a. im norwegischen und deutschen Bereich vor, ebenso detaillierte Beschreibungen der verwendeten technischen Systeme [40, 41, 42].

9.7 Mischgastauchen

9.7.1 Einführung

Das Tauchen unter Einsatz von Mischgasen ist ebenfalls ein oberflächenversorgtes Tauchverfahren, das wie das Nitroxtauchen als eigenständiges Verfahren behandelt wird.

Mischgase sind künstliche Atemgasgemische, die dort eingesetzt werden müssen, wo herkömmliche Druckluft aus physiologischen Gründen nicht mehr ausreicht. Wie in Kapitel 5 behandelt, muß bei Tauchtiefen über 50 bis 60 m wegen des narkotischen Einflusses des Stickstoffs dieser durch ein weniger narkotisches Gas ersetzt werden. Dies ist in der bisherigen

Tauchpraxis Helium, ein sehr teures Edelgas mit dem kleinsten narkotischen Potential aller sonst infrage kommenden Verdünnungsgase.

Das aus Sauerstoff und Helium bestehende Atemgas ist als Heliox bekannt, seine prozentuale Zusammensetzung bestimmt sich durch die Arbeitstiefe. Die Wahl des einzusetzenden Mischgases ergibt sich durch den tolerierbaren Sauerstoffpartialdruck. In Abhängigkeit von Aufenthaltszeit und Arbeitstiefe sind beispielsweise in [9] maximale Sauerstoffpartialdrücke angegeben, die sich zwischen 1,6 und 1,0 bar für Einwirkungszeiten des Sauerstoffs zwischen 0,5 und 4 Stunden bewegen. Je länger die Einwirkungszeit, desto kleiner der tolerierbare Sauerstoffpartialdruck.

Liegt der tolerierbare O_2-Partialdruck fest, bestimmt die Tauchtiefe die zulässige O_2-Konzentration. Diese darf nicht unter 16% Sauerstoff sinken, um noch an der Oberfläche atembar zu bleiben. Bei kleineren Konzentrationen muß dann zumindest mit zwei verschiedenen Atemgasgemischen getaucht werden, wobei das sauerstoffreichere Gemisch zu Beginn des Abtauchens geatmet wird. Aus wirtschaftlichen Überlegungen bietet sich für den oberflächennahen Bereich Druckluft an, die auf den ersten 10 bis 15 m Wassertiefe als Atemgas dient. Danach wird das Gas gewechselt und durch ein sauerstoffärmeres ersetzt.

9.7.2 Technisches System

Mischgastauchen als oberflächenversorgtes Verfahren basiert auf einem Versorgungssystem, das ähnlich aufgebaut ist wie das System für das Drucklufttauchen in Abschnitt 9.4.2. Die Taucherversorgung übernimmt eine Mischgasbatterie, die das entsprechende Bodengas enthält, während ein Druckluftkompressor als Notversorgung dient. Eine gleiche Anordnung bildet das zweite unabhängige Reservesystem.

Anstelle der zweiten Mischgasbatterie kann in analoger Weise zum Nitroxtauchen ein Gasmischer eingesetzt werden, der aus den vorhandenen Reingasen Sauerstoff und Helium das gewünschte Mischgas im geforderten Konzentrationsverhältnis liefert.

Das Schema einer Verteilertafel für Mischgaseinsätze zeigt Abb 9.18. Jeder Taucher hat eine getrennte Druckluft- und Mischgaseinspeisung, um ihn wahlweise mit Luft oder Heliox versorgen zu können. Diese Möglichkeit der wahlweisen Versorgung ist notwendig, wenn die Sauerstoffkonzentration des Heliox unter 16% sinkt. In den oberflächennahen Bereichen wird dann Druckluft eingesetzt, um ausreichendend Sauerstoff bereitzustellen.

Die Atemgasversorgung kann wie beim Drucklufttauchen über eine Schlauchverbindung zum Taucher erfolgen, wobei die Schlauchlänge 80 m

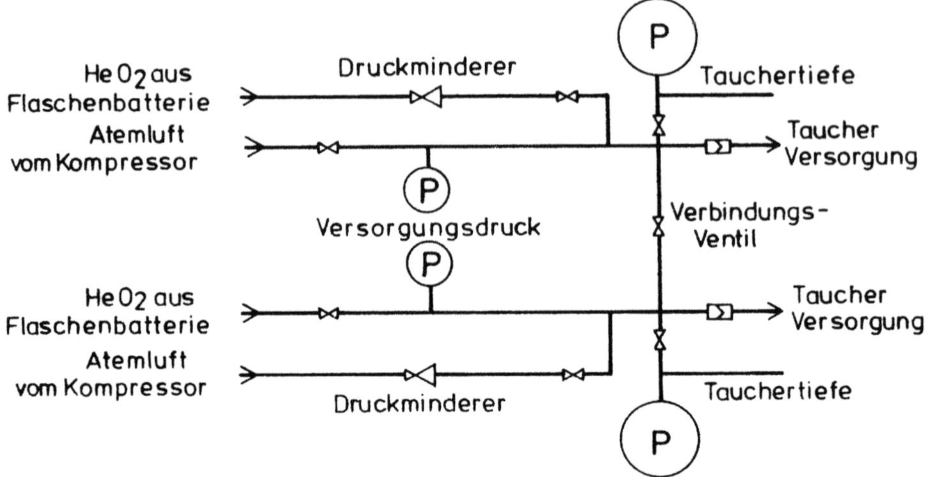

Abb 9.18. Verteilertafel für Druckluft/Mischgastauchen nach [43]

nicht überschreiten darf. In der Regel erfolgt der Einsatz von Mischgasen bei Tauchtiefen über 50 m Wassertiefe wegen der bekannten narkotischen Effekte des Stickstoffanteils. Auf der anderen Seite wird aber bei Tauchgängen über 50 m zur Sicherheit des Tauchers häufig eine Tauchglocke eingesetzt, in einigen Ländern ist dies dann sogar zwingend vorgeschrieben. Damit entfällt eine direkte Schlauchversorgung von der Oberfläche.

Der Einsatz einer Taucherglocke in geschlossener Bauart ist in der Regel mit dem Einsatz eines kompletten Kammersystems an der Oberfläche gekoppelt, das bereits in Abschnitt 9.5 behandelt wurde. Mit einem solchen System lassen sich Teilsättigungstauchgänge (bounce dives) bis zu etwa 200 m Wassertiefe durchführen. Allerdings steigen mit zunehmender Tiefe und Aufenthaltszeit die Dekompressionsanforderungen, siehe Kapitel 11.

Gegenüber Einsätzen mit schlauchversorgten Leichttauchgeräten ist hierbei der technische Aufwand für das notwendige Tauchsystem erheblich höher, ebenso der personelle Aufwand. Die bereits in Abschnitt 5.6 angesprochenen Probleme der Verzerrung der Sprache und der Auskühlung des Tauchers bei Helium müssen bei Einsatz von Mischgas durch ihren hohen Heliumanteil berücksichtigt werden.

9.8 Sättigungstauchen

9.8.1 Einführung

Das Sättigungstauchen gehört prinzipiell ebenfalls zu den oberflächenversorgten Tauchverfahren. Die Sättigungstauchtechnik weicht aber soweit von den herkömmlichen Grundlagen und Verfahren ab, daß es mit Recht als eigenes Verfahren behandelt wird, zumal sich der technische und personelle Aufwand in ganz anderen Dimensionen bewegt. Die Entwicklung der Offshoretechnik in ihrer heutigen Form ist eng mit der Sättigungstauchtechnik verbunden und wäre ohne den Einsatz des Sättigungstauchens nicht möglich gewesen. Diese Tauchtechnik ist noch vergleichsweise jung und hat erst in den sechziger Jahren Eingang in die kommerzielle Tauchindustrie gefunden.

Das Sättigungstauchen basiert auf der einfachen Überlegung, daß Gewebe bei genügend langer Aufenthaltszeit unter erhöhtem Umgebungsdruck nur soviel Inertgas aufnehmen und lösen können, bis sie gesättigt sind. Da der menschliche Körper aus verschiedenen Geweben (Nerven, Muskeln, Knochen) besteht, muß bis zur Sättigung jeder Gewebeart auch ausreichend Zeit zur Verfügung stehen. Als Anhalt kann bei einem gegebenen Umgebungsdruck davon ausgegangen werden, daß die Körpergewebe nach etwa 12 Stunden Einwirkungszeit gesättigt sind. Für die Dekompression spielt die Aufenthaltszeit dann keine Rolle mehr. Sie kann theoretisch unendlich lang sein, die Dekompressionsprozedur und -dauer aus der Sättigung ist völlig zeitunabhängig. Natürlich ist die Zeitspanne für die Dekompression entsprechend länger, da ja bis zur Sättigung auch mehr Inertgas im Gewebe gelöst wurde, siehe Kapitel 11.

Während bei den herkömmlichen Tauchverfahren das Verhältnis von Arbeitszeit unter Wasser zur Dekompressionszeit mit wachsender Arbeitstiefe immer ungünstiger wird, bleibt beim Sättigungstauchen die Dekompressionszeit unabhängig von der Aufenthaltsdauer immer gleich, die gleiche Arbeitstiefe vorausgesetzt.

Ein weiterer Vorteil dieses Tauchverfahrens ist die Möglichkeit der Durchführung von Exkursionstauchgängen. Das heißt, daß ausgehend von der Sättigungs- oder Bodentiefe zeitlich unbegrenzte Exkursionen in einem begrenzten Tiefenbereich nach oben oder unten ohne Einhaltung von Dekompressionserfordernissen möglich sind. Der Exkursionsspielraum ist umso größer, je größer die Bodentiefe ist; nach [9] bewegt sich der Exkursionsbereich für eine Bodentiefe von 100 m zwischen 73 und 132 m, wächst die Bodentiefe auf 250 m, wächst auch der Exkursionsbereich auf 202 und 305 m.

Die Tauchindustrie nutzt diese Möglichkeit der Exkursionstauchgänge in der Art, daß z.B. das Kammersystem auf eine Bodentiefe von 100 m eingestellt wird, während sich der eigentliche Arbeitsplatz auf 120 m Tiefe befindet, wo der Taucher für beispielsweise 8 Stunden arbeitet und danach ohne Dekompressionsobligationen in die Kammer auf Bodentiefe zurückkehrt.

Der wochenlange Aufenthalt unter erhöhtem Druck erfordert aus physiologischer Sicht die strenge Einhaltung von Grenzwerten der Umgebungsparameter wie Zusammensetzung und Reinheit des Atemgases, Kammertemperatur, usw. Zur Aufrechterhaltung der Lebensfunktionen ist der Sauerstoff entscheidend. Sein Anteil im Atemgas darf einmal nicht zu niedrig sein und unter einem Partialdruck von 0,16 bar sinken, zum anderen darf der Anteil wegen der Sauerstofftoxizität nicht zu hoch werden. Um pulmonare und neurologische Schädigungen bei langen Einwirkungszeiten auszuschließen, darf ein O_2-Partialdruck von 0,5 bar für Sättigungstaucheinsätze nicht überschritten werden. Zur Einhaltung dieses Grenzwertes muß in Abhängigkeit von der jeweiligen Tiefe die Sauerstoffkonzentration im Atemgas entsprechend angepaßt werden, d.h. je größer die Tauchtiefe, desto geringer der O_2-Anteil im Atemgas. Umgekehrt muß bei der Dekompression mit geringer werdender Tiefe die Konzentration von Sauerstoff im Atemgas laufend erhöht werden, siehe Abb 7.5.

So beträgt der Sauerstoffanteil eines Mischgases für 100 m Sättigungstiefe 4,5% O_2 und verringert sich bei Erreichen einer Tiefe von 600 m auf weniger als 1%. Daraus resultieren erhebliche Anforderungen an Genauigkeit und Toleranzen der Überwachungsgeräte. Die Kammeratmosphäre wird nicht nur auf genauen Sauerstoffgehalt hin überwacht, sondern auch auf Kohlendioxidkonzentration, das als Abfallprodukt des Stoffwechsels auftritt. Durch effektive Belüftung der Kammer wird die Bildung von CO_2-Nestern und anderen unerwünschten Anreicherungen verhindert.

Verunreinigungen der Kammeratmosphäre, die z.B. durch ungeeignete Farbanstriche, gefährdende Lösungs- und Reinigungsmittel, aber auch durch Parfüm oder Rasierwasser auftreten können, müssen gerade bei langen Sättigungstauchgängen unbedingt vermieden werden.

Zu den Kontaminationen im Kammersystem zählen neben Essensgerüchen auch Methan, das mit einer mittleren Erzeugungsrate von 0,3 bis 0,5 l pro Tag und Person anfällt [54]. Um Gerüche zu binden, enthalten die Atemkalkbehälter neben dem Atemkalk zur Kohlendioxidbindung auch Aktivkohle.

Eine besondere Gefahr stellt Quecksilber im Kammersystem dar; es ist daher streng untersagt, Quecksilberthermometer oder andere Geräte, die Quecksilber enthalten, in die Kammer zu nehmen.

Ein ganz anderer Aspekt betrifft die Taucher selbst, die bei Sättigungstaucheinsätzen für mehrere Wochen in einem räumlich eng begrenzten Kammersystem leben und arbeiten müssen. Das führt unweigerlich zu psychologischen Belastungen der beteiligten Taucher und erfordert eine entsprechende Eignung für solche Art von Operationen.

Ein vielleicht weniger ins Auge fallender, aber wichtiger Gesichtspunkt betrifft die Hygiene in einem Sättigungssystem. In der warmen, hyperbaren Kammeratmosphäre, bei hoher relativer Feuchte und feuchter Haut, vermehren sich bestimmte Arten von Bakterien geradezu explosionsartig und führen bei unzureichenden Hygienemaßnahmen zur Kontamination des gesamten Kammersystems und zur Infektion der Taucher im System. Besonders betroffen ist der äußere Gehörgang, wo sehr schmerzhafte Entzündungen auftreten, die soweit gehen, daß der Taucher nicht mehr einsatzfähig ist. Die medikamentöse Behandlung ist nicht ganz unproblematisch, da bewährte Mittel und Behandlungen unter hyperbaren Bedingungen durchaus abweichende Reaktionen zeigen können. Daher muß größter Wert auf vorbeugende Maßnahmen gelegt werden wie tägliche Ohrprophylaxe, tägliches Duschbad, regelmäßiger Wechsel von Wäsche sowie regelmäßige Desinfektion der Wohn- und Sanitärbereiche.

Das Problem der hohen Wärmeleitfähigkeit und der schnellen Abführung der Körperwärme durch Helium wurde bereits in Abschnitt 5.6 behandelt. Der Wärmeverlust über die Atmung nimmt in einer Heliumatmosphäre (> 95% He) stark zu, während die Wärmeabfuhr über Transpiration und Verdampfung sehr eingeschränkt ist. Dabei schrumpft auch die Behaglichkeitsschwelle auf einen Bereich von 1 °C und weniger. Die Anforderungen an die Temperaturregelung werden damit höher, um die Kammertemperatur auf einem Niveau von ungefähr 30 bis 32 °C zu halten, abhängig von der Tiefe [44].

Trotz des bestimmenden Anteils des Heliums im Atemgas steigt bei größeren Tauchtiefen die Dichte des Gases merklich an, die je nach Umgebungsdruck und Gaszusammensetzung zwischen 3 und 15 g/l liegen kann, Abb 9.24. Gegenüber der Dichte von Luft mit 1,3 g/l bedeutet dies eine 2 bis 12-fache Erhöhung der Atemgasdichte. Da der Atemwiderstand mit steigender Gasdichte zunimmt, wobei der Ausatemwiderstand größer ist als der Einatemwiderstand, bedeutet das eine erhebliche Respirationsarbeit für den Taucher mit der Folge abfallender physischer Leistungsfähigkeit. Die dabei zu beobachtende Kurzatmigkeit führt zu einem nur noch eingeschränkten Leistungsvermögen, das z.B. in 450 m Wassertiefe etwa 30 bis 40% des Leistungsvermögens an der Oberfläche betragen kann [54].

Obwohl seit Jahrzehnten erfolgreich Sättigungstauchgänge bis in Tiefen von fast 700 m durchgeführt werden, sind insbesondere neurologische Phänomene wegen unzureichenden Datenmaterials noch nicht in allen Einzelheiten geklärt.

9.8.2 Technisches System

Der technische und personelle Aufwand für die Durchführung von Sättigungstaucheinsätzen ist von allen industriellen Tauchverfahren mit Abstand am größten. Für die Taucher, die während ihres mehrwöchigen Einsatzes unter erhöhtem Umgebungsdruck arbeiten, aber auch leben und schlafen, müssen dafür die notwendigen technischen Voraussetzungen geschaffen werden.

Da das Sättigungstauchen letztlich ein oberflächenabhängigges Verfahren ist, geschieht die Versorgung während der Arbeitsphase allein von der Oberfläche aus, Abb 9.19. Das Tauchsystem ist dem technischen Konzept beim Mischgas/Teilsättigungstauchen vergleichbar (Abb 9.15). Zum Unterschied dazu müssen sich die Taucher während der gesamten Einsatzzeit im Kammersystem, das bis auf die Taucherglocke an der Oberfläche installiert ist, unter dem Druck der Bodentiefe aufhalten.

Generell läuft die Tauchprozedur so ab, daß bei einem geplanten Sättigungseinsatz das Kammersystem mit den Tauchern auf die vorgesehene Einsatz- oder Bodentiefe komprimiert wird. Dieses Kammersystem kann

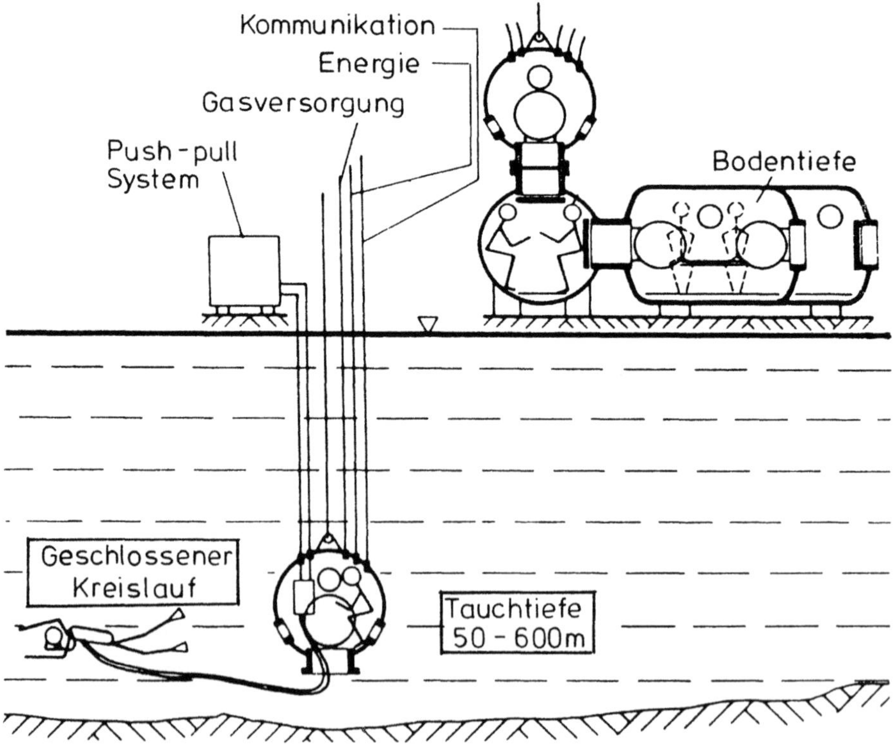

Abb 9.19. Prinzipieller Aufbau eines Sättigungstauchsystems nach [33]

sich dabei auf einem Taucherbasisschiff, einer Offshore-Barge oder einer Plattform befinden. An der Tauchposition begeben sich die ersten beiden Taucher in die noch am System angekoppelte Tauchglocke.

Danach wird die Glocke abgekoppelt und mit einem Kran auf die Einsatztiefe abgesenkt. Nach erzieltem Druckausgleich, siehe Abb 9.13, kann die Luke geöffnet werden und der erste Taucher verläßt die Glocke, um für maximal 4 Stunden auf der Einsatztiefe zu arbeiten. In dieser Zeit verbleibt der zweite Taucher als Reservetaucher (bellman) in der Glocke und übernimmt hier Überwachungsaufgaben. Nach Ablauf der 4-Stundenfrist wechseln die Taucher ihre Positionen und der zweite Taucher übernimmt jetzt den Arbeitspart für weitere 4 Stunden, während der erste die Funktion des Bellmans einnimmt. Nach insgesamt 8 Stunden Arbeitszeit in der Tiefe, nachdem sich auch der zweite Taucher wieder in der Tauchglocke befindet, wird die Luke geschlossen und die Glocke zur Oberfläche zurücktransportiert, um anschließend an das Kammersystem angekoppelt zu werden. Die Druckverhältnisse sind dabei für die Taucher immer die gleichen, ob am Einsatzort, in der Tauchglocke oder der Kammer.

In der Regel erfolgt die Versorgung des Tauchers vor Ort mit Atemgas und Warmwasser zur Heizung über ein Umbilical (Nabelschnur) aus der Tauchglocke, dessen Länge auf 30 m begrenzt ist. Die Tauchglocke

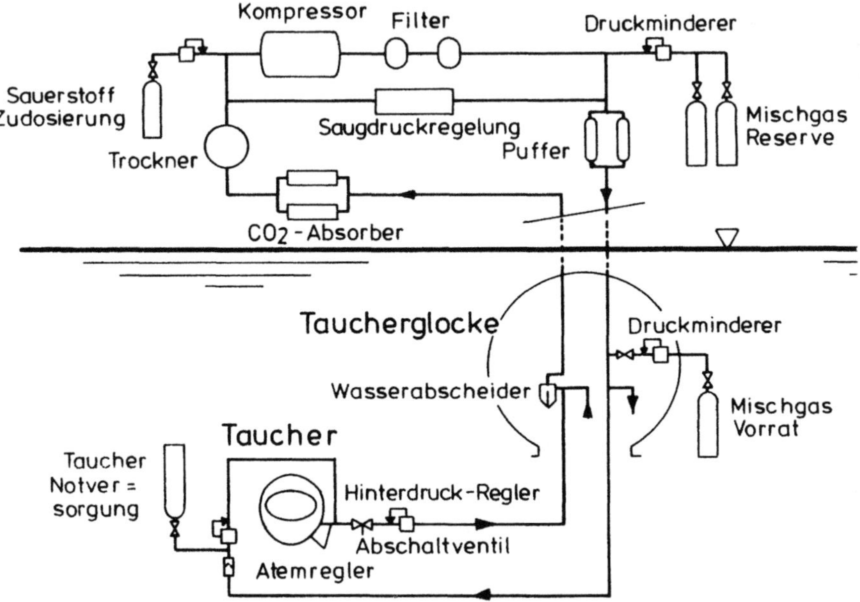

Abb 9.20. Prinzip eines geschlossenen Atemkreislaufs (Push-Pull) [33]

wird wiederum von der Oberfläche mit Atemgas, Energie und Warmwasser versorgt, so daß der Bellman aus der Atmosphäre der Glocke atmen kann.

Da das bei Tieftaucheinsätzen verwendete Mischgas zu weit über 90% aus dem teuren Helium besteht, erfolgt die Versorgung aus wirtschaftlichen Überlegungen im geschlossenen Kreislauf unter Einsatz eines sog. Push-Pull-Systems an der Oberfläche, Abb 9.19 und 9.20. Beim Push-Pull-System wird dem Taucher zur Erleichterung der Atmung das Atemgas mit einem entsprechenden Vordruck geliefert; eine ähnliche Unterstützung erfolgt bei der Ausatmung durch Aufrechterhaltung eines relativen Unterdruckes in der Abgasleitung. Das ausgeatmete Gas wird zur Oberfläche zurücktransportiert und anschließend aufgearbeitet; d.h. dem Abgas wird das Kohlendioxid entzogen, Gastemperatur und -feuchte eingestellt und verbrauchter Sauerstoff zudosiert, siehe Abb 9.20. Damit ist die Versorgung der Taucher am Arbeitsort sichergestellt.

Nach dem die ersten beiden Taucher mit der Glocke wieder an die Oberfläche zurückgekehrt sind und nach Ankopplung an das Kammersystem die Tauchglocke verlassen haben, stehen schon die nächsten beiden Taucher der 2. Schicht bereit und begeben sich in die Glocke. Während sich für die 2. Schicht der gleiche Vorgang mit insgesamt 8 Stunden Arbeitszeit auf der Tiefe wiederholt, haben die beiden Taucher der 1. Schicht für 16 Stunden Ruhe in der Kammer. Nach 8 Stunden endet die 2. Schicht und das beschriebene Prozedere wiederholt sich nun mit der 3. Schicht für weitere 8 Stunden. In diesem 24 h-Rhythmus arbeiten also mindestens sechs Taucher im System rund um die Uhr.

Im Kammersystem an der Oberfläche befinden sich also mindestens vier Taucher, die dort essen, schlafen und ihre freie Zeit verbringen. In den

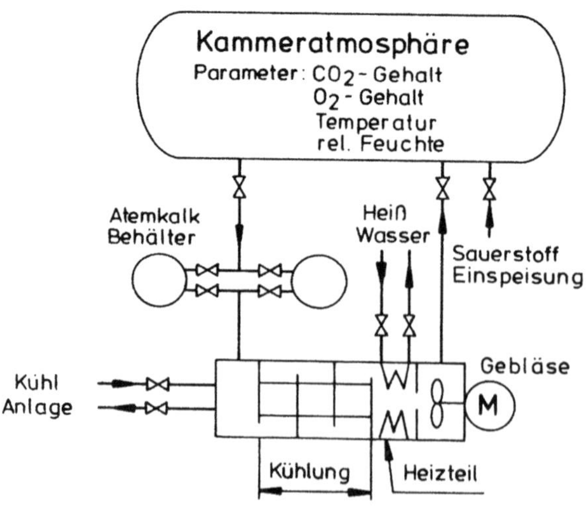

Abb 9.21. Prinzip eines LSS-Systems zur Aufrechterhaltung der lebensnotwendigen Kammeratmosphäre

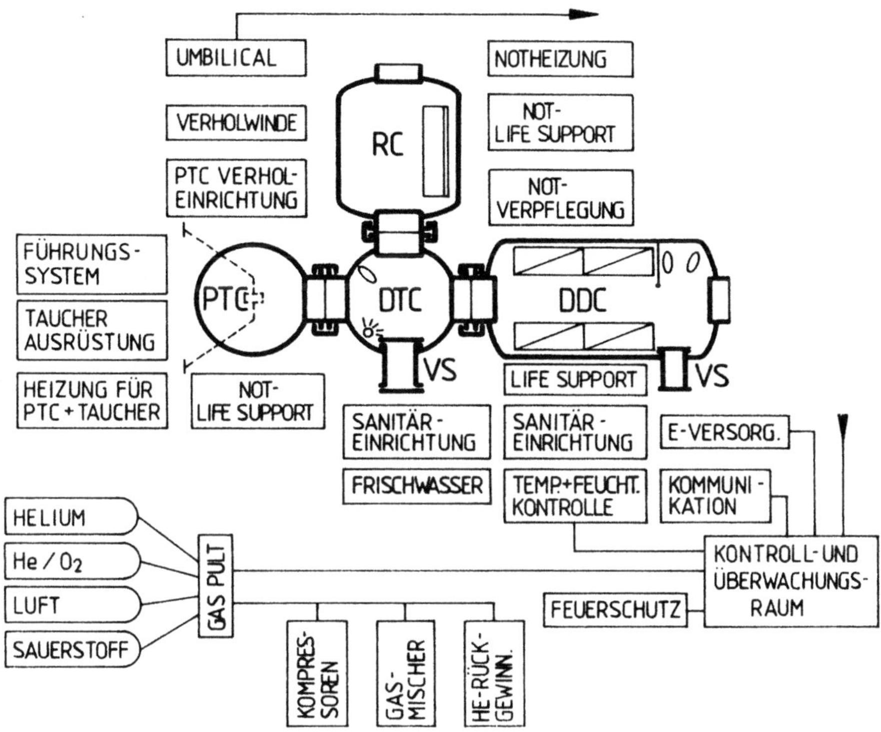

Abb 9.22. Schema eines Sättigungstauchsystems nach [33]

Kammern müssen die Voraussetzungen für eine lebenserhaltende Atmosphäre geschaffen werden, um den Aufenthalt für einen längeren Zeitraum von mehreren Wochen sicherzustellen. Die wichstigsten Parameter zur Aufrechterhaltung einer tolerierbaren Kammeratmosphäre sind O_2- und CO_2-Gehalt des Atemgases und Temperatur sowie relative Feuchte in der Kammer.

Zur Bereitstellung einer annehmbaren Kammeratmosphäre dienen sog. Lebenserhaltende Systeme (Life Support System LSS), deren Prinzip Abb 9.21 zeigt. Sie arbeiten in ähnlicher Weise wie das beschriebene Push-Pull-System; das beim Stoffwechsel enstandene Kohlendioxid wird durch Atemkalk chemisch gebunden. Zur Einhaltung einer gewünschten relativen Feuchte wird das Gas soweit heruntergekühlt, bis die überschüssige Feuchte auskondensiert ist. Danach wird das Atemgas wieder auf die notwendige Kammertemperatur aufgeheizt und schließlich wird noch der verbrauchte Sauerstoff ersetzt (Abb 9.21). Üblicherweise ist jeder Kammer ein eigenes Life Support System zugeordnet, das laufend die Kammeratmosphäre erneuert. Die LSS -Systeme sind aber untereinander verbunden, so daß bei Ausfall eines Systems ein anderes einspringen kann.

Die Tauchermannschaft von mindestens sechs Mann verbleibt solange im Kammersystem, wie es die Aufgabe unter Wasser erfordert. Häufig handelt es sich aber um Aufgaben, die einen Zeitraum von Monaten umfassen. Da nach britischen und norwegischen Empfehlungen ein Sättigungstaucheinsatz rund 24 Tage nicht überschreiten soll, reicht die Einsatzzeit einer Tauchermannschaft nicht zur Beendigung der Unterwasseraufgabe aus.

In einem solchen Fall löst eine zweite Mannschaft die erste ab und setzt die Taucharbeiten unter Verwendung einer anderen Kammer des Systems fort, während die erste Mannschaft parallel in ihrer Kammer entsprechend langsam dekomprimiert wird. Das setzt natürlich mehrere Kammern voraus, die auch getrennt zu betreiben sind. Zum Kammersystem gehören neben den angesprochen lebenserhaltenden Einrichtungen auch Ver- und Entsorgungssysteme sowie entsprechende Noteinrichtungen zur Sicherstellung einer möglichst hohen Redundanz. Das führt im Endeffekt zu recht komplexen Tauchsystemen, die zum Betrieb und zur Handhabung ausreichend geschultes Personal erfordern, siehe Abb 9.22.

Das Schema in Abb 9.22 enthält nicht die hyperbare Rettungseinrichtung, die zur Evakuierung der Taucher im Kammersystem gedacht ist, wenn die Plattform oder das Taucherbasisschiff mit der Sättigungstauchanlage an Bord aufgegeben werden muß. Da die Taucher sich noch unter Sättigungsbedingungen im System aufhalten, wäre eine rasche Drucksenkung zur Evakuierung der Plattform oder des Schiffes der sichere Tod der vollgesättigten Taucher. Daher muß eine hyperbare Rettungseinrichtung, die beispielsweise aus einem hyperbaren Rettungsboot bestehen kann, vorhanden sein, in der die Dekompression des Tauchpersonals nach der Evakuierung weitergeführt werden kann.

Abb 9.23 zeigt, wie komplex selbst die relativ einfache Tauchglocke mit ihren verschiedenen Versorgungs- und Notsystemen aufgebaut ist. Zur Notversorgung führt jede Tauchglocke an ihrer Außenseite eine Anzahl von Druckgasflaschen mit, in denen sich das Atemgas für die entsprechende Arbeitstiefe befindet. In einem Notfall reicht diese autonome Versorgung der Taucher für mindestens 24 Stunden.

Zur kompletten Ausrüstung einer Tauchglocke gehört auch das Grundgewicht, das der Glocke den gewünschten Abtrieb gibt. In einem Notfall bei Verlust des Umbilicals und des Tragseils besteht für die Taucher die Möglichkeit, von innen das Grundgewicht zu lösen, wenn keine anderen Rettungsmaßnahmen mehr zur Verfügung stehen. Damit erhält die Glocke einen positiven Auftrieb und beginnt mit dem Aufstieg zur Oberfläche, der allerdings jetzt völlig unkontrolliert erfolgt.

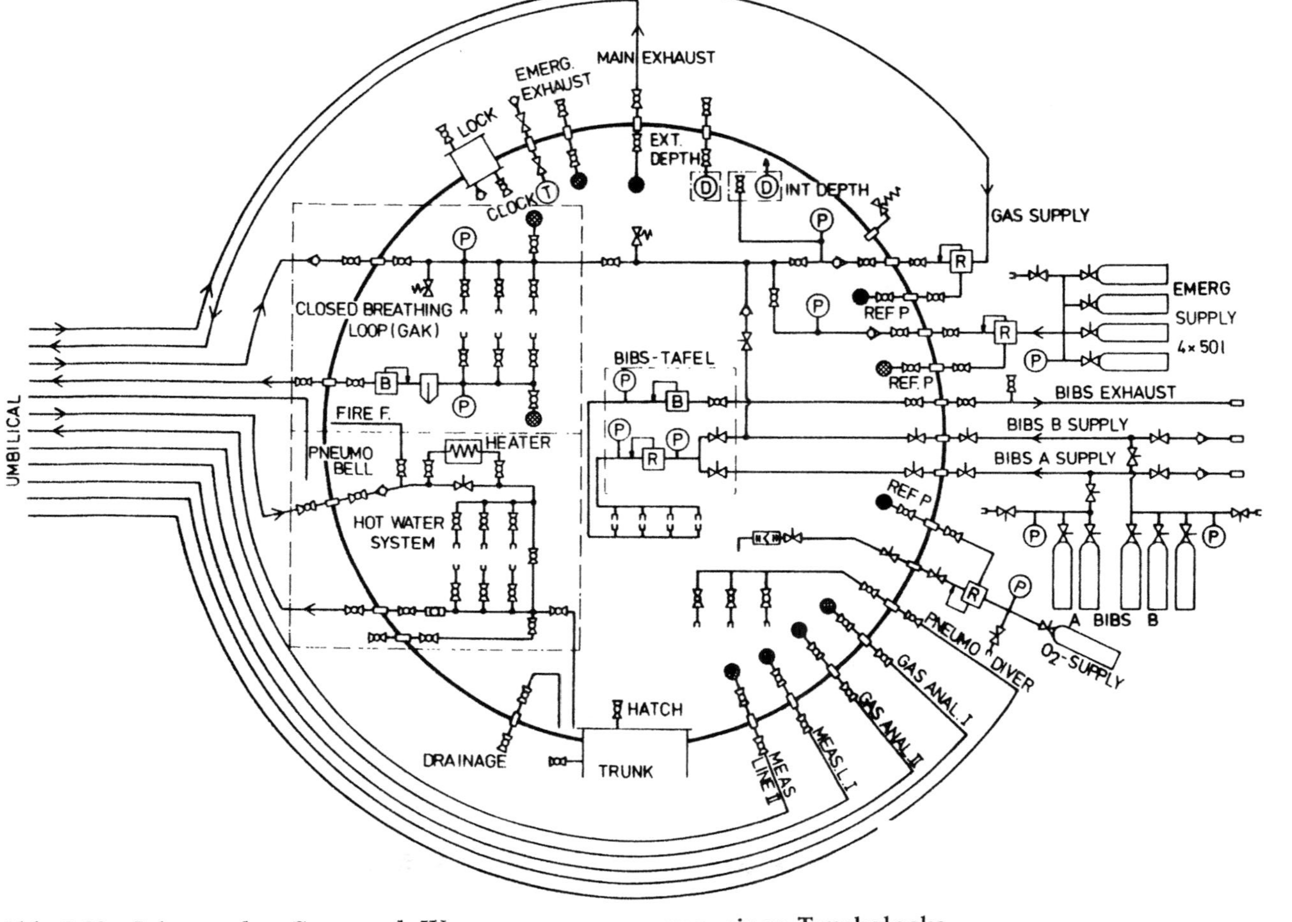

Abb 9.23. Schema der Gas- und Warmwasserversorgung einer Tauchglocke

Die technischen Konzepte und Bauformen von Sättigungstauchanlagen können sehr unterschiedlich sein; sie sind im wesentlichen den Betreiberwünschen angepaßt, die ihre individuellen Bedürfnisse haben. Technische Lösungen von gebauten Sättigungsanlagen geben [33] und [39].

9.8.3 Tauchgase

Wie beim oberflächenversorgten Tauchen, siehe Abschnitt 9.4 und Tabelle 9.1, können beim Sättigungstauchen Druckluft, Nitrox und Mischgas eingesetzt werden, wobei aber Druckluft und Nitrox als Atemgas nur eine untergeordnete Rolle spielen. Beide genannten Gase finden mehr in der wissenschaftlichen Taucherei in Unterwasserbasen ihre Anwendung, wo die Einsätze in der Regel auch auf flachere Seegebiete begrenzt sind.

Druckluft hat natürlich den unbestreitbaren Vorteil das billigste Tauchgas zu sein, ist aber wegen der Sauerstoffkonzentration von 21% nur in geringen Tiefen einsetzbar. Da der O_2-Partialdruck 0,5 bar nicht überschreiten sollte, resultiert daraus eine maximale Sättigungstauchtiefe von rund 15 m. Ist aus wissenschaftlichen Gründen eine größere Sättigungstiefe notwendig, ist das Atemgas der Wahl Nitrox. In diesem Fall handelt es sich nicht um sauerstoffreiche O_2-N_2-Gemische zur Verlängerung der Tauchzeit, siehe Abschnitt 9.6, sondern um Gemische mit einer kleineren Sauerstoffkonzentration als Luft. Soll das Nitroxgemisch an der Oberfläche atembar bleiben, darf der O_2-Anteil nicht unter 16% Sauerstoff sinken. Mit einem Nitroxgemisch 16/84 wäre unter Berücksichtigung der Partialdruckgrenze von 0,5 bar eine Sättigungstiefe von ca. 22 m zu erreichen.

Reicht diese Tiefe nicht aus, muß die Sauerstoffkonzentration weiter verringert werden mit gleichzeitigem Anstieg des Stickstoffanteils. Infolge der höheren Stickstoffkonzentration steigt die Gefahr des Auftretens narkotischer Effekte. Damit bestimmt sich die maximale Sättigungstiefe durch den tolerierbaren Stickstoffpartialdruck, der auf ca. 4 bar begrenzt werden sollte. Daraus resultiert dann eine Sättigungstiefe von maximal 30 bis 35 m, je nach Stickstoffanteil. Bei der Dekompression sind sehr lange Dekompressionszeiten zu berücksichtigen, da die Nitroxgemische Stickstoffanteile von über 90% haben können und Stickstoff deutlich langsamer aus dem Gewebe abgegeben wird als das leichtere Helium.

Für industrielle Sättigungstaucheinsätze ist Mischgas auf der Basis Sauerstoff/Helium (Heliox) das allgemein verwendete Atemgas. Die Verwendung von Heliox führt bei schneller Kompression ab etwa 200 m Tiefe zu Störungen des zentralen Nervensystems, bekannt als Hochdrucknervensyndrom (HPNS), siehe auch Abschnitt 5.6. Phänomene und Wirkungsmecha-

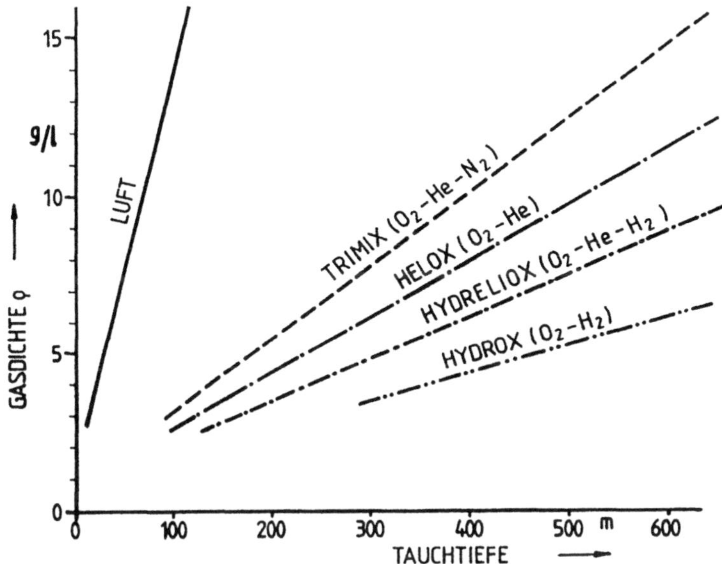

Abb 9.24. Dichte verschiedener Mischgase in Abhängigkeit von der Tiefe

nismen des HPNS sind u.a. von Bennett [13] untersucht worden. Dabei hat sich eine Zugabe von 5 bis 10 Volumenprozent Stickstoff zum Heliox als sehr wirksam zur Unterdrückung von HPNS-Effekten gezeigt. Mit diesem Trimix als Atemgas (O_2, N_2, He) ist die in den USA bislang größte Tiefe von 686 m erreicht worden [13].

Ein wichtiger Aspekt, der mit wachsender Tiefe an Bedeutung gewinnt, betrifft die Dichte des Atemgases. Trotz des sehr hohen Heliumanteils bei Tieftauchgängen, der etwa 95% bei Trimix beträgt, steigt die Dichte des Atemgases bei einer Tauchtiefe von 600 m auf rund 15 g/l (Abb 9.24), dem zwölffachen der Dichte atmosphärischer Luft. Damit wird allein das Atmen zu einer physischen Belastung, so daß nur noch ein Bruchteil des Arbeitsvermögens des Tauchers für die Unterwasserarbeit übrig bleibt.

Eine Lösung des Problems ist der Einsatz leichterer Gasbestandteile wie z.B. die Verwendung von Wasserstoff im Atemgas als Sauerstoff/Wasserstoffgemisch (Hydrox) oder Trimix, bestehend aus Sauerstoff, Helium und Wasserstoff. Bei Einsatz von Hydrox würde beispielsweise bei einer Tauchtiefe von 600 m die Dichte etwa 6 g/l betragen und damit nur noch 4,5 mal dichter als atmosphärische Luft sein.

Wasserstoff ist zwar ein sehr aktives Gas, wirkt aber physiologisch als Inertgas. Da das narkotische Potential des Wasserstoffs höher ist als das des Heliums, treten keine HPNS-Effekte auf und die Zugabe des vergleichsweise dichten Stickstoffs entfällt.

Die französische Firma COMEX hat sowohl in Tauchkammer- wie in Freiwasserversuchen im Rahmen ihrer sog. HYDRA-Experimente erfolgreich Wasserstoff als Bestandteil der Atemgase für große Tiefen eingesetzt [14, 45, 129]. Mit Hydreliox, einem Trimix aus Wasserstoff, Helium und Sauerstoff, wobei der Wasserstoff- bzw. Heliumanteil zwischen 47 und 49% lag, wurde beim HYDRA VIII - Experiment eine Tiefe in freiem Wasser von 531 m erreicht [45, 46]. Mit dem HYDRA 10 - Experiment [129] gelang Ende 1992 im Kammersystem von COMEX der Rekordtauchgang auf 701 m Tiefe.

Allerdings ist die Verwendung von Wasserstoff wegen der Explosionsgefahr dieses Gases nicht ganz unproblematisch. COMEX hat umfangreiche Versuche wegen dieses Sicherheitsgesichtspunktes in einem Druckbereich zwischen 15 und 75 bar durchgeführt mit unterschiedlichen Helium/Wasserstoffanteilen. Unabhängig von dem Helium/Wasserstoffverhältnis liegt die Zündgrenze bei einem Sauerstoffanteil von etwa 4%, siehe auch Abb 5.9. Unter Berücksichtigung einer Sicherheitsmarge wird die erlaubte Sauerstoffkonzentration auf 2,5 Volumenprozent begrenzt.
Damit sind Atemgase mit einem Wasserstoffanteil ab 200 m Tiefe einsetzbar, wenn von einem Sauerstoffpartialdruck von maximal 0,5 bar ausgegangen wird. Wird der O_2-Partialdruck auf 0,2 bar begrenzt, beginnt der Einsatzbereich von wasserstoffhaltigen Atemgasen bereits bei 70 m, Abb 5.9.

Bei Erreichen geringerer Tiefen muß wegen der Explosionsgefahr der Wasserstoffanteil aus dem Atemgas entfernt werden. Dazu wird der Wasserstoff zu Wasser oxidiert mit der Folge einer gewünschten Reduktion des Gesamtdruckes bei der Dekompression, ohne daß Gas abgelassen werden muß. Dies Verfahren wird solange angewendet, bis der Wasserstoff restlos entfernt ist und nur noch ein Sauerstoff/Heliumgemisch übrig bleibt.

Das Verfahren der Wasserstoffoxidation wird auch zur Eliminierung des Wasserstoffs benutzt, der aus dem Kammersystem durch Leckagen austritt und in Kammernähe ein explosives Gemisch bilden könnte.
Wasserstoffhaltige Atemgasgemische bieten die Möglichkeit, um zukünftig auch Tauchgänge in noch größere Tiefen durchzuführen.

10 Tauchen in kontaminierten Gewässern

10.1 Einführung

Unsere Industriegesellschaft produziert, transportiert und konsumiert eine Vielzahl von Zwischen- und Endprodukten, die direkt oder indirekt zu einer Kontamination der Umwelt führen können.

Aus der Palette möglicher Kontaminationen oder Verunreinigungen der Umgebung werden hier speziell Gewässerverunreinigungen behandelt, die zu einer Gefährdung des Tauchers bei seinen Unterwassereinsätzen führen können. Neben den statistischen Belastungen, denen jeder Teil der Bevölkerung ausgesetzt ist, kann der Taucher durch seine Berufstätigkeit in einer kontaminierten Arbeitsumgebung zusätzlichen individuellen Schadstoffbelastungen ausgesetzt sein. In besonderen Fällen muß sogar ein höheres, aber immer noch vertretbares Risiko für den Taucher in Kauf genommen werden, um größeren Schaden für die Allgemeinheit abzuwenden. Nicht nur einmal haben Taucher unter persönlichem Einsatz gefährliche Ladungen aus dem Wasser geborgen oder gefährliche Kontaminationen entfernt, um weiteren Schaden für die Bevölkerung abzuwenden.

Industrialisierung, wachsender Verkehr und nicht zuletzt die zunehmende Urbanisierung führen zur Kontamination der Gewässer. Flüsse, Küsten und Meere werden mit verschiedensten Schadstoffen belastet und führen zu steigenden Verschmutzungen. Natürliche Regenerationsmöglichkeiten sind begrenzt und teilweise deutlich überschritten durch Stoffe, die nur sehr langsam abgebaut werden können.

Tauchoperationen in solchen Gewässern mit hohen Kontaminationsgraden erfordern entsprechende Schutzmaßnahmen für den Taucher [135]. Darüber hinaus werden aber auch ganz spezielle Tauchvorhaben für industrielle Zwecke durchgeführt, wie beispielsweise Einsätze in Chemikalientanks oder Brennelementlagerbecken von Kernkraftwerken.

Das weite Feld möglicher Kontaminationen, mit denen Taucher bei ihrer Unterwasserarbeit in Berührung kommen können, läßt sich aufteilen in:

- Thermische Kontaminationen
- Biologische Kontaminationen
- Chemische Kontaminationen
- Radiologische Kontaminationen

Kontaminationen durch Lärm sind beim Tauchen ebenfalls denkbar; dabei handelt es sich um Schallemissionen von Sonargeräten und um Unterwasserexplosionen, die wegen ihrer Intensitäten zu erheblichen Schädigungen oder sogar zum Tode führen können, siehe Abschnitt 3.2.

10.2 Thermische Kontaminationen

Unter thermischen Kontaminationen werden einfach Temperaturbelastungen der Gewässer verstanden. Thermische Kontaminationen treten häufig in Kombination mit anderen Verunreinigungen des Wassers auf und beeinflußen diese in unerwünschter Weise. So ist beispielsweise erwärmtes Wasser eine ideale Voraussetzung für die explosionsartige Vermehrung von pathogenen Organismen bei biologischen Kontaminationen.

Durch Erwärmung des Wassers steigt die kinetische Energie der Wassermoleküle entsprechend der äußeren Wärmezufuhr; bei der thermischen Kontamination findet also keine stoffliche Veränderung im physikalischen Sinne statt.

Wegen der deutlich höheren spezifischen Wärme des Wassers gegenüber Luft erfolgen Auskühlungsprozesse des ungeschützten Körpers entsprechend schneller. Aus tauchtechnischer Sicht liegt das Problem häufig nicht bei zu kaltem Wasser, wogegen man sich durch ausreichende Kleidung schützen kann, sondern bei zu warmen Wasser. Ist wegen starker Verunreinigungen beim Tauchen ein geschlossener Schutzanzug erforderlich, kann der Taucher besonders bei aufgeheizten Gewässern seine Wärme nicht mehr an die Umgebung abführen und es kommt zu einem gefährlichen Hitzestau; dies umso mehr, wenn noch schwere körperliche Arbeit zu leisten ist.

Abhilfe ist nur durch eine geeignete Wärmeabfuhr zu erreichen bzw. durch eine strikte Begrenzung der Tauchereinsatzzeit zur Vermeidung von Überhitzungen im Schutzanzug.

Das Problem der thermischen Kontamination ist vorzugsweise bei Einsätzen in Gewässern zu finden, deren Wasser zu Kühlzwecken benutzt wird. So muß bei allen Dampfprozessen im Kondensator eines betrachteten Kreislaufes dem Abdampf die Kondensationswärme entzogen werden, die überschlägig $^2/_3$ der Gesamtenergie des Kreislaufs ausmacht. Der

Kondensator als Wärmeübertrager nutzt bei Kraftwerken außerhalb des Küstenbereichs in der Regel Flußwasser, das sich entsprechend erwärmt.

Da aber eine zu große Erwärmung des Flußwassers das ökologische Gleichgewicht stören würde, sind vom Gesetzgeber Höchstwerte vorgegeben. Danach darf die Wassertemperatur, auch im Falle von Erwärmungen durch natürliche Ursachen, 28 °C in keinem Fall überschreiten.

10.3 Biologische Kontaminationen

Abwässer, Abfälle aller Art und Fäkalien, die z.T. noch ohne ausreichende Klärung in die vorhandenen Gewässer eingeleitet werden, bilden eine nicht zu unterschätzende Gefährdung des Tauchers [47, 48, 135]. Solche biologisch verunreinigten Gewässer finden sich in Häfen, Flüssen einschließlich Estuarien und bestimmten Küstenregionen. So weist beispielsweise der Rhein in seinen dicht besiedelten Zonen hohe Kontaminationsraten auf. Das gleiche gilt auch in etwa für Elbe und Weser, für verschiedene Küstenbereiche der Nord- und Ostsee sowie des Mittelmeeres und für fast alle größeren Welthäfen. Als Verursacher kommen neben Kommunen, Landwirtschaft und Industrie auch Berufs- und Sportschiffahrt infrage.

Es gibt eine Reihe von Bakterienarten, die speziell dem Taucher oder Schwimmer gefährlich werden können. Diese gelangen über Mund oder Nase in das Körperinnere oder können auch von außen wirken; sie verursachen Cholera, Magen/Darminfektionen und Leberschädigungen, können zu Haut- und besonders zu Ohrinfektionen führen u.a.m. Diese Bakterien benötigen Wasser als Lebensgrundlage und ihre Vermehrung hängt u.a. von der Wassertemperatur, Salinität, usw. ab. Häufig kommen biologische und thermische Kontamination zusammen; das aufgeheizte Wasser ist damit ein idealer Nährboden für ein fast ungehemmtes Wachstum pathogener Mikroorganismen.

Liegen noch zusätzlich chemische Kontaminationen vor, werden die krankheitsfördernden Wirkungen der Bakterien unterstützt. Chemische Verunreinigungen schwächen beispielsweise die natürliche Schutzfunktion der Haut und die Abwehrmöglichkeiten gegen das Eindringen von Bakterien.

Eine besonders unangenehme Infektion des äußeren Gehörganges wird durch eine Bakterienart namens Pseudomonas aeroginosa verursacht, die in Taucherkreisen auch als " Grüner Mann " bekannt ist wegen des grünlichen Aussehens dieser Bakterienkolonie.

Schutz gegen biologische Kontaminationen bietet eine Schutzkleidung, die den Kontakt des Tauchers mit dem verunreinigten Wasser weitgehend verhindert. Weiterhin ist nach jedem Tauchgang die Schutzkleidung und hier besonders die Kopfhaube und Tauchermaske mit geeigneten Desinfektionsmitteln gründlich zu reinigen.

10.4 Chemische Kontaminationen

Ähnlich den biologischen Kontaminationen gibt es ein weites Feld von Kontaminationen chemischen Ursprungs. Diese reichen von harmlosen Substanzen, die selbst in hohen Konzentrationen keine Gefahr für menschliches oder tierisches Leben darstellen, bis zu hochtoxischen Stoffen, die noch in stärksten Verdünnungen die Umwelt gefährden [47, 48].

Als Verursacher chemischer Gewässerverunreinigungen kommen die verschiedensten Industriezweige infrage, bei weitem nicht nur die chemische Industrie allein. Weiterhin sind an chemischen Kontaminationen auch die Landwirtschaft und die privaten Haushalte beteiligt, die zur Verunreinigung von Flüssen, Häfen und bestimmten Küstenbereichen der Randmeere beitragen.

Tausende Tonnen von Chloriden, Sulfaten, Nitraten, Phosphaten, Schwermetallen wie Blei, Kadmium, Quecksilber, usw. werden jährlich über die Flüsse in die See transportiert; dabei soll die bislang geübte Praxis der Verklappung von Dünnsäure und anderen Chemikalien ins Meer nicht vergessen werden. Auch die Schiffahrt trägt ihren Teil zur chemischen Kontamination der Gewässer bei durch die Überbordgabe von Tankwaschresten und anderen Abfällen.

Die großen Wassermassen der Meere verdünnen diese Verunreinigungen in der Regel auf ein für menschliches und tierisches Leben unbedenkliches Maß. Jedoch reichern einige Meerestiere gefährdende Stoffe zu einer solchen Konzentration an, daß diese bei Verzehr zu ernsten gesundheitlichen Schädigungen führen.

Auch lassen sich in Bereichen von Flüssen und Küstenregionen Anreicherungen von chemischen Verunreinigungen beobachten, begünstigt beispielsweise durch Totwasserzonen, ausgeprägte Strömungen, Tidenbereiche, usw.

Ein eigenes Kapitel stellen Kontaminationen durch Öl und Ölderivate dar. Kohlenwasserstoffe gelangen aus verschiedensten Quellen in unsere Gewässer, sei es aus Haushaltsabwässern, aus Niederschlägen, von der Öl- und Offshore-Industrie und letztlich auch von der Schiffahrt.

Spektakuläre Tanker- und Chemieindustrieunfälle haben überregionale Aufmerksamkeit auf die Folgen für die Gewässer gelenkt. Weitere Möglichkeiten chemischer Kontaminationen sind durch Schiffshaverien und auch durch Verkehrsunfälle gegeben, bei denen sowohl hochgiftige Substanzen als auch Öl, Benzine und andere Zwischen- und Fertigprodukte in benachbarte Gewässer gelangen. Solche Kontaminationen liegen dann als konzentrierte Quelle vor, können sich aber auch entsprechend den örtlichen Gegebenheiten über ein größeres Fluß- oder Seegebiet verteilen.

Taucher, die in solchen kontaminierten Gewässern arbeiten, sind einmal dem äußeren Angriff dieser Substanzen ausgesetzt, die Augen, Ohren und Haut schädigen können und sogar die Tauchausrüstung angreifen. Bedenklicher sind aber die Auswirkungen auf den Menschen zu bewerten, wenn kontaminiertes Wasser über Mund oder Nase in das Körperinnere gelangt. Die möglichen Auswirkungen sind vielfältig; es gibt praktisch kaum ein Organ, das nicht in Mitleidenschaft gezogen werden kann. Dabei ist auch zu berücksichtigen, daß bei wiederholten Tauchgängen in schwach kontaminierten Gewässern an sich harmlose Einzeldosen ständig vom Körper aufgenommen und akkumuliert werden.

Schutz gegen chemische Kontaminationen und ihre möglichen Folgen von innen wie außen bietet wie im Fall der biologischen Kontaminationen eine ausreichende Schutzkleidung. Diese verhindert, daß der Taucher überhaupt mit dem verunreinigten Wasser in Kontakt kommt.

Besonderes Augenmerk ist auf die Atemgasversorgung zu legen; durch geeignete konstruktive Maßnahmen ist sicherzustellen, daß kein Umgebungswasser über den Lungenautomaten und anschließend dem Mund in den Körper gelangen kann.

Bei Tauchoperationen in stark kontaminierten Gewässern ist der abschließenden Reinigung der Tauchausrüstung einige Aufmerksamkeit zu schenken. Da die Schutzkleidung verläßlich dicht sein muß, ist bei zusätzlich aufgeheizten Gewässern in Kombination mit anstrengender Arbeit unter Wasser auf die Gefahr eines Hitzestaus zu achten. Der notwendige dichte Einschluß des Tauchers verhindert in einem solchen Fall die ausreichende Abfuhr der Körperwärme.

10.5 Radiologische Kontaminationen

10.5.1 Radioaktivität

Eine Konsequenz der technischen Nutzung nuklearer Energie ist der Umgang mit radioaktivem Material in industriellem Maßstab. Gegenüber der natürlichen Radioaktivität sind die durch Kernspaltungen erzeugten Aktivitäten um viele Größenordnungen höher. Trotz des sehr sorgfältigen Umgangs mit radioaktiven Stoffen kann ein Austritt in die Umgebung und damit auch in Gewässer nicht ausgeschlossen werden. Als Konsequenz muß also davon ausgegangen werden, daß ebenfalls Taucher in Kontakt mit radioaktiven Materialien kommmen [48, 49, 50]. Auf der anderen Seite werden bei entsprechender Planung und Vorbereitung ganz gezielt Tauchoperationen in nuklearen Anlagen zu Wartungs- und Reparaturzwecken durchgeführt.

Das Wesen radioaktiver Kontaminationen und der Umgang mit Radioaktivität weichen von den Erfahrungswerten des Menschen soweit ab, daß zum besseren Verständnis und zum wirksameren Schutz gegen die Auswirkungen radioaktiver Strahlung einige grundlegende Fakten zur Radiologie vorausgeschickt werden sollen.

Radioaktivität ist wie andere physikalsche oder chemische Gegebenheiten eine typische Eigenschaft für eine bestimmte Art von Atomen. Diese Atome wandeln sich ohne äußeres Zutun unter Aussendung einer Strahlung in andere, stabile Atome um, ein Prozeß, der radioaktiver Zerfall genannt wird.

Der Umwandlungsprozeß läuft für jede Atomart (Nuklid) in festen, von außen nicht zu beeinflussenden Zeiten ab. Das charakteristische Zeitverhalten dieses Zerfallsprozesses wird durch die radiologische Halbwertszeit $T_{1/2}$ beschrieben. Die Halbwertszeit ist dabei die Zeit, in der eine gegebene Aktivität eines betrachteten Nuklids gerade um die Hälfte abgenommen hat. Ausgehend von einer beliebigen Anfangsaktivität A_o ist nach einer Halbwertszeit nur noch die Hälfte davon vorhanden, nach einer weiteren Halbwertszeit noch 1/4, nach drei Halbwertszeiten 1/8, usw. siehe dazu Abb 10.1. Nach zehn Halbwertszeiten ist die Anfangsaktivität A_o auf etwa 1/1000 gesunken.

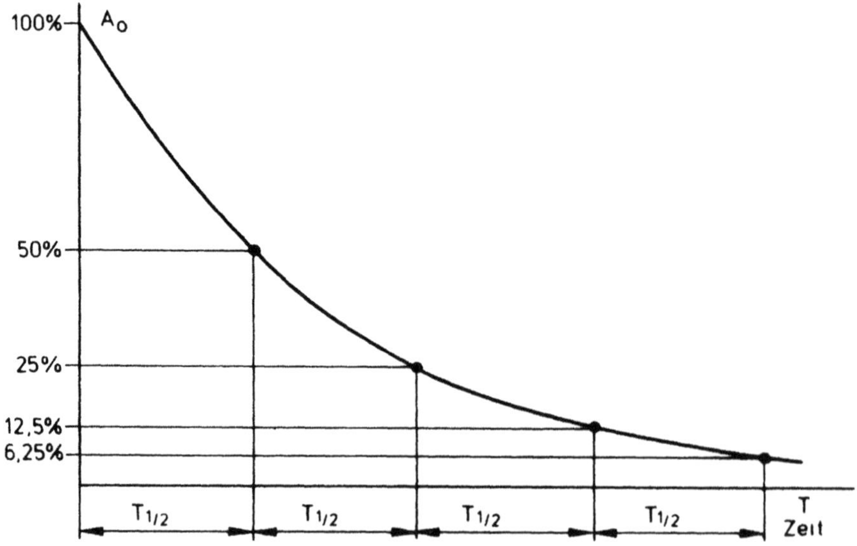

Abb 10.1. Beschreibung des radioaktiven Zerfalls durch die Halbwertszeit

Die Halbwertszeiten der einzelnen Nuklide bewegen sich in sehr weiten Grenzen, die zwischen Bruchteilen von Sekunden bis zu Millionen von Jahren liegen. Analytisch läßt sich dieser Zerfallsprozeß durch eine einfache Exponentialfunktion beschreiben:

$$A(t) = A_o \exp (t/T_{1/2}) \qquad (10.1)$$

Darin bedeuten: $A(t)$ = Aktivität zum Zeitpunkt t

A_o = Anfangsaktivität eines gegebenen Nuklids

$T_{1/2}$ = Halbwertszeit eines gegebenen Nuklids

Daher spricht man auch in Abhängigkeit von der Halbwertszeit von kurz- oder langlebigen Strahlern. Radioaktivität läßt sich weder durch äußere physikalische oder chemische Verfahren wie z.B. durch Verbrennen zerstören. Allein die Halbwertszeit bestimmt, wann die Aktivität eines Nuklids soweit abgesunken ist, daß keine radiologische Gefährdung für die Umwelt mehr besteht.

Die bei kerntechnischen Umwandlungsprozessen auftretende radioaktive Strahlung kann sehr unterschiedlicher Natur sein. Die verschiedenen Strahlenarten führen in Abhängigkeit von ihrer Energie wiederum zu einer Vielzahl von Wechselwirkungen mit der umgebenden Materie.

Die biologischen Wirkungen der radioaktiven Strahlung beruhen auf Ionisationsprozesse mit menschlichem oder tierischem Gewebe. Trotz der geringen übertragenen Strahlungsenergie genügt diese zur Auslösung biochemischer Sekundärprozesse, die in Verbindung mit den Ionisationen zu Veränderungen oder zum Tod der Zelle führen. Neben der Inaktivierung der für die Steuerung des Stoffwechsels notwendigen Enzyme kann die Zelle eines Gewebes auch durch Veränderungen der Chromosomen im Zellkern geschädigt werden. Dadurch entstehende Mutationen übertragen sich auf Tochterzellen und führen erst nach Jahren zu genetischen Spätschäden.

Als besonders strahlenempfindliche Teile einer Zelle gelten daher Stoffwechselenzyme und Chromosomen. Andere Zellstrukturen sind weniger strahlenempfindlich wie Muskel- oder Knochengewebe.

Für die Wirkungen der Strahlung ist es übrigens ohne Einfluß, ob diese natürlichen oder künstlichen Ursprungs ist; maßgebend sind allein Art und Energie der Strahlung. Der Mensch lebt seit Jahrmillionen mit der natürlichen radioaktiven Strahlung und hat sich im Laufe seiner Evolution angepaßt; durch Strahlung geschädigte Zellen können vom Körper repariert werden, tote Zellen werden eliminiert.

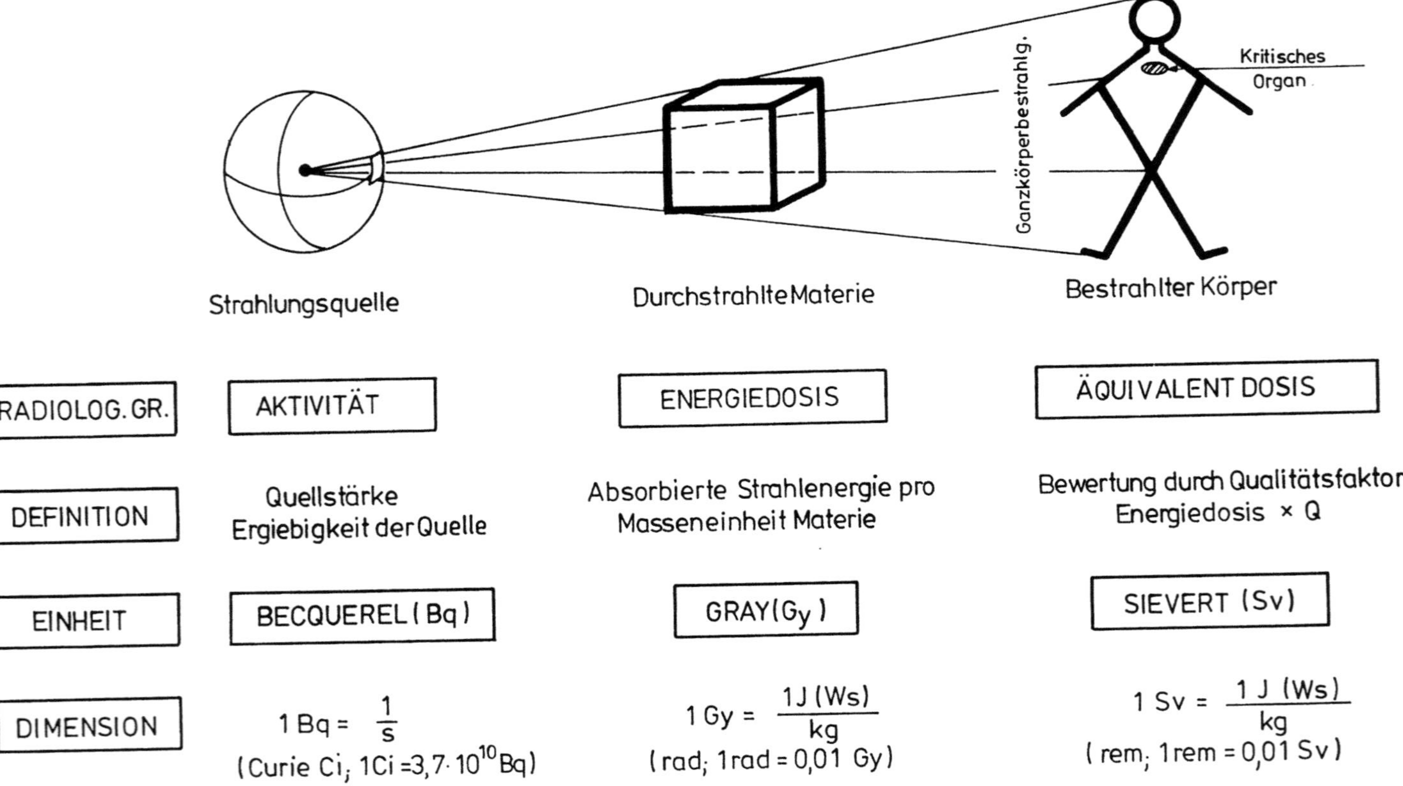

Abb 10.2. Übersicht über radiologische Maßeinheiten

10.5.2 Radiologische Einheiten und Grenzwerte

Um Strahlenwirkungen quantitativ bewerten zu können, müssen geeignete Maßeinheiten zur Beurteilung der Gefährlichkeit einer Strahlung zur Verfügung stehen. Physikalisch handelt es sich bei einer radioaktiven Strahlung um einen Energietransport von der Strahlenquelle zu einem betrachteten Aufpunkt, vergleichbar den Verhältnissen bei der Wärme- oder Lichtstrahlung, siehe Abb 10.2. Die Quellstärke, auch Ergiebigkeit oder Aktivität der Quelle, wird in emittierten Teilchen (Zerfälle) pro Zeiteinheit angegeben. Einheit ist das *Becquerel* (Bq), wobei 1 Bq einen Zerfall pro Sekunde bedeutet, siehe Abb 10.2. Die Aktivität einer Quelle sagt aber noch nichts über die Gefährlichkeit einer Strahlung auf menschliches oder tierisches Gewebe aus; dazu fehlen noch Angaben zur Strahlenart und Energie.

Die Wirkung einfallender Strahlung auf Materie wird durch den Begriff der Dosis gekennzeichnet. Dabei ist die Energiedosis die von Materie absorbierte Strahlungsenergie pro Masseneinheit, hervorgerufen durch Wechselwirkungen der ionisierenden Strahlung mit der vorhandenen Materie. Die Einheit der Energiedosis ist das *Gray* (Gy), wobei 1 Gray die aufgenommene Strahlungsenergie von einem Joule pro kg Materie bedeutet.

Wird die Dosis auf eine Zeiteinheit bezogen, erhält man die Dosisleistung. Die Dosisleistung mit der Bestrahlungszeit multipliziert ergibt die in diesem Zeitraum aufgenommene Dosis.

Um die Schädlichkeit einer Strahlung für Gewebe zu quantifizieren, müssen in Abhängigkeit von der Strahlungsenergie die verschiedenen Strahlenarten in ihrer biologischen Wirksamkeit bewertet werden. Diese Bewertung geschieht durch einen sog. Qualitätsfaktor Q. Dieser dimensionslose Faktor bewegt sich zwischen 1 für Röntgen-, Beta- und Gammastrahlung und geht hinauf bis auf 20 für Alphastrahlung. Der Qualitätsfaktor sagt also aus, daß Alphastrahlung zwanzigmal schädlicher für menschliches Gewebe ist als beispielsweise Röntgen- oder Gammastrahlung.

Die maßgebende Äquivalentdosis ergibt sich damit durch Multiplikation der Energiedosis mit dem Qualitätsfaktor Q. Die Einheit der Äquivalentdosis ist das *Sievert* (Sv), wobei das Sievert die gleiche Dimension wie das Gray hat, also Joule pro kg Masse.

Häufig ist auch noch die bislang benutzte Einheit rem in Gebrauch, die sich zum Sievert durch den Faktor 100 unterscheidet.

1 Sv = 100 rem bzw. 1 rem = 1000 mrem = 0,01 Sv.

Wird die Äquivalentdosis auf die Zeiteinheit Stunde bezogen, ergibt sich die Äquivalentdosisleistung zu Sv/h oder als tausendster Teil bei kleinen Dosisleistungen zu mSv/h.
Die Nutzung radioaktiver Strahler in Technik und Medizin und die Energieerzeugung durch Kernspaltung im großtechnischen Maßstab birgt eine neue Dimension potentieller Gefährdung. Die Auswirkungen auf unbeteiligte Dritte können erheblich sein, wenn z.B. die Gesamtbevölkerung laufend mit radioaktiver Strahlung belastet wird. Die lebenslange Aufnahme und Akkumulation auch kleiner Dosen kann zu Spätfolgen wie erhöhtem Krebsrisiko oder Schädigungen der Erbmasse führen.

Daher hat der Gesetzgeber sehr strenge Vorschriften im Umgang mit künstlicher Radioaktivität erlassen, die in der Deutschen Strahlenschutzverordnung festgeschrieben sind [51]. Die dort festgelegten Grenzwerte liegen in der Größenordnung der natürlichen Strahlung und betragen für äußere Ganzkörperbestrahlung 1,5 mSv pro Jahr (150 mrem/a).

Radioaktivität kann aber auch über die Luft (Inhalation) oder über Wasser und Nahrung (Ingestion) in den Körper gelangen. Da die Radionuklide nach ihrer Aufnahme häufig in bestimmten Organen, den sog. kritischen Organen, angereichert werden, erfolgt hier eine Akkumulation auf einen örtlich eng begrenzten Bereich. Wenn es sich dabei noch um relativ langlebige Nuklide handelt wie z.B. Strontium (Sr 90) mit einer Halbwertszeit von etwa 28 Jahren, das ähnlich dem Kalzium in Knochen eingebaut wird, liegt die Einwirkungszeit in der Größe einer Menschengeneration. In unmittelbarer Nachbarschaft zum Knochenmark können selbst geringe Dosen durch die lange Einwirkungsmöglichkeit eine Gefährdung darstellen.

Daher wird die erlaubte zusätzliche Aufnahme von Radioaktivität durch Inkorporationen (Luft, Wasser, Nahrung) aus kerntechnischen Anlagen auf 0,3 mSv pro Jahr (30 mrem/a) beschränkt.

10.5.3 Radioaktive Quellen und ihre Abschirmung

Radiologische Kontaminationen des Wassers können entweder als konzentrierte Quelle vorliegen oder in verteilter Form auf einem größeren Gewässerbereich verteilt sein. Verteilte Kontaminationen können durch Leckagen aus kerntechnischen Anlagen vorliegen, aus radiomedizinischen Bereichen stammmen oder aus nuklearen Abfallfässern ausgetreten sein. Auch als Folge von Havarien kann radioaktives Material, das mit Schiffen transportiert wurde, in Flüsse oder Meere gelangen. Eine weitere Quelle radioaktiver Verseuchung von Gewässern stellen Auswaschungen aus der

Atmosphäre als Folge früherer Atombombenversuche dar oder als Folgen eines Reaktorunfalls wie Tschernobyl.

Auf der anderen Seite kann radioaktives Material in konzentrierter Form vorliegen; Beispiele dafür sind abgebrannte Brennelemente in ihren Transportflaschen oder spaltbares Material zur Brennelementherstellung in speziellen Behältern. Weiterhin stellen radioaktive Quellen für Medizin und Technik konzentrierte Strahler dar. Schließlich sollen in dem Zusammenhang auch noch verlorene Atombomben und gesunkene Nuklearschiffe als konzentrierte Strahlungsquellen genannt werden.

Taucher kommen nicht nur mit radiologischen Kontaminationen in Berührung, die als Folge von Fehlhandlungen oder Unfällen zu sehen sind, sondern werden auch ganz gezielt bei Reparaturen in kerntechnischen Anlagen eingesetzt. Es gibt etliche Beispiele aus der Vergangenheit, wo in deutschen und amerikanischen Kernenergieanlagen mit Hilfe von Tauchern erfolgreich Reparaturen durchgeführt wurden [86].

Es gibt eine Reihe möglicher Ursachen für den Kontakt mit radiologischen Kontaminationen in Tauchgewässern und die Wahrscheinlichkeit dafür wird mit der Verbreitung der nuklearen Energie noch in Zukunft steigen. Daher sollte die Tauchindustrie für solche Art Einsätze genügend gerüstet sein.

Die Ausbreitung der radioaktiven Strahlung gehorcht den gleichen physikalischen Gesetzen wie bei Licht- oder Wärmestrahlung und nimmt mit dem Quadrat des Abstandes von der Quelle ab. Damit ergibt sich:

$$A(D) = A_0 \, 1/D^2. \tag{10.2}$$

Darin bedeuten: $A(D)$ = Aktivität im Abstand D von der Quelle
A_0 = Aktivität der Quelle
D = Abstand von der Quelle in Längeneinheiten

Bei einer idealisierten Punktquelle wird die Aktivität an einem beliebigen Aufpunkt im Abstand D zu :

$$A(D) = A_0 \, 1/4\pi D^2 . \tag{10.3}$$

Damit ergibt sich eine mögliche Schutzmaßnahme ganz einfach im Einhalten eines genügenden Abstandes von der Strahlenquelle. Dieser Weg wird jedoch bei notwendigen Arbeiten in der Nähe der Quelle nicht mehr gangbar sein. Glücklicherweise besitzt Wasser gute Abschirmeigenschaften gegenüber radioaktiver Strahlung, selbst gegenüber starker Gammastrahlung. Der energieabhängige Schwächungskoeffizient μ für Gammastrahlung geht mit dem Abstand D von der Quelle exponentiell ein und führt zu einer Gesamtschwächung von:

$$A(\mu, D) = A_0 \, 1/4\pi D^2 \cdot \exp(-\mu D). \qquad (10.4)$$

Bereits in einem Abstand von 1 m von der Quelle, der etwa dem Armabstand entspricht, wird die Strahlung um 8 Zehnerpotenzen geschwächt, bei 2 m Abstand wächst die Schwächung auf 10 Zehnerpotenzen, usw.

Dazu wäre noch zu ergänzen, daß die zulässige Äquivalenzdosis für die Hände beispielsweise ein Vielfaches der erlaubten Ganzkörperbestrahlung beträgt. Damit ist ein Einsatz auch in der Nähe von relativ starken Strahlern unter Wasser ohne gesundheitliche Gefährdung sehr wohl möglich.

Gegen die äußere Gefährdung durch radiologisch kontaminierte Gewässer kann sich der Taucher bei Beachtung einiger Grundregeln wirksam schützen. Oberstes Ziel ist die Vermeidung unmittelbarer Kontakte mit dem Umgebungsmedium. Wie auch bei anderen Kontaminationsarten bietet ein dichter Tauchanzug ausreichend Schutz gegen radiologische Kontaminationen in verteilter Form. Auswirkungen verteilter Radioaktivität als Ganzkörperbestrahlung sind wegen der hohen Selbstabsorption des Wassers für den Taucher vernachlässigbar.

Bei der Wahl der Tauchausrüstung ist vorrangig sicherzustellen, daß kein verunreinigtes Wasser in den Mundraum gelangt. Bereits niedrige Konzentrationen von Aktivitäten, die äußerlich keine Gefährdung des Tauchers darstellen, können bei Aufnahme in den Körper durch Anreicherungseffekte in den kritischen Organen sehr wohl zu mittel- und langfristigen Schädigungen führen.

Zur Sicherstellung der Dichtigkeit der Tauchausrüstung sollte ein geeigneter Trockentauchanzug mit angearbeiteter Haube oder mit festem Helm gewählt werden. Die Anzahl der Durchdringungen des Anzugs sollte so gering wie möglich sein, wobei z.B. Ventile zur Sicherheit als Doppelventil ausgeführt werden.

Da eine Beschädigung des Handschuhmaterials bei Unterwasserarbeiten nicht auszuschließen ist, empfiehlt sich die Benutzung von 2 Paar Handschuhen, die unabhängig voneinander abgedichtet sind.

Häufig treten radiologische Kontaminationen zusammen mit thermischen auf. Wegen der notwendigen dichten Schutzkleidung kann die erzeugte Körperwärme nicht ausreichend an die aufgeheizte Umgebung abgegeben werden. Damit droht ein Wärmestau, insbesondere dann, wenn der Taucher noch schwere körperliche Arbeit zu leisten hat. Hier kann mit heizbaren Taucheranzügen, die anstelle von Heißwasser kaltes Wasser zur Kühlung heranführen, wirksame Abhilfe geschaffen werden [47].

Zum verwendeten Material des Tauchanzuges ist zu sagen, daß es resistent gegen die im Wasser enthaltenen Substanzen sein muß. Zur leichteren Reinigung des Schutzanzuges nach Tauchoperationen in kontaminierten Gewässern sollte die Oberfläche des Anzugmaterials möglichst glatt und ohne Poren sein.

Bei Taucheinsätzen in kerntechnischen Anlagen lohnt sich häufig nicht der Aufwand für eine Dekontamination der benutzten Tauchausrüstung; diese verbleibt dann im Kontrollbereich der Anlage und wird beim nächsten Einsatz wieder benutzt.

11 Kompression und Dekompression

11.1 Einführung

Tauchen, ob in Flüssigkeiten oder Gasen, bedeutet immer das Aufsuchen eines höheren Umgebungsdruckniveaus mit zeitlich begrenztem Aufenthalt unter diesen Umgebungsbedingungen.

Während das Abtauchen und Verbleiben auf Tiefe im allgemeinen keine Probleme mit sich bringt, wenn einmal von möglichen HPNS-Effekten bei Tiefen über 200 m abgesehen wird, müssen bei der Dekompression, bei der Rückkehr zur Oberfläche bzw. beim Aufsuchen eines niedrigeren Umgebungsdruckes, physiologisch bedingte Grenzen beachtet werden. Werden solche Grenzen nicht beachtet, kann dies zu schwersten körperlichen Schädigungen bis hin zum Tod des Tauchers führen.

Das physikalische Problem der Dekompression liegt in der Abgabe des im Körper gelösten Inertgasanteils unter physiologisch tolerierbaren Bedingungen. Dieses Dekompressionsproblem beschäftigt sowohl die Tauchmedizin als auch die Luft- und Raumfahrtmedizin, da Dekompressionsphänomene in beiden Fällen auftreten.

Für Taucher wurden die Gefährdungen durch unsachgemäße Dekompression erst akut, als die technischen Möglichkeiten einen längeren Aufenthalt unter Wasser erlaubten. Dagegen waren im 19. Jahrhundert Tiefbauarbeiter die erste Personengruppe, die mit den Erscheinungen und Problemen der Dekompressionskrankheit konfrontiert wurden. Diese Personen arbeiteten z.B. bei Fundamentierungsarbeiten für Brückenpfeiler in sog. Caissons unter Überdruckbedingungen, um auf diese Weise eindringendes Wasser fernzuhalten. Nach dem Ausschleusen traten unter atmosphärischen Bedingungen Symptome auf, die zu der Zeit nicht oder nur sehr unvollständig erklärt werden konnten und als Caissonkrankheit bezeichnet wurden.

Erst um die Jahrhundertwende wurde von Haldane und Mitarbeitern [52] eine wissenschaftlich fundierte Erklärung und Verfahrensweise für sichere Dekompressionen entwickelt, die prinzipiell noch heute gilt.

11.2 Kompression

Die Kompressions- oder Abtauchphase stellt generell kein besonderes Problem dar, von Tieftauchoperationen einmal abgesehen. So gibt es bei Taucheinsätzen mit Druckluft keine Begrenzung der Kompressionsgeschwindigkeit. Ausnahme ist dabei die französische Regelung [133], die die Kompressionsrate auf 30 m/min begrenzt. Da die Zeit zum Abtauchen mit zur Bodenzeit gezählt wird, hat eine kurze Abtauchzeit durchaus einen wirtschaftlichen Anreiz, da damit die reine Bodenzeit maximiert wird. Das setzt aber voraus, daß der Taucher keine Druckausgleichsprobleme hat, die sonst die Abstiegszeit bestimmen.

Bei Einsätzen mit künstlichen Atemgasgemischen für Tiefen über 50 m geht man von geringeren Abtauchgeschwindigkeiten aus. Im deutschen Bereich werden bis zu 180 m Tiefe 5 m/min angesetzt, französische Regelungen in [133] sehen bis 100 m Wassertiefe eine Abtauchgeschwindigkeit von 3 m/min vor, die sich bis 180 m Tiefe auf 1 m/min verringert.

Mitte der sechziger Jahre wurden bei Tieftauchversuchen über 180 m mit Heliox als Atemgas und Kompressionsraten über 30 m/min bei den Versuchspersonen bis dahin unbekannte Symptome beobachtet, die sich in einem typischen Zittern der Gliedmaßen manifestierten und mit Benommenheit, Übelkeit und Erbrechen einhergingen [13]. Diese Phänomene gehören mit zu den Symptomen des Hochdruck Nerven Syndroms, kurz HPNS, ebenso wie Erschöpfungserscheinungen, Mikroschlaf und Alpträume.

Es gilt heute als gesicherte Erkenntnis, daß das Auftreten des HPNS von der Kompressionsrate und dem Druck abhängt. Messungen der Oberflächenspannungen von Lipiden, fettähnlichen Substanzen als Bausteine der Nervenzellmembranen, führen bei Anwesenheit von Helium oder Neon bei Druckerhöhung ebenfalls zur Erhöhung der Oberflächenspannung, während z.B. Stickstoff, Kohlendioxid u.a. mit zunehmendem Gasdruck die Oberflächenspannung der Zellmembranen reduzieren, siehe dazu Abb 11.1.

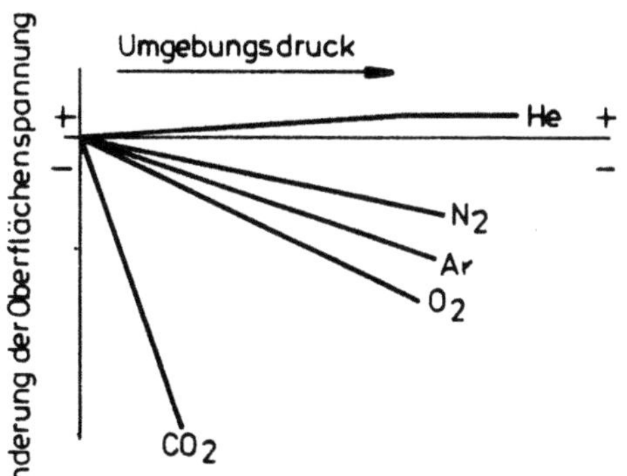

Abb 11.1. Oberflächenspannungen in Lipiden bei verschiedenen Gasen in Abhängigkeit vom Umgebungsdruck nach [13]

Der hydrostatische Druck und das Inertgas Helium wirken also in gleiche Richtung und komprimieren die Lipidmembranen, was in letzter Konsequenz zum Auftreten von HPNS-Symptomen führt.

Gibt man jedoch ein Narkotikum wie Stickstoff dazu, so wird die druckinduzierte Oberflächenspannung teilweise kompensiert und die Membranen der Nervenzellen nehmen wieder ihr ursprüngliches Volumen ein mit dem gleichzeitigen Verschwinden der HPNS-Symptome.

Die sich aufhebenden Effekte von Narkotika und erhöhten Umgebungsdrücken sind in einem Kaulquappenexperiment erstmals in 1951 nachgewiesen worden [1]. Kaulquappen, die sich in einer 2,5 prozentigen Ethanollösung befanden, waren ebenso betäubt wie diejenigen, die einem hydrostatischen Druck von ca. 200 bis 300 bar ausgesetzt waren. Setzte man aber die Ethanollösung mit den Kaulquappen unter einem Druck von etwa 100 bar, so bewegten sich diese wieder.

Damit lassen sich also HPNS-Symptome unterdrücken durch:

- Zugabe eines Narkotikums zum Atemgas,
- Reduzierung der Kompressionsgeschwindigkeit,
- Einschieben längerer Pausen zur Druckadaption.

In der Praxis geht man alle drei Wege gleichzeitig [54, 55, 56]. Die Erfahrungen des GKSS-Forschungszentrums Geesthacht bestätigen in bislang über 20 Tieftauchgängen die Richtigkeit dieser Vorgehensweise. Für alle Tauchgänge, die einen Tiefenbereich zwischen 150 und 600 m abdeckten, wurde als Atemgas Trimix eingesetzt, das neben Sauerstoff und Helium auch jeweils einen 5 prozentigen Stickstoffanteil enthielt. Ein höherer Anteil an Stickstoff kann bei extremen Tiefen u.a. wieder zu narkotischen Problemen führen.

Die Kompressionsgeschwindigkeit wurde mit zunehmender Tauchtiefe reduziert. Bis zu 180 m Tiefe betrug die Abtauchgeschwindigkeit 5 m/min, die von Stufe zu Stufe bis auf 1/100 der Anfangsgeschwindigkeit entsprechend 0,05 m/min bis zum Erreichen der 600 m-Grenztiefe abnahm.

Abb 11.2 zeigt das mit Erfolg angewendete Kompressionsprofil für den GKSS-Tauchgang 8, bei dem vier Taucher ohne HPNS-Probleme auf 600 m Tiefe komprimiert wurden und dort u.a. hyperbare Schweißaufgaben durchführten. Neben der deutlichen Reduzierung der Kompressionsraten mit zunehmender Tiefe sind hierbei auch immer längere Zwischenstops zur Druckadaption eingelegt worden [55].

Das Kompressionsprofil in Abb 11.2 zeigt den mit der Tiefe überproportional wachsenden Zeitbedarf. Bei einer Tiefe von 300 m, die nach rund 10 Stunden Gesamtzeit erreicht ist, führt die Verdopplung dieser Tiefe nicht

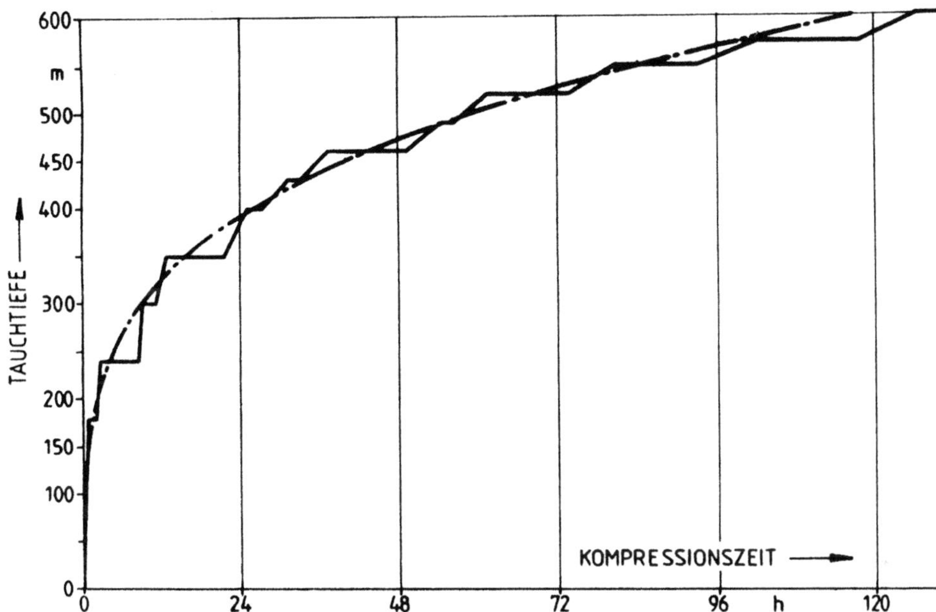

Abb 11.2. Kompressionsverlauf für 600 m-Tauchgang nach [54]

etwa auch zur Verdopplung der Kompressionszeit, sondern zu einem Zeitbedarf von über 5 Tagen. Selbst der Schritt von 500 auf 600 m Tiefe, der nur eine 20 prozentige Tiefensteigerung bedeutet, erfordert noch einmal die gleiche Kompressionszeit von 2,5 Tagen wie von der Oberfläche auf 500 m Tiefe.

Bemerkenswert ist auch der Anteil der Zeiten für die Zwischenstops zur Druckadaption mit wachsender Tiefe. Bis 180 m erfolgt die Kompression ohne Zwischenhalt. Für das 600 m-Kompressionsprofil nach Abb 11.2 machte der reine Kompressionsanteil nur 38% der Gesamtzeit aus, die Stopzeiten dagegen betrugen 62% der Totalzeit.

Da das Kompressionsprofil in etwa einem exponentiellen Verlauf entspricht, bietet sich zur analytischen Näherung auch ein Exponentialausdruck an. Zur groben Abschätzung des zeitlichen Kompressionsaufwandes t einschließlich Adaptionszeiten kann folgende Beziehung dienen:

$$t = (T/167)^{3,72} \text{ in h.} \qquad (11.1)$$

Darin bedeuten: t = Kompressionsaufwand in h
T = Zieltiefe in m

Der Einsatz von Wasserstoff anstelle von Helium bzw. eines Wasserstoff/Heliumgemisches ist im Rahmen der HYDRA-Experimente erfolgreich bis auf 701 m Tiefe vom französischen Tauchunternehmen COMEX demonstriert worden [14, 45, 46, 129], siehe auch Abschnitt 5.7 und 9.7.2. Wasserstoff unterdrückt aufgrund seines narkotischen Potentials HPNS-Effekte, so daß hier auf die Zugabe von Stickstoff verzichtet werden kann.

11.3 Physikalisch-physiologische Grundlagen der Dekompression

11.3.1 Mathematische Modelle des Gastransports

Der Angelpunkt aller Dekompressionsüberlegungen liegt in der möglichst schnellen Abgabe des unter erhöhten Umgebungsdruck aufgenommenen Inertgases, ohne daß es zu Schädigungen der Körpergewebe kommt. Physikalisch erklärt sich dies mit der höheren Löslichkeit von Gasen in Flüssigkeiten bei höheren Umgebungsdrücken und umgekehrt. Eine quantitative Beschreibung dieses Phänomens liefert das Gesetz von Henry (Abschnitt 6.2.4). Danach beeinflussen die Löslichkeit der Gase in Flüssigkeiten neben dem Druck als bestimmenden Parameter sowohl Temperatur als auch Löslichkeitskoeffizient. Dieser Löslichkeitskoeffizient hängt u.a. auch von der Konsistenz der Flüssigkeit, in diesem Fall von der Konsistenz des Blutes ab. Das Tauchen führt bekanntlich zu einer verstärkten Harnproduktion mit der Folge der Dehydrierung der Körpergewebe und des Blutes. Das verdickte Blut fließt entsprechend langsamer und gibt auch gelöstes Inertgas langsamer ab [57].

Der bei der Dekompression stattfindende Gasaustausch im Blut und Gewebe ist sehr komplex und wird bestimmt durch Diffusions- und Perfusionsvorgänge, durch Phasenseparationen flüssig-gasförmig, durch Blasenbildungsmechanismen und Blasenkollapsvorgänge und durch die Permeabilität der Zellmembranen.

Die Komplexität des biologischen Systems des Körpers, die Vielfalt unterschiedlicher Gewebe und Stoffe und schließlich die wechselnden Randbedingungen der Phasenübergänge haben bis heute eine genaue analytische Beschreibung der Dekompressionsvorgänge verhindert. Jedoch liefern auch vereinfachte Modelle brauchbare Ansätze für die Behandlung der Dekompressionsphänomene.

Zu diesen vereinfachten Modellen gehören die Transportmodelle, die mathematische Ansätze für die Gasaufnahme und -abgabe im Körper bereitstellen [58]. Für den Gastransport wird das Gewebe in Innen- und Außengefäßbereiche unterteilt. Das Blut mit dem gelösten Inertgas und dem Sauerstoff durchströmt den Innengefäßbereich und liefert damit die Randbedingungen für den nachfolgenden Gastransport in die angrenzende Außenzone der Gefäße. Dafür stehen prinzipiell drei Transportmodelle zur Verfügung:

- Diffusionsmodell,
- Perfusionsmodell (Durchströmungsmodell),
- kombiniertes Diffusions-Perfusionsmodell.

Kennzeichnender Parameter in allen Transportmodellen ist der zeitabhängige Gasdruck p(t) im Gewebe oder genauer der Druckgradient $\pi(t) = p - p_R$ zwischen Augenblickswert p und einem Referenzwert p_R an einem betrachteten Ort im Gewebe. Der Gastransport erfolgt streng genommen mehrdimensional; zur Vereinfachung werden jedoch die Transportgleichungen eindimensional formuliert. Weiterhin wird davon ausgegangen, daß sich der Gasdruck des Inertgases in der Lunge mit dem im arteriellen Blut im Gleichgewicht befindet.

Wird der Gastransport vorzugsweise durch Diffusionsvorgänge bestimmt, ergibt sich als Lösung die Diffusionsgleichung für den Druckgradienten $\pi(t)$ zu:

$$\frac{\partial \pi}{\partial t} = D \frac{\partial^2 \pi}{\partial x^2} \cdot \quad D = \text{Diffusionskoeffizient} \qquad (11.2)$$

Ist der Gastransport zu den Geweben primär mit der Durchströmung (Perfusion) gekoppelt, ergibt sich als Lösung eine ortsunabhängige Exponentialgleichung für den Druckgradienten $\pi(t)$ zu:

$$\frac{\partial \pi}{\partial t} = -\lambda \pi . \qquad \lambda = \text{Zeitkonstante} \qquad (11.3)$$

Spielen sowohl Diffusions- als auch Perfusionsvorgänge beim Gastransport in den Geweben eine Rolle, so ergibt sich als Lösung die Fick-Fourier-Gleichung für den Druckgradienten $\pi(t)$ zu:

$$\frac{\partial \pi}{\partial t} = D \frac{\partial^2 \pi}{\partial x^2} - \varkappa \pi . \qquad (11.4)$$

Darin bedeuten: D = Diffusionskoeffizient
$\varkappa$ = Perfusionszeitkonstante

Zur Lösung der partiellen Differentialgleichungen zweiter Ordnung stehen geeignete mathematische Verfahren zur Verfügung wie beispielsweise die Trennung der Variablen, auf die hier nicht näher eingegangen wird.

Die genannten Transportmodelle können allerdings nicht die Bildung von Blasen im Gewebe durch Überschreiten der Gaslöslichkeit sowie den Mechanismus des Blasenwachstums berücksichtigen. Das Auftreten von Gasblasen im Kreislauf beeinflußt sowohl die Durchblutungsraten in den einzelnen Geweben als auch die Druckgradienten.

Alle Transportmodelle führen zu symmetrischen Lösungen, d.h. Gasaufnahme wie auch -abgabe aus einem betrachteten Gewebeelement erfolgt spiegelbildlich, solange die Gase in Lösung bleiben. Treten dagegen Blasen auf, kann sich die Gasabgabe deutlich von der Aufnahme der Gase im Gewebe unterscheiden.

Die angesprochenen Transportmodelle beschreiben unter den genannten Randbedingungen befriedigend genau den Gastransport in den Geweben und die daraus resultierenden Gasspannungen, sie taugen aber nur sehr bedingt zur Festlegung von Dekompressionskriterien zur Durchführung einer "sicheren" Dekompression. Obwohl natürlich Gastransport und Dekompressionskriterien miteinander verknüpft sind, erfordern die letzteren eine getrennte Betrachtung und Beurteilung.

Diese Kriterien sind phänomenologische Festlegungen von tolerierbaren Größen wie maximal zulässige, gelöste Gasmenge in einem betrachteten Gewebe oder der tolerierbare Blasenanteil in einem speziellen Gewebebereich. Die Festlegung solcher Dekompressionskriterien kann wegen der Schwierigkeit der Datenerfassung und Komplexität der Datenermittlung in der Regel nur subjektiv sein. Die Beschaffung belastbarer Daten ist ein schwieriges Unterfangen, da solche Daten nur mühsam zu ermitteln sind, manchmal kontrovers und häufig auch mehrdeutig sind.

Geht man allerdings von den determinísten Modellen zu statistischen über, ist eine größere Flexibilität in der Beschreibung beobachteter Phänomene aufgrund des Zufallcharakters des Modells gegeben. Die Mitte der achtziger Jahre entwickelten statistischen Modelle mit ihrer Dosis/Wirkung-Charakteristik liefern die besten Korrelationen zu realen Experimenten und bieten sich daher besonders für die Erstellung von Austauchtabellen an. Um allerdings statistisch signifikannte Aussagen machen zu können, sind zahlreiche Experimente unter Berücksichtigung der wichtigsten Einflußparameter durchzuführen, was zu sehr zeit- und kostenaufwendigen Verfahren führt.

11.3.2 Auf- und Entsättigungsprozesse

Die klassischen Dekompressionsmodelle, die die Basis für praktisch alle z.Z. gültigen Austauchtabellen bilden, gehen von der heute allgemein akzeptierten Voraussetzung aus, daß die Durchblutungsrate eines Gewebes der bestimmende Faktor für die Gasaufnahme und -abgabe ist. Bei den in Betracht kommenden Gasen handelt es sich um die vom physiologischen Standpunkt aus anzusprechenden Inertgase Stickstoff, Helium oder Neon, die nicht am Stoffwechselprozeß beteiligt sind. Das beim Stoffwechsel entstehende Kohlendioxid und der Wasserdampf sind nach obiger Voraussetzung ebenfalls nicht am Dekompressionsprozeß beteiligt. Auch der Sauerstoff als Grundlage des Stoffwechsels wird für die Dekompression nicht betrachtet, obwohl er aus physiologischer Sicht die Dekompressionsvorgänge günstig beeinflußt.

Neben der bestimmenden Durchblutungsrate für den Gasaustausch können Diffusionsvorgänge zu Sekundäreffekten führen, die den Austausch verlangsamen. Dabei spielt die unterschiedliche Diffusion verschiedener Gewebe eine Rolle, wenn beispielsweise ein Fettgewebe, das vergleichsweise langsam sein Inertgas abgibt, als Gasreservoir für ein benachbartes, gut durchblutetes Gewebe wirkt. Diffusionsvorgänge spielen ebenfalls eine Rolle bei der Bildung und Elimination von Inertgasblasen, die als entscheidende Ursache für das Auftreten von Dekompressionskrankheiten angesehen werden.

Von diesen, z.T. sehr komplexen Nebeneffekten abgesehen, beschreibt das klassische Perfusionsmodell der Gewebedurchblutung den Transport von Inertgas im Körper. Es wird dabei angenommen, daß Inertgas in einem geschlossenen Kreislauf von der Lunge zu den Geweben und wieder zurück zur Lunge transportiert wird. Der Gaswechsel in einer betrachteten Geweberegion wird dann durch die Durchflußrate des Blutstroms und der Gaslöslichkeit des Gewebes sowie des Blutes begrenzt. Der Materietransport, in diesem Fall der Transport des Inertgases, über Bereiche unterschiedlicher Konzentrationen oder Drücke geschieht durch lokale Gradienten. Als Gradient π wird der Inertgasdruck p im Gewebe zum inspiratorischen Inertgasdruck p_i gewählt, der nach Vorausetzung dem arteriellen Druck entspricht, d.h. $\pi = p - p_i$.

In (11.3) eingesetzt, ergibt sich für das Perfusionsmodell unter Berücksichtigung eines zeitlich konstanten, inspriratorischen Inertgasdruckes p_i

$$\frac{d\,p}{d\,t} = \lambda\ (\ p_i - p\ ). \qquad (\ 11.5\ )$$

Darin ist λ eine charakteristische Zeitkonstante für die Gasaufnahme bzw. -abgabe des Inertgases eines bestimmten Gewebes und bestimmt sich zu:

$$\lambda = \frac{\ln 2}{T_{1/2}} \quad \text{in } s^{-1} \qquad (\ 11.6\ )$$

$T_{1/2}$ stellt dabei die sog. biologische Halbwertszeit des betrachteten Gewebes dar. Diese Halbwertszeit ist die Zeit, in der sich ein Gewebe von einem beliebigen Ausgangswert beginnend gerade um die Hälfte auf- oder entsättigt hat. Die Entsättigung entspricht damit genau dem mathemati-

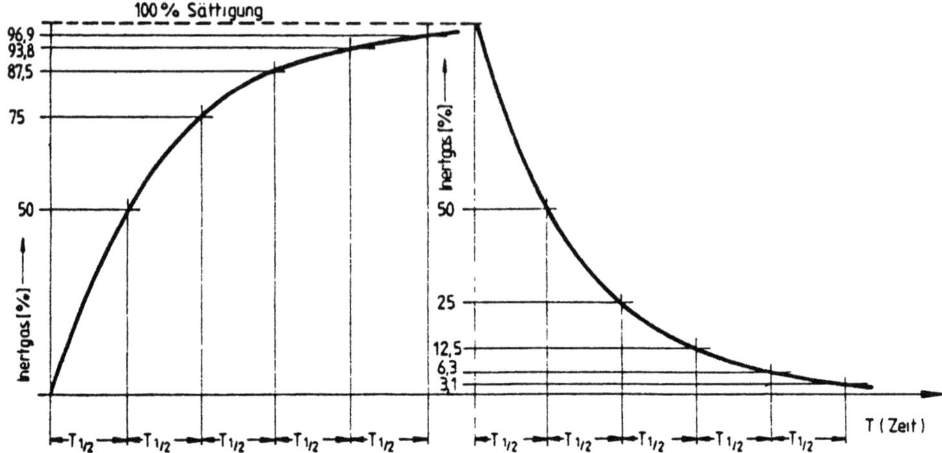

Abb 11.3. Grundsätzlicher Verlauf beim Auf- und Entsättigungsvorgang

schen Modell des nuklearen Zerfalls, nur daß anstelle der biologischen die radiologische Halbwertszeit gesetzt ist, siehe Abschnitt 10.5.1.

Die biologische Halbwertszeit hängt von dem biophysikalischen Verhalten des Gewebes und den physikalischen Eigenschaften des beteiligten Inertgases ab. Da der menschliche Körper aus sehr unterschiedlichen Geweben besteht, die sehr unterschiedlich Gas aufnehmen bzw. abgeben, muß für jedes individuelle Gewebe die biologische Halbwertszeit bestimmt werden. Dazu wird der Körper in sog. Kompartments unterteilt, je nach Modell zwischen 10 bis 16 Kompartments, wobei jedes Kompartment durch seine Halbwertszeit charakterisiert ist. Die Kompartments sind nur Rechengrößen und lassen sich nicht direkt anatomisch zuordnen.

Die biologischen Halbwertszeiten der einzelnen Kompartments in Verbindung mit Stickstoff als Inertgas liegen zwischen rund 4 Minuten für gut durchblutete Gewebe wie das Blut selbst oder Gehirn und Rückenmark und gehen hinauf bis zu 635 Minuten für Gelenk- oder Knochengewebe bzw. wenig durchblutetes Fettgewebe [53, 58]. Entsprechend diesen Halbwertszeiten werden schnelle und langsame Gewebe unterschieden, ähnlich wie in der Radiologie mit kurz- und langlebigen Strahlern.

Die Halbwertszeiten werden neben dem biologischen Verhalten der Gewebe von den physikalischen Eigenschaften des geatmeten Inertgases bestimmt. Wenn beispielsweise anstelle von Stickstoff das leichtere Helium tritt, laufen auch die Auf- bzw. Entsättigungsvorgänge rascher ab, da die Heliummoleküle deutlich kleiner sind und schneller ein- oder ausdiffundieren. Die Diffusionsgeschwindigkeit bestimmt sich u.a. durch das Molekulargewicht, das bei Helium 4, bei Stickstoff aber 28 g beträgt. Bei

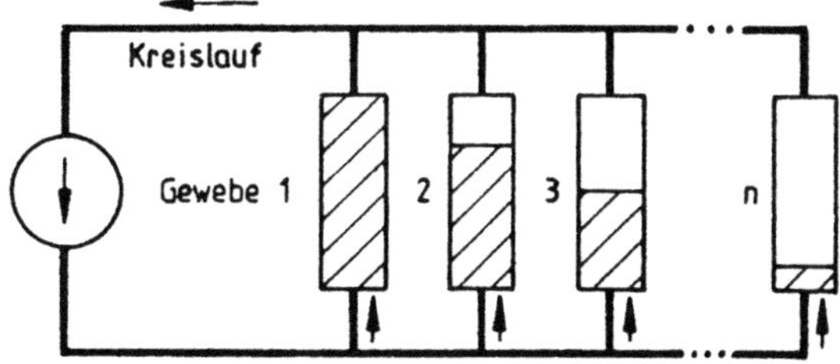

Schematischer Sättigungsprozeß

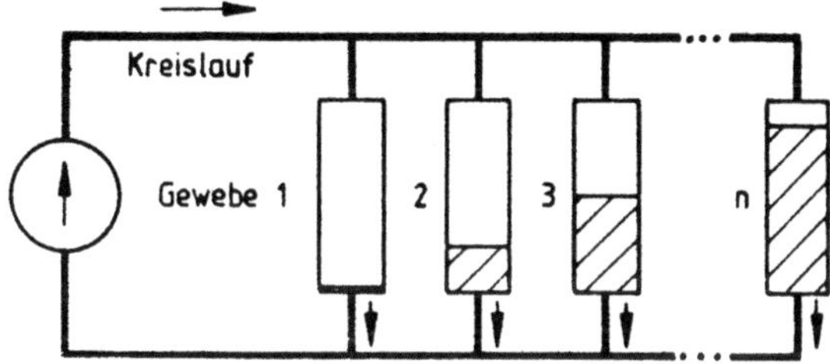

Schematischer Entsättigungsprozeß

Abb 11.4. Schema des Auf- bzw. Entsättigungsprozesses

Vergleich zweier Gase verhalten sich deren Diffusionsgeschwindigkeiten umgekehrt proportional zur Wurzel der Molekulargewichte.

$$v_{He}/v_{N2} = \{ 28/4 \}^{1/2} = 2,645.$$

Bei Verwendung von Helium laufen also Ausgleichsvorgänge bei sonst gleichen Randbedingungen 2,6 mal schneller ab als bei Stickstoff und die effektiven biologischen Halbwertszeiten reduzieren sich beim Helium um den Faktor 2,6 gegenüber den oben genannten Zeiten für Stickstoff.

Ein Schema für die Auf- bzw. Entsättigungsvorgänge von Kompartments mit unterschiedlichen Halbwertszeiten zeigt Abb 11.4. In diesem Beispiel ist zu einem bestimmten Zeitpunkt nach Beginn des Aufsättigungsprozesses das schnelle Gewebe 1 bereits vollständig mit Inertgas gesättigt, während der Sättigungsgrad aller anderen Kompartments in Richtung langsamerer Gewebe hin abfällt.

Dieser Prozeß kehrt sich bei der Entsättigung um, der im wesentlichen dem Dekompressionsvorgang entspricht. Das schnelle Gewebe am Beispiel des Kompartments 1 hat nach Beginn des Entsättigungsvorgangs bereits das gesamte Inertgas abgegeben, während bei den langsamen Geweben wie Gelenken und Knochen praktisch noch die volle Inertgasbelastung vorhanden ist. Damit wird bereits ein Problem einer ausreichenden Dekompression sichtbar, daß nämlich die langsamen Gewebe die Austauchzeiten in den Dekompressionstabellen bestimmen.

Die weitere mathematische Behandlung der Ausgangsgleichung (11.5) führt zu

$$dp/(p_i - p) = \lambda \, dt.$$

Nach Integration beider Seiten und Einführung der Randbedingungen zum Zeitpunkt t = 0 wird

$$p - p_i = (p_o - p_i) \exp (- \lambda t). \qquad (11.7)$$

Darin bedeuten:
p = Inertgasdruck im Gewebe zur Zeit t in bar
p_o = Anfangsdruck im Gewebe in bar
p_i = Inspiratorischer Inertgasdruck zur Zeit t in bar
λ = biologische Zeitkonstante in min^{-1}
t = Zeitvariable in min

Aufgelöst wird der zeitabhängige Inertgasdruck p(t) im Gewebe mit der biologischen Zeitkonstante λ

$$p(t) = p_i + (p_o - p_i) \exp (- \lambda t). \qquad (11.8)$$

Ändert sich der Umgebungsdruck mit einer konstanten Rate c, so geht die obige Gleichung (11.8) über in

$$p(t) = p_i + c (t - 1/\lambda(1 - \exp(- \lambda t))) + (p_o - p_i) \exp (- \lambda t). \qquad (11.9)$$

Bei der Bestimmung des inspiratorischen Inertgasdruckes p_i muß eine Korrektur zur Berücksichtigung des Anteils an Wasserdampf und Kohlendioxid in der Lunge vorgenommen werden.

$$p_i = (p_{Umg} - 0{,}049) \cdot f \quad \text{in bar.} \qquad (11.10)$$

Darin bedeuten:
f = Inertgasanteil (bei Luft wird f = 0,79)
p_{Umg} = Absolutdruck der Umgebung in bar

Bei Kammertauchgängen entspricht p_{Umg} dem Kammerdruck.
Bei Freiwassertauchgängen ist $p_{Umg} = p_A + T/10$.

Darin bedeuten:
p_A = aktueller Atmosphärendruck in bar
T = Tauchtiefe in m

Zur Erstellung von Austauchtabellen müssen neben dem bereits behandelten Mechanismus des Gastransports, der den Auf- und Abbau der Gasspannungen im Gewebe beschreibt, auch Kriterien für tolerierbare Gasspannungen oder Lösungsmengen in den einzelnen Geweben eingehen. Die dazu herangezogenen Kriterien basieren auf empirisch ermittelten und statistisch abgesicherten Toleranzwerten, die für einen durchschnittlichen Taucher bei mittelschwerer Arbeit gelten. Hierbei ist zu bedenken, daß die Durchblutung der Muskelgewebe und die damit gekoppelte Gasaufnahme

(Perfusionsmodell) zwischen Ruhe und schwerer Arbeit bis zu einem Faktor 25 schwanken kann.

Ebenso gelten die Dekompressionskriterien für normale Wassertemperaturen, also weder für aufgeheiztes noch für zu kaltes Wasser. In einigen kommerziellen Austauchtabellen in den USA wird beispielsweise bei Wassertemperaturen unter 10 °C ein fiktiver Tiefenzuschlag von rund 0,55 m /°C gemacht.

11.3.3 Dekompressionskriterien

Obwohl bei weitem noch nicht alle Fragen der Dekompression und ihrer Kriterien erschöpfend beantwortet werden können, gilt es heute aber als gesicherte Erkenntnis, daß Inertgasblasen in den Körpergeweben die Ursache der Dekompressionskrankheiten sind, die sich in sehr unterschiedlichen Erscheinungsformen manifestieren. Jedoch ist die Dekompressionsthematik noch etwas komplizierter, denn das Auftreten von Blasen in Geweben als sog. "stille" Blasen muß nicht zu Dekompressionsbeschwerden führen. Andererseits gibt es keine Dekompressionsbeschwerden ohne die Anwesenheit von Gasblasen.

Als Kriterium für beschwerdefreie Dekompressionen gilt daher die Entstehung bzw. weitgehende Unterbindung von Inertgasblasen in den Körpergeweben. Dabei wird von der Voraussetzung ausgegangen, daß jedes Kompartment einen bestimmten Inertgasdruck in Abhängigkeit vom Umgebungsdruck tolerieren kann. Dabei spielt jedoch die Einwirkungszeit eine Rolle; wird das Kompartment sehr lange diesem ansonsten tolerierbaren Umgebungsdruck ausgesetzt, steigt mit zunehmender Zeit die Wahrscheinlichkeit für das Einsetzen von Dekompressionsbeschwerden. Die Grenze für einen unendlich langen Aufenthalt unter Überdruck liegt nach den heutigen Erfahrungen für Druckluft bei 1,7 bar Umgebungsdruck.

Der vom Umgebungsdruck abhängige Inertgasüberdruck im Körper, der von den einzelnen Geweben toleriert werden kann, hängt ebenfalls von der Durchblutungsrate ab und ist daher für jedes Kompartment unterschiedlich. Aus den tolerierbaren Gewebeüberspannungen (Überdrücken) lassen sich die besser handhabbaren maximalen Umgebungsdrücke oder Tauchtiefen ableiten, die gerade noch nicht zur Blasenbildung im entsprechenden Gewebe führen.

Der tolerierbare Umgebungsdruck hängt u.a. von der biologischen Halbwertszeit ab und ist umso höher, je kleiner die Halbwertszeit ist. Mit anderen Worten, ein gut durchblutetes oder schnelles Gewebe kann höhere Umgebungsdrücke tolerieren als ein langsames Gewebe mit einer entsprechend großen Halbwertszeit. Für Stickstoff liegt beispielsweise unter Atmosphärenbedingungen der tolerierbare Gewebeüberdruck für schnelle Gewebe (Zentrales Nervensystem) bei 3 bar, sinkt für Haut- und Muskelgewebe auf etwa 2 bar und beträgt für langsame Gewebe (Knochen, Gelenke) nur noch rund 1,3 bar [53].

Langsame Gewebe einschließlich des ebenfalls nur gering durchbluteten Fettgewebes haben also eine geringe Toleranzschwelle gegen Stickstoffüberspannungen und bestimmen damit im wesentlichen die Dekompression. Tierversuche haben gezeigt, daß rund 80 bis 90% des gelösten Stickstoffs sich in den langsamen Geweben mit biologischen Halbwertszeiten zwischen 150 und 250 Minuten befinden [59]. Dabei spielt die hohe Löslichkeit des Fettgewebes für Stickstoff eine wesentliche Rolle , die um das etwa Fünffache höher liegt als für mageres Gewebe und damit entsprechend große Gasmengen in Lösung hält. In Kombination mit den längeren biologischen Halbwertszeiten resultieren daraus relativ lange Dekompressionszeiten für die letzten Haltestufen in Oberflächennähe.

Aber auch bei den schnellen Geweben des zentralen Nervensystems spielt die hohe Stickstofflöslichkeit in Fett eine Rolle. Zwar Sättigen bzw. Entsättigen sich die Nervengewebe mit Halbwertszeiten im Bereich zwischen wenigen Minuten bis zu 20 Minuten entsprechend schnell; jedoch können die Lipide als fettähnliche Substanzen, die die Bausteine des zentralen und peripheren Nervensystems bilden, erhebliche Mengen an Stickstoff lösen und beeinflussen damit die Festlegung der tiefen Dekompressionsstufen. Vor diesem Hintergrund wird verständlich, daß in Notfällen bei verkürzten Dekompressionen möglichst die tiefen Austauchstufen eingehalten werden, die für die ausreichende Entsättigung des zentralen Nervensystems maßgebend sind.

Anders ist es bei der Verwendung von Helium als Inertgas. Da Helium einmal deutlich schneller durch die Zellmembranen diffundiert und damit zur schnelleren Auf- und Entsättigung führt, zum anderen der Löslichkeitskoeffizient von Helium in Fett kleiner ist, bestimmen hier die schnellen Gewebe weitgehend den Dekompressionsverlauf und damit die tiefen Austauchstufen.

Das Konzept des tolerierbaren Umgebungsdruckes als Dekompressionskriterium geht auf die richtungsweisenden Arbeiten von Haldane und Mitarbeitern zu Anfang dieses Jahrhunderts zurück [52]. In zahlreichen Versuchsreihen entwickelte er das sog. 2:1 - Konzept, auf dem die von ihm vorgeschlagene Stufendekompression aufbaut. Danach darf von einer beliebigen Ausgangstiefe ausgehend der Umgebungsdruck der ersten

Haltestufe den halben Ausgangsdruck nicht überschreiten. D.h. hier wird eine tolerierare Stickstoffüberspannung von 2 : 1 in allen Geweben zugrunde gelegt.

Von diesem Konzept ausgehend wurden die ersten brauchbaren Austauchtabellen entwickelt, die im Prinzip noch heute, allerdings in verfeinerter Form, angewendet werden. Von Haldane stammt auch die Unterteilung des Körpers in einzelne Kompartments mit den charakterisierenden Halbwertszeiten zur Beschreibung des Inertgastransportes in den Geweben. Spätere Untersuchungen erweiterten die von Haldane benutzten Kompartments in Richtung langsamere Gewebe mit wesentlich längeren Halbwertszeiten; sie zeigten auch, daß das 2 : 1 Verhältnis für die schnellen Gewebe zu konservativ war, für die langsamen Gewebe dagegen nicht ausreichte [59].

Während Haldane die Proportionalität zwischen Inertgasdruck im Gewebe und tolerierbaren Umgebungsdruck mit dem bekannten 2 : 1 Verhältnis angab, verknüpfen neuere Arbeiten wie z.B. [53] den tolerierbaren Umgebungsdruck p_{tol} mit der Gewebeüberspannung p in einer linearen Beziehung. Ausgangspunkt ist die zu einem bestimmten Zeitpunkt vorhandene Gewebeüberspannung des Inertgases im betrachteten Kompartment j. Danach wird

$$p_{j\ tol} = (p_j - a) b \quad \text{in bar} \qquad (11.11)$$

Darin bedeuten: $p_{j\ tol}$ = tolerierbarer Umgebungsdruck für das Kompartment j in bar

p_j = Gewebeüberdruck im Kompartment j in bar

a, b = empirisch ermittelte Faktoren

Diese Faktoren a und b werden in Abhängigkeit vom benutzten Inertgas bzw. Inertgasgemisch und für das jeweilige Kompartment und damit für die jeweilige Halbwertszeit bestimmt. Der tolerierbare Umgebungsdruck hängt also unmittelbar vom Überdruck im Gewebe ab und dieser wiederum nach (11.8) bzw. (11.9) vom inspiratorischen Inertgasdruck. Daraus folgt, daß mit höheren Inspirationsdrücken auch der tolerierbare Umgebungsdruck bei gegebenen Kompartment steigt. Die oben genannten Faktoren stellen somit das eigentliche Dekompressionskriterium dar mit dem Ziel einer sicheren, d.h. beschwerdefreien Dekompression.

11.3.4 Bestimmung von Austauchtabellen

Mit dem oben behandelten Kriterium des tolerierbaren Umgebungsdruckes für jedes Kompartment lassen sich nun Dekompressionsprofile berechnen, in dem die Inertgasladungen mit dem Perfusionstransportmodell zu jedem

Zeitpunkt des Aufstiegs analytisch bestimmt und mit den tolerierbaren Überspannungen jedes Kompartments verglichen werden. Solange z.B. der tolerierbare Umgebungsdruck nicht überschritten wird, kann die Dekompression bzw. der Aufstieg des Tauchers fortgesetzt werden; ansonsten sind Haltezeiten einzulegen, bis die Inertgasladungen im jeweils kritischen Kompartment soweit abgebaut sind, daß mit der Dekompression fortgefahren werden kann.

Abb 11.5 zeigt den grundsätzlichen Weg für den Berechnungsmodus einer Austauchtabelle. Mit dem Anfangsdruck der Inertgaskomponente oder mehrerer Komponenten im Gewebe und dem herrschenden inspiratorischen Ausgangsdruck p_i wird für jeden vorgegebenen Zeitpunkt des Aufstiegs und für jedes Kompartment j, gekennzeichnet durch die biologische Halbwertszeit, die Gewebeüberspannung p_j bestimmt.

Mit der Gewebeüberspannung erfolgt die Berechnung des jeweiligen tolerierbaren Umgebungsdruckes $p_{j\ tol}$ und bei festgehaltener Zeit die Auswahl des kritischen Kompartments, das den höchsten tolerierbaren Umgebungsdruck aufweist. Dieser tolerierbare Maximaldruck $p_{tol\ max}$ wird sich während des Aufstieges von den schnellen Kompartments zu den langsameren hin verschieben, wobei das kritische, den Aufstieg bestimmende Kompartment zu jedem Zeitschritt ein anderes sein kann.

Entspricht der tolerierbare maximale Umgebungsdruck dem Atmosphärendruck oder ist er sogar geringer, ist die Dekompression abgeschlossen. Liegt der tolerierbare maximale Umgebungsdruck höher, wird daraus die Haltestufe errechnet und für diese Haltestufe der neue inspiratorische Inertgasdruck bestimmt. Damit wird die Rechnung für die nächsten Zeitschritte solange wiederholt, bis der tolerierbare Umgebungsdruck das Aufsuchen einer flacheren Haltestufe erlaubt oder sogar das Austauchen, siehe Abb 11.5.

Zur Vereinfachung des Rechenaufwandes und als Abschätzung zur sicheren Seite wird vielfach die Kompressionszeit, die im allgemeinen nur wenige Minuten beträgt, der Bodenzeit zugeschlagen, obwohl das Modell die Kompressionsgeschwindigkeit berücksichtigen kann, ebenso wie die Dekompressionsgeschwindigkeit. Diese Aufstiegsgeschwindigkeit wird in den Austauchtabellen fest vorgeschrieben; so ist beispielsweise in den Tabellen der US Marine [9] sowohl für Druckluft als auch Heliox eine konstante Dekompressionsgeschwindigkeit von 1,8 bar/min zugrunde gelegt. Dies gilt auch für die deutschen Drucklufttabellen [31], die aber in der Neufassung [134] auf 1 bar/min reduziert wurde.

Dagegen arbeiten französische Austauchtabellen im Mittel mit einer

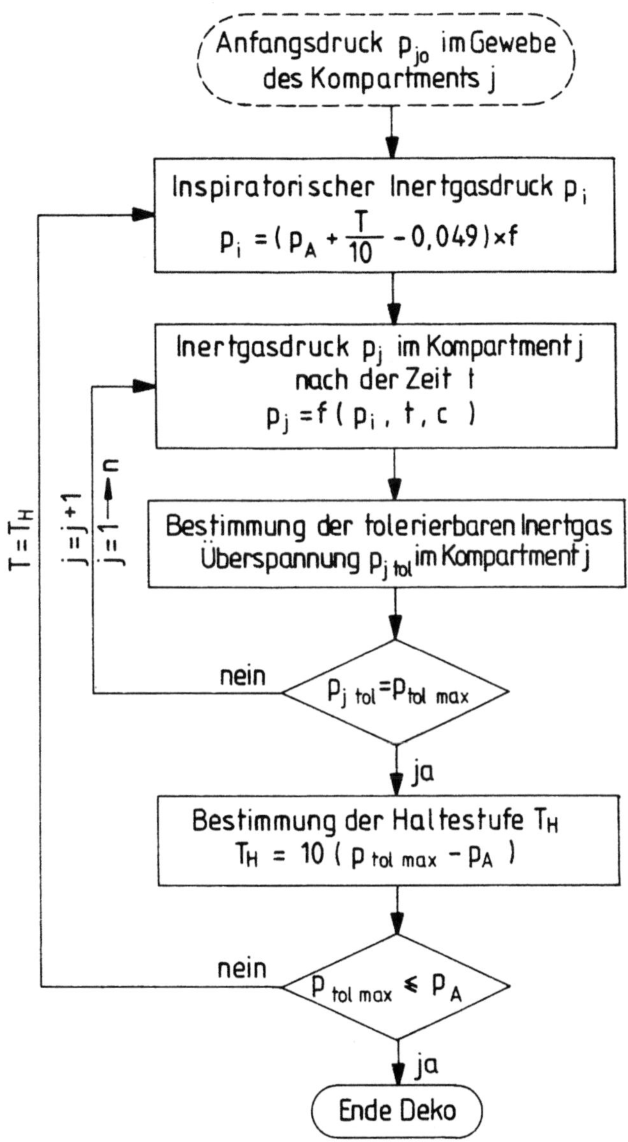

Abb 11.5. Flußdiagramm zur Berechnung von Austauchtabellen

Aufstiegsgeschwindigkeit von 1,2 bar/min und die in der Sporttaucherei verwendeten Austauchtabellen von Bühlmann [53] gehen von 1 bar/min aus.

Die maximale Aufstiegsgeschwindigkeit hängt von der Gewebehalbwertszeit ab; nach [53] darf die Dekompressionsgeschwindigkeit für schnelle Gewebe 3 bar/min nicht überschreiten, während für langsame Gewebe die obere Grenze von 1 bar/min gilt.

Die hier angesprochenen Berechnungsmodelle für die Erstellung von

Austauchtabellen sind zwar mathematisch korrekt, haben aber eine Reihe von Eingangsvoraussetzungen und Vereinfachungen im Modell, die die Wirklichkeit nur annähernd wiedergeben können. Daher sind die Ergebnisse auch mit Unsicherheiten behaftet, die letztlich nur eine Aussage über die Eintrittswahrscheinlichkeit von Dekompressionsbeschwerden bzw. über deren Nichteintreten erlauben.

Auch ist der aktuelle Zustand des Tauchers eine unbekannte Größe, die unter sonst gleichen Randbedingungen in einem Fall zu einer völlig beschwerdefreien Dekompression führt, im anderen Fall beim gleichen Taucher aber erhebliche Dekompressionsprobleme beinhaltet.

11.3.5 Gasaustausch ungelöster Inertgase

Die vorgestellten Transportmodelle für den Inertgasaustausch und das behandelte Berechnungsschema für die Aufstellung von Austauchtabellen setzen voraus, daß das oder die Inertgase in allen Geweben in gelöster Form vorliegen. Wenn sich jedoch Gasblasen bilden, sind diese weitgehend von der Zirkulation isoliert. Sie müssen erst in das Gewebe diffundieren, um wieder in Lösung zu gehen und mit dem Blutstrom transportiert und ausgetauscht zu werden.

Die Diffusionsgeschwindigkeit bestimmt sich aus der Differenz zwischen Inertgasdruck in der Blase und Gasspannung im Gewebe. Da das Inertgas in einer entstandenen Blase zum Abtransport erst wieder in das Gewebe zurückdiffundieren muß, wird deutlich mehr Zeit für die Abgabe des Gases als für die Aufnahme benötigt. Neben dem Differenzdruck bestimmt der Diffusionskoeffizient die Diffusionsgeschwindigkeit, wobei dieser Koeffizient von den physikalischen Eigenschaften des Inertgases und dem biologischen Verhalten der Zellgewebe abhängt.

Für den Entstehungsmechanismus von Blasen im Gewebe gibt es unterschiedliche Modellvorstellungen. Verschiedene Autoren gehen davon aus, daß sich bei jeder Dekompression einige wenige Blasen in begrenzten Gewebebereichen bilden, da immer Blasenkeime als notwendige Voraussetzung für die Blasenbildung im Körper vorhanden sind. Ihre Zahl kann durch verschiedene Maßnahmen beeinflußt werden; die Verhinderung der Blasenbildung durch Reduzierung von Blasenkeimen verringert auch die Gefahr des Auftretens von Dekompressionsbeschwerden.

So begünstigen mechanische Bewegungen durch die Wirkung der Adhäsionskräfte die Blasenbildung im Gewebe (Tribologische Effekte). Es wird davon ausgegangen, daß sich Erzeugung und Vernichtung von Blasenkeimen im thermodynamischen Gleichgewicht befinden. Versuche haben gezeigt, daß vorangegangene Druckbehandlungen die Erzeugungsrate von Inertgasblasen deutlich verringern; auf der anderen Seite führt Arbeit unter Druck wegen der erhöhten Durchblutung auch zu einer erhöhten Inertgasaufnahme und damit zu einem erhöhten Risiko des Einsetzens von Dekompressionsbeschwerden.

Das Größenwachstum der Blasen wird sowohl durch einfache Druckeffekte entsprechend den bekannten Gasgesetzen bestimmt, wobei ein abnehmender Umgebungsdruck das Volumen der Blase wachsen läßt, wird aber auch durch Diffusionseffekte bei isobaren Umgebungsbedingungen beeinflußt. Nach längerem Aufenthalt unter erhöhtem Druck haben auch die Gewebe vermehrt Inertgas gelöst. Bei zu schneller Druckreduzierung auf ein neues Niveau kann das überschüssige Gas nicht allein in gelöster Form über den Blutkreislauf und die Lunge an die Umgebung abgegeben werden. Es entstehen auch Blasen im Gewebe, in die bei konstant gehaltenem Umgebungsdruck ebenfalls Inertgas diffundiert und damit die Gasblasen expandieren läßt. Dies wird in aller Regel zu Dekompressionsbeschwerden führen, die geeignet behandelt werden müssen, siehe Kapitel 12.

Bei nicht lebensbedrohenden Symptomen ist das Mittel der Wahl eine Rekompression auf 18 m mit reiner Sauerstoffatmung. Diese Maßnahme hat zwei wesentliche Effekte; einmal wird durch die Druckerhöhung die Größe der Blase reduziert entsprechend dem Boyle-Mariotte Gesetz. Zum anderen führt die reine Sauerstoffatmung zu einem erheblichen Diffusionsgefälle zwischen Inertgasblase und Gewebe unter isobaren Bedingungen, so daß sich auch dadurch das Blasenvolumen verkleinert.

Zusammenfassend läßt sich feststellen, daß der Bildungsmechanismus von Inertgasblasen im Gewebe als auslösendes Moment der Dekompressionsbeschwerden noch nicht ausreichend genug bekannt ist und erst weitere Forschungen Antworten auf eine Reihe von noch ungeklärten Fragen geben können.

11.4 Dekompressionen bei Druckluft/Nitrox Tauchverfahren

11.4.1 Normale Druckluft-Dekompression

Die Dekompression bei Druckluft- oder Nitroxtauchgängen folgt zeit- und tiefenabhängigen Austauchtabellen, deren prinzipielle Berechnung bereits behandelt wurde. Da das Drucklufttauchen weltweit das am häufigsten angewendete Tauchverfahren ist, sind auch die Dekompressionsprozeduren vielfach erprobt und weitgehend statistisch abgesichert.

Trotzdem ist auch bei strikter Einhaltung bestehender Austauchtabellen

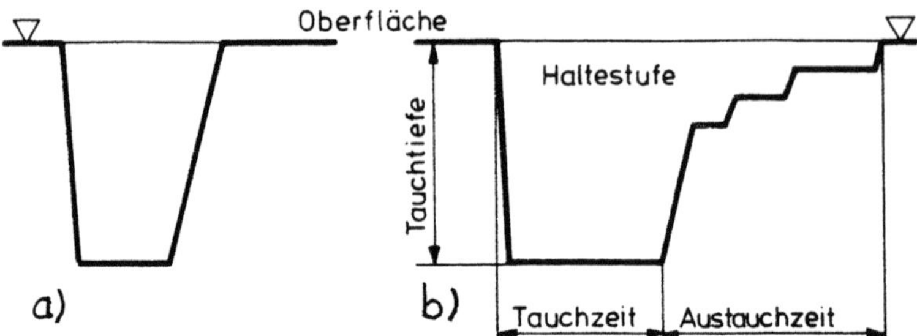

Abb 11.6. Schematischer Tauchgangsverlauf mit Dekompression
a) ohne Haltestufe, b) mit Haltestufen

das Risiko für das Auftreten von Dekompressionskrankheiten nicht ganz auszuschließen. Dazu ist das beteiligte Taucherkollektiv zu unterschiedlich und sind die anfallenden Unterwasseraufgaben zu differenziert, als daß eine Dekompressionstabelle alle Eventualitäten abdecken könnte. Die wohl bekannnste Austauchtabelle der US Marine [9] ist 1985 von Weathersby et. al. [62] untersucht worden, wobei Drucklufttauchgänge zwischen 1950 und 1970 statistisch analysiert wurden. Für Bodenzeiten bis zu einer Stunde und nicht zu großen Tiefen (< 30 m) liegt das Risiko für das Auftreten von Dekompressionsbeschwerden bei 1 bis 3%. Steigen die Tauchzeiten auf 2 und mehr Stunden, steigt das Risiko bis auf 10 bis 16% an. Für andere Austauchtabellen sind solche Risikountersuchungen bisher nicht bekannt geworden.

In Deutschland gilt die von der Tiefbau-BG herausgegebene UVV Taucherarbeiten (VBG 39) [31], die zukünftig durch die Neufassung [134] ersetzt wird. Die darin enthaltenen Austauchtabellen für Druckluft reichen bis 50 m Wassertiefe und gehen für Notfälle bis auf 60 m Tiefe.

Die amerikanischen Austauchtabellen der US Marine [9] gehen mit 58 m (190') Wassertiefe im Normalfall und 92 m (300') für Notfälle deutlich über die deutschen Vorschriften hinaus. Ähnlich liegen französische Tabellen, die bis zu 60 m Tiefe für den Normalfall reichen.

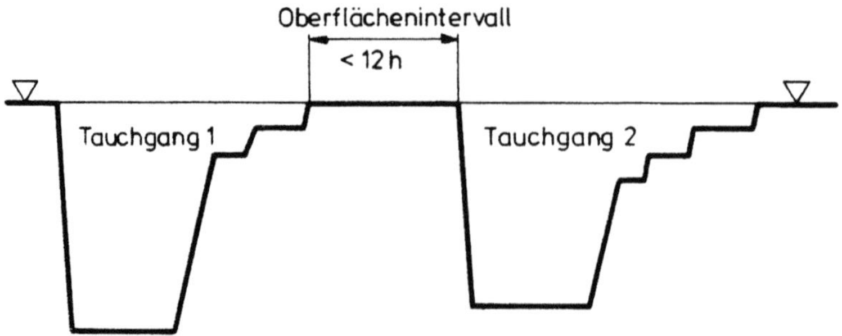

Abb 11.7. Schematischer Tauchgangsverlauf für Wiederholungstauchgänge

11.4.2 Dekompression bei Wiederholungstauchgängen

Wird in einem 12-Stundenintervall mehr als ein Tauchgang durchgeführt, spricht man von Wiederholungstauchgängen, englisch repetitive dives. Wiederholungstauchgänge verlängern die Tauchzeit, wenn ein Taucher mehrmals in einem 12-Stunden Zeitraum eingesetzt werden kann, Abb 11.7.

Jedoch ist bei Wiederholungstauchgängen zu berücksichtigen, daß sich nach Beendigung des vorangegangenen Tauchgangs noch überschüssiges Inertgas im Gewebe befindet, das an der Oberfläche weiter abgegeben wird. Je mehr Zeit für die Inertgasabgabe an der Oberfläche bleibt, d.h. je länger das Oberflächenintervall zwischen zwei Tauchgängen ist, desto mehr Überschußgas kann abgegeben werden. Neben dem Oberflächenintervall spielt die Tauchtiefe des folgenden Tauchgangs eine Rolle. Je tiefer der Wiederholungstauchgang geht, desto geringer ist der Einfluß des vorangegangenen Tauchgangs.

Für Wiederholungstauchgänge werden die jeweiligen nationalen Dekompressionstabellen benutzt, wobei die Stickstoffvorbelastung für den nachfolgenden Tauchgang sehr unterschiedlich berücksichtigt wird.

Die amerikanische Vorgehensweise berücksichtigt den vorangegangenen Tauchgang durch Bestimmung einer sog. Reststickstoffzeit, englisch Residual Nitrogen Time (RNT), die der aktuellen Tauchzeit des folgenden Tauchgangs dazugeschlagen wird. Mit dieser fiktiven Tauchzeit und der aktuellen Tauchtiefe wird das Dekompressionsprofil aus den normalen Austauchtabellen für den Wiederholungstauchgang bestimmt [9]. Nach diesem Prinzip verfährt auch die britische Marine [63] oder die in der Sporttaucherei verbreiteten Austauchtabellen von Bühlmann [53]. Die skizzierte Vorgehensweise macht deutlich, daß bei diesem Verfahren der Einfluß des vorangegangenen Tauchgangs recht genau mit eingeht. Jedoch ist nicht zu übersehen, daß durch die nicht ganz einfache Handhabung etliche Fehlermöglichkeiten gegeben sind.

Die französische Vorgehensweise zur Berücksichtigung von Wiederholungstauchgängen [133] benutzt eine Tabelle, die in Abhängigkeit von Oberflächenintervall und Tiefe des folgenden Tauchgangs Restzeiten enthält, die dem Wiederholungstauchgang zur Bestimmung des Dekompressionsprofils dazu geschlagen werden. Dieses Verfahren unterscheidet sich damit prinzipiell nicht von den bereits oben beschriebenen.

Die französischen Tabellen bieten auch die Möglichkeit der Berücksichtigung verschiedener Arbeitstiefen während eines Tauchganges. Dazu wird aus erster Bodenzeit und erster Arbeitstiefe ein Koeffizient C 1 ermittelt und für die zweite Bodenzeit und zweite Arbeitstiefe der Koeffizient C 2. Aus

Tabelle 11.1. Wiederholungstauchgänge nach [64]

Dauer des Oberflächenintervalls in h	zu berücksichtigende Tauchzeit
< 3	$T_2 + T_1$
3 6	$T_2 + 0{,}5\ T_1$
6 12	$T_2 + 0{,}25\ T_1$
> 12	T_2

der Summe der beiden Koeffizienten und den beiden Bodenzeiten leitet sich eine äquivalente Arbeitstiefe ab, die zusammen mit den addierten Bodenzeiten das erforderliche Dekompressionsprofil ergibt.

Die deutsche Vorgehensweise bei Wiederholungstauchgängen ist in der noch gültigen UVV Taucherarbeiten [31] geregelt und geht bei Mehrfachtauchgängen innerhalb des 12-Stundenintervalls sehr konservativ vor. Zur Festlegung des Dekompressionsprofils des Wiederholungstauchganges werden die Tauchzeiten der vorangegangenen Tauchgänge addiert und die größte Tiefe benutzt. Oberflächenzeiten zwischen den Tauchgängen werden nicht berücksichtigt. In der Neufassung der VBG 39 [134] wird die französische Vorgehensweise [133] vorgeschlagen, aber auch die oben beschriebene in [31] ist erlaubt.

Ein etwas modifiziertes Verfahren bei Wiederholungstauchgängen wird im Bereich der Bundeswehr praktiziert [64]. Das Oberflächenintervall wird hierbei in der Weise berücksichtigt, daß in Abhängigkeit von der Oberflächenzeit die vorangegangene Tauchzeit entsprechend Tabelle 11.1 eingeht. Bei einem Oberflächenintervall bis zu 3 Stunden deckt sich die Vorgehensweise genau mit der eben beschriebenen in [31] für gewerbliche Taucherarbeiten.

Die unterschiedliche Behandlung von Wiederholungstauchgängen bei der Bestimmunng der Austauchzeiten für den Folgetauchgang soll an Hand des umseitigen Beispiels aufgezeigt werden.

Tabelle 11.2. Vergleich von Austauchzeiten bei Wiederholungstauchgängen

	Amerikan. Standard	Französis. Standard	Deutscher Standard B. Marine	Deutscher Standard VBG 39
Deko.Profil (Tiefe/Zeit)	100'/30	30/30	33/40	33/65
Austauchzeit in min	5	12:15	25	70
Zeitverhältnis zum amerikan. Standard	1	2,4	5	14

1. Tauchgang: Tauchtiefe 31 m, Tauchzeit 43 Minuten, Oberflächenintervall 5 Stunden.

2. Tauchgang: Tauchtiefe 29 m, Tauchzeit 18 Minuten.
Gefragt ist nach dem Austauchprofil des 2. Tauchgangs ?

Die Ergebnisse nach den verschiedenen Verfahren sind in Tabelle 11.2 zusammengestellt. Für das obige Beispiel ergeben sich für den gleichen Wiederholungstauchgang Austauchzeiten zwischen 5 und 70 Minuten bzw. ein Verhältnis von 1 : 14.

11.4.3 Druckluftdekompression im Wasser unter Einsatz von Sauerstoff

Eine Möglichkeit zur Verringerung der Dekompressionszeiten, die bei längeren Taucheinsätzen erheblich sein können, ist die Verwendung von reinem Sauerstoff anstelle von Druckluft. Während der Dekompression mit Druckluft werden dem Taucher immerhin noch fast 80% Stickstoff zugeführt, wenn auch unter geringerem Umgebungsdruck. Bei Einsatz von Sauerstoff entfällt die Inertgaskomponente im Atemgas und der Diffusionsgradient zwischen dem Stickstoff im Gewebe und dem nur Sauerstoff enthaltenden Atemgas fällt stark ab mit der Folge der schnelleren Abgabe des Inertgasanteils Stickstoff über die Lunge aus dem Körper.

Dieses Verfahren wird beispielsweise bei der US Marine im Zusammenhang mit Mischgasdekompressionen angewendet [9] oder in der französischen Tauchindustrie zur Optimierung von Austauchprozeduren nach Drucklufttauchgängen, siehe Abb 11.8. Da der Dekompressionsvorgang nach dem Arbeitseinsatz im Wasser stattfindet, ist besonderes Augenmerk auf die Gefahr einer Sauerstoffvergiftung zu richten. Daher darf reiner Sauerstoff erst von einer bestimmten Haltestufe an verwendet werden. Bevor also der Gaswechsel von Luft auf Sauerstoff vorgenommen wird, erfolgt die Überprüfung des sich einstellenden Sauerstoffpartialdruckes; dies umso mehr, wenn der Taucher vorher schwere körperliche Arbeit zu

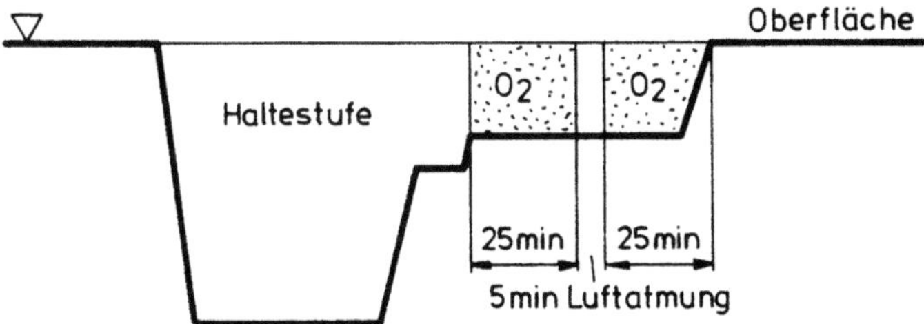

Abb 11.8. Schematischer Tauchgangsverlauf bei Sauerstoffdekompression

leisten hatte. Tolerierbare Partialdrücke in Abhängigkeit von der Einsatzzeit gibt Abb 5.6.

Die französischen Austauchtabellen [133] sehen ein Umschalten von Luft auf Sauerstoff bei Erreichen der 6 m-Haltestufe (Oxy/6m) vor unter Fortfall der sonst üblichen 3 m-Haltestufe. Eine Variante ist der Einsatz von Sauerstoff bereits auf der 12 m-Haltestufe(Oxy/12m), wobei die folgenden Dekompressionsstufen (9 und 6 m) nur mit O_2 weitergeführt werden.

Die Sauerstoffdekompression bringt deutliche Einsparungen an Austauchzeit gegenüber Druckluft bzw. führt zu deutlichen Verlängerungen der Tauchzeiten. Je nach Tauchzeit und -tiefe ergibt sich maximal eine Halbierung der Austauchzeit bzw. Verlängerung der Einsatzzeit unter Wasser. Dabei liegen die größten Gewinne bei der Oxy/12m-Prozedur.

Während die UVV Taucherarbeiten in ihrer alten Fassung keinen Einsatz von Sauerstoff vorsieht, wird in der neuen Fassung [134] die Oxy/6m Tabelle zur Dekompression in den Vordergrund gestellt.

Grundsätzlich ist zur Vermeidung von Sauerstoffvergiftungen, insbesondere wenn es sich um längere O_2-Phasen handelt, nach jeweils 20 bis 30 Minuten eine Erholungsphase von 5 Minuten einzulegen, in der Luft geatmet wird. Diese Phasen zählen nicht zur geforderten Sauerstoffzeit und verlängern somit die gesamte Dekompressionsdauer. Zu den technischen Voraussetzungen bei der Handhabung mit reinem Sauerstoff wird auf die Abschnitte 7.6 und 9.4 verwiesen.

11.4.4 Oberflächendekompression mit Sauerstoff/Druckluft

In der internationalen Tauchpraxis ist ein häufig angewendetes Dekompressionsverfahren die Benutzung der Oberflächendekompression unter Einsatz von Sauerstoff oder Druckluft. Voraussetzung dafür ist eine geeignete Druckkammer an der Oberfläche und entsprechendes Bedienungs-

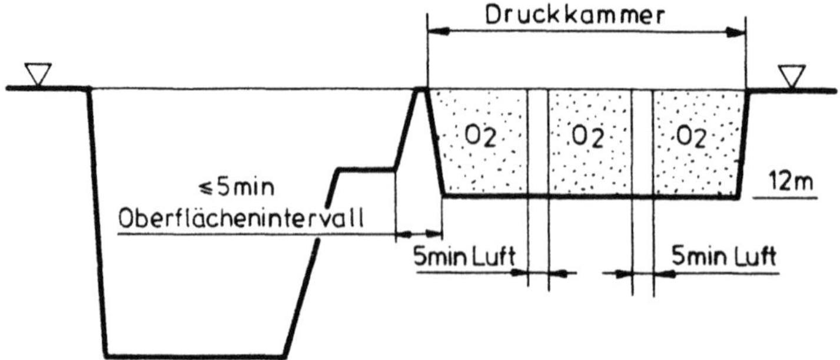

Abb 11.9. Schematischer Tauchgangsverlauf mit Oberflächendekompression

personal. Das Verfahren läuft prinzipiell so ab, daß der Taucher nach Beendigung seines Unterwassereinsatzes unter Einhaltung von nur ein oder zwei Haltestufen im Wasser direkt zur Oberfläche aufsteigt. Hier wird die Tauchausrüstung abgelegt und der Taucher in der vorbereiteten Kammer sofort wieder rekomprimiert, siehe Abb 11.9.

Das nicht zu umgehende Oberflächenintervall für den Umstieg in die Kammer ist die kritische Phase dieses sonst eleganten Verfahrens. Da die Dekompression zu diesem Zeitpunkt bei weitem noch nicht abgeschlossen ist, stehen die Gewebe unter erheblichen Inertgasüberspannungen, die zu ersten Dekompressionsbeschwerden führen können. Damit muß der Zeitraum vom Verlassen der letzten Haltestufe im Wasser über den Umstieg in die Kammer bis zum Erreichen des gewünschten Kammerdrucks so klein wie möglich sein. Dieses Oberflächenintervall ist auf maximal 3 bis 5 Minuten zu begrenzen, wobei das kürzere Intervall anzustreben ist.

Sobald der Taucher die Druckkammer an der Oberfläche erreicht hat, wird diese mit Druckluft auf 2,2 bar komprimiert und er über das BIBS-System mit Sauerstoff versorgt. Nach Beendigung der Dekompression wird die O_2-Atmung nach [9] in 2 Minuten auf Oberflächendruck reduziert, nach [133] und der Neufassung der VBG 39 [134] in 6 Minuten. Der Vorteil dieses Verfahrens ist die Dekompression in einer laufend überwachten, wetterunabhängigen Kammeratmosphäre, wo bereits in der Kammer die Versorgung und Betreuung des Tauchers beginnen kann.

Der Nachteil des Oberflächenintervalls kann bei Einsatz einer geschlossenen Taucherglocke vermieden werden. Die Taucherglocke bietet die Dekompressionsmöglichkeit auf die 12 m-Haltestufe, unabhängig vom aktuellen Umgebungsdruck. An der Oberfläche wird die Glocke an die Druckkammer angekoppelt und die Taucher steigen über, um hier mit Sauerstoff die Dekompression weiter fortzusetzen [65].

Steht kein Sauerstoff zur Verfügung oder ist die Sauerstoffversorgung ausgefallen, kann die Oberflächendekompression auch mit Druckluft durchgeführt werden. In diesem Falle erfolgt nach [9] der Übergang von der 6m-Haltestufe im Wasser auf die gleiche Haltestufe in der Druckkammer. Diese Stufe wird im Verlauf des Dekompressionsprozesses noch einmal um die Hälfte auf 3 m abgesenkt. Die französischen Vorschriften [133] sehen bei Ausfall der O_2-Versorgung die Fortführung der Dekompression nach der Drucklufttabelle für die gleiche Tauchtiefe vor. Auch hier muß die Schutzfunktion einer Kammer für den Taucher hervorgehoben werden, wenn beispielsweise aufkommendes Wetter oder Seegang das Einhalten der 3 m-Dekompressionsstufe im Wasser unmöglich macht.

Die Behandlung mit Sauerstoff birgt immer die Gefahr von O_2 - Vergiftungen. Um dem vorzubeugen wird die Sauerstoffatmung durch 5 minütige Erholungsphasen mit Luft unterbrochen. Verträgt ein Taucher keinen reinen Sauerstoff mehr, bietet [9] entsprechende Austauchtabellen mit Luft als Atemgas.

Während die bisherigen deutschen Vorschriften [31] keine Oberflächendekompression mit Sauerstoff vorsahen, ist diese Vorgehensweise in der neuen Fassung der VBG 39 [134] erlaubt.

11.4.5 Dekompression bei der Verwendung von Nitrox

Eine weitere Möglichkeit der Verlängerung von Tauchzeiten bzw. der Verkürzung von Dekompressionszeiten ist das unter Abschnitt 9.6 beschriebene Tauchverfahren mit Nitrox. Nitrox als Gemisch aus Sauerstoff und Stickstoff hat in der Regel einen höheren Sauerstoffanteil als Luft. Mehr Sauerstoff bedeutet weniger Stickstoff im Atemgas und damit eine geringere Inertgasbelastung gegenüber Luft, siehe Abb 11.10.

Für Atemgase wie Nitrox in seinen verschiedenen Konzentrationsverhältnissen liegen keine Austauchtabellen vor; doch können durch Umrechnung der aktuellen Tauchtiefe in eine äquivalente Tiefe die vorhandenen Austauchtabellen für Druckluft benutzt werden.

Mit Hilfe der sog. äquivalenten Drucklufttiefe, englisch equivalent air depth (EAD), wird das gesuchte Austauchprofil für ein gegebenes Nitroxgemisch bestimmt. Die äquivalente Drucklufttiefe ermittelt sich zu:

$$\mathrm{EAD} = \frac{N \cdot (T + 10)}{79} - 10 \quad \text{in m.} \qquad (11.12)$$

Darin bedeuten: N = Stickstoffanteil des Nitroxgemisches in %
T = aktuelle Tauchtiefe in m

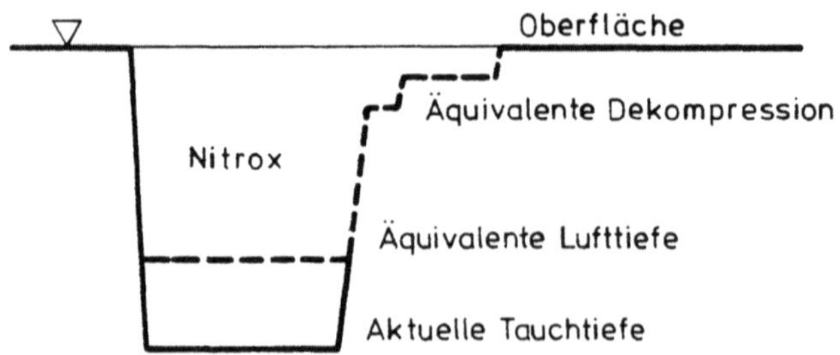

Abb 11.10. Schematischer Tauchgangsverlauf bei Einsatz von Nitrox

Tabelle 11.3. Vergleich Nitrox - Druckluft

	Nitrox 40/60 äquiv. Tiefe: 16,6 m	Druckluft (21/79) aktuelle Tiefe: 25 m
Tabellenwert (VBG 39) in m	18	27
Erlaubte Tauchzeit in min	130	65
Dekompressionsprofil	18/130	27/65
Austauchzeit in min	35	35
Unter Annahme einer gleichen Tauchzeit von 65 min wird:		
Dekompressionsprofil	18/70	27/65
Austauchzeit in min	5	35

Beispiel: In 25 m Wassertiefe wird ein Nitroxgemisch 40/60 verwendet. Welches Austauchprofil ist zu wählen ?

Um die Austauchtabellen der VBG 39 [31] für Druckluft benutzen zu können, muß die aktuelle Tauchtiefe von 25 m in eine äquivalente Lufttiefe nach (11.12) umgerechnet werden.

Gegeben sind: Stickstoffanteil N im Nitrox beträgt 60%,
aktuelle Tauchtiefe 25 m.

$$\text{EAD} = \frac{60 \cdot (25 + 10)}{79} - 10 = 16{,}58 \text{ m, aufgerundet } 16{,}6 \text{ m.}$$

Antwort: Entsprechend dem geringeren Stickstoffanteil im Nitrox wird anstelle der aktuellen Wassertiefe nur die berechnete, fiktive Tiefe von 16,6 m für die Festlegung des Austauchprofils angesetzt. Den Gewinn an Tauchzeit bzw. Dekompressionszeit zeigt Tabelle 11.3. Danach läßt sich entweder bei gleicher Dekompressionszeit die Tauchzeit bei Einsatz von Nitrox 40/60 auf 130 Minuten verdoppeln oder unter Annahme gleicher Tauchzeit von 65 Minuten die Dekompressionszeit von 35 auf nur noch 5 Minuten verkürzen.

Tabelle 11.4. Umrechnung der Haltestufen beim Nitroxtauchen in m

Haltestufen Druckluft 21/79	Haltestufen Nitrox 32,5/67.5	Haltestufen Nitrox 40/60
3	5	7
6	9	11
9	12	15
12	16	19

Bei der Dekompression mit Nitroxgemischen ist zu beachten, daß die Haltestufen der Drucklufttabelle entsprechend dem benutzten Gemisch umgerechnet werden müssen, da auch auf den Haltestufen die gleichen Stickstoffpartialdrücke einzuhalten sind. So entspricht beispielsweise die 3 m-Haltestufe für Druckluft einer 7 m-Stufe für Nitrox 40/60, siehe Tabelle 11.4. Der Stickstoffpartialdruck beträgt in beiden Fällen 1,03 bar.

Es wurde bereits darauf hingewiesen, daß mit weiterer Erhöhung des Sauerstoffanteils und damit Verringerung der Stickstoffkomponente Tauchzeiten verlängert bzw. Dekompressionszeiten verkürzt werden können. Dem steht aber die wachsende Gefahr einer Sauerstoffvergiftung durch zu hohe Sauerstoffpartialdrücke gegenüber, siehe Abb 5.6.

Bei einem möglichen Ausfall der Nitroxversorgung kann ohne Schwierigkeiten auf Druckluft umgeschaltet werden; die Dekompression erfolgt dann nach den normalen Austauchtabellen für Druckluft wie z.B. [31].

11.4.6 Dekompression beim Tauchen in Medien dichter als Wasser

Ein Sonderfall ist das Tauchen in Medien dichter als Wasser; dies kann beispielsweise Wasser mit einem hohen Schwebstoffanteil sein, dünnflüssiger Beton oder eine andere chemische Substanz. Im Bereich der Chemie sind Taucheinsätze in gefüllten Chemikalientanks durchaus nichts Ungewöhnliches.

Eine höhere Dichte der Flüssigkeit bedeutet einen höheren statischen Druck in der aufgesuchten Tiefe und damit eine höhere Inertgasaufnahme gegenüber Wasser. Die Dekompression erfolgt nach den normalen Austauchtabellen für Druckluft, wobei allerdings von einer fiktiven Tauchtiefe entsprechend der höheren Dichte des Mediums ausgegangen wird. Damit ist immer eine größere Tiefe anzusetzen als der aktuellen entspricht.

Die fiktive Tiefe T' ist in erster Näherung:

$$T' = \rho_M / \rho_W \cdot T \text{ in m.} \qquad (11.13)$$

Darin bedeuten:
ρ_M = Dichte des Tauchmediums in kg/m^3
ρ_W = Dichte von Wasser in kg/m^3
T = aktuelle Tauchtiefe in m

Beispiel: Am Boden eines 15 m tiefen Chemikalientanks, der mit Glyzerin ($\rho = 1260\ kg/m^3$) gefüllt ist, muß eine Reparatur durchgeführt werden. Welches Dekompressionsprofil nach [31] ist zu wählen ?

Die fiktive Tiefe wird $T' = 1260/1000 \cdot 15 = 18,9$ m.

Die Dekompression nach [31] erfolgt für den Tabellenwert 21 m.

11.5 Dekompressionen bei Einsatz von Mischgasen

11.5.1 Einführung

Bei Taucheinsätzen tiefer als 50 bis 60 m muß der Stickstoffanteil durch ein weniger narkotisierendes Inertgas ersetzt werden, das in aller Regel Helium ist. Im folgenden werden die Dekompressionsaspekte der drei Mischgastauchverfahren behandelt, die bereits in Kapitel 9 vorgestellt wurden:
- Autonomes Tauchen (Kreislaufgerät)
- Schlauchversorgtes Tauchen
- Tauchen mit offener oder geschlossener Tauchglocke (bell bounce)

Steht eine Dekompressionskammer an der Oberfläche zur Verfügung, so kann bei einem Überschreiten der geplanten Arbeitszeiten in die Sättigung übergegangen und nach Sättigungsprozeduren dekomprimiert werden.

Dekompressionsunterlagen für Mischgastaucheinsätze sind nur sehr begrenzt frei verfügbar. Im wesentlichen kann auf Tafeln der US Navy [9] und den in 1992 herausgegebenen französischen Austauchtabellen [133] zurückgegriffen werden. Die einschlägige deutsche Unfallverhütungsvorschrift [31] sieht keine Mischgaseinsätze vor. Sind solche geplant, bedürfen sie einer besonderen Genehmigung. In der Bergverordnung [78] wird der Einsatz von Mischgas erlaubt mit der Maßgabe des Einsatzes von Dekompressionstabellen, die nach dem Stand der Tauchtechnik unbedenklich sind.

11.5.2 Dekompression beim autonomen Mischgastauchen

Tauchgänge in Tiefen größer 50 m mit autonomen Leichttauch- oder Kreislaufgeräten erfordert Mischgase entsprechend der Tiefe. Allerdings verbietet der begrenzte Atemgasvorrat längere Aufenthaltszeiten.

Verfügbare Austauchtabellen für autonomes Mischgastauchen bietet die US Marine in [9], die allerdings nur für ein festes Helioxgemisch 32/68 gelten. Die Austauchtabellen, die wie für Luft aufgebaut sind, decken einen Tiefenbereich bis 55 m (180 ') ab bei einer max. Tauchzeit von 30 Minuten. Weiterhin ist auch eine Dekompression mit Sauerstoff möglich. Nach der Haltestufe auf 12 m wird beim weiteren Aufstieg das Helioxgemisch innerhalb von 2 Minuten auf Sauerstoff umgeschaltet und damit ausgetaucht.

Die französischen Dekompressionsvorschriften [133] bieten Mischgastabellen für verschiedene Helioxgemische unter Einsatz von Sauerstoff bei 6 m (Heliox/Oxy/6m) und ab 12 m (Heliox/Oxy/12m), wobei die letztere allerdings nur bei Einsatz einer offenen Tauchglocke erlaubt ist. Die Heliox/Oxy/6m- Tabellen sind nach Tauchtiefe und Helioxgemisch von 30% bis 18%

O_2 unterteilt. Die Tauchtiefen reichen von 30 m bis 69 m mit max. Tauchzeiten von 130 min bis zu 39 m und bei Verwendung eines Gemisches zwischen 18% und 20% Sauerstoffanteil bis 50 min bei einer Tiefe von 69 m.

11.5.3 Dekompressionen beim schlauchversorgten Mischgastauchen

Das schlauchversorgte Mischgastauchen ist ein gängiges Verfahren in der kommerziellen Taucherei für größere Tiefen.
Die internationalen Tauchunternehmen haben sehr oft eigene firmenspezifische Austauchtabellen, die aber nicht frei verfügbar sind. Verfügbar sind dagegen neuerdings französische Dekompressionstabellen [133] und die bekannten Tabellen der US Marine [9] für schlauchversorgtes Mischgastauchen. Das bereits in 11.5.2 beim autonomen Mischgastauchen beschriebene Verfahren des Heliox/Oxy/6m mit O_2-Atmung bei Erreichen der 6 m Stufe gilt auch hier.
Die US Marine [9] bietet insgesamt 4 Vorgehensweisen bei der schlauchversorgten Mischgasdekompression an:

a) US Marine - Dekompression im Wasser (USN I/W)
b) US Marine-Oberflächendekompression (USN SurD)
c) Kommerzielle Oberflächendekompression (Com SurD)
d) Firmenspezifische Oberflächendekompression

Alle 4 Verfahren setzen Sauerstoff zur Dekompression ein, wobei bis auf das erste Verfahren immer eine Druckkammer an der Oberfläche notwendig ist. Die ersten drei Dekompressionsverfahren a bis c basieren auf den oberflächenversorgten Mischgastabellen der US Marine [9], die jeweils in ihrem letzten Austauchschritt modifiziert sind.

Ein wesentliches Merkmal dieser Austauchtabellen ist die abweichende Gliederung nach dem Partialdruck der Inertgasanteile und nicht wie sonst bei Austauchtabellen üblich nach der Tauchtiefe. Zur Bestimmung des De-

Tabelle 11.5. Tolerierbare O_2-Einwirkungszeiten nach [9, 133 und 136] in Abhängigkeit vom Sauerstoffpartialdruck

O_2 pp in bar	O2-Zeit n. [9]	O2-Zeit n. [133]	O2-Zeit n. [136]
1.6	30 min	180 min	45 min
1,5	40 min		120 min
1,4	50 min	240 min	150 min
1,3	60 min		180 min
1,2	80 min	300 min	210 min
1,1	120 min		240 min
1,0	240 min	360 min	300 min
0,9		480 min	360 min

kompressionsprofils ist sowohl die Tauchtiefe als auch die Atemgaszusammensetzung ausschlaggebend, um den Inertgaspartialdruck zu ermitteln. Als Atemgas ist Heliox zugrunde gelegt, wobei sich der Sauerstoffanteil aus Tabelle 11.5 ergibt. Hier sind in Abhängigkeit vom Sauerstoffpartialdruck die tolerierbaren Einwirkungszeiten = Tauchzeiten nach US Standard [9], französischen Vorschriften [133] sowie Vorschlägen der NOAA [136] zusammengestellt. Dabei fallen die deutlich höheren tolerierbaren Einwirkungszeiten der jüngsten französischen Vorschriften ins Auge.

Bei der Planung eines Tauchgangs und des einzusetzenden Mischgases nach US Standard ist entweder ein entsprechendes Helioxgemisch vorhanden, dessen aktueller O_2-Partialdruck unter Berücksichtigung von Tauchtiefe und -zeit nach [9] Tabelle 11.5 zu kontrollieren ist; im anderen Fall wird in Abhängigkeit von der Tauchzeit der erlaubte O_2-Partialdruck gewählt und danach der Sauerstoffanteil berechnet, wobei nach unten abzurunden ist.

Beispiel: Es soll ein Tauchgang für 45 min auf 85 m Tiefe durchgeführt werden. Welche Atemgaszusammensetzung ist zu wählen ?

Der erlaubte O_2-Partialdruck nach [9] Tab.11.5 beträgt 1,4 bar (50 min)

Die O_2-Konzentration ergibt sich damit nach 6.2.3 zu: $\frac{1,4 \text{ bar}}{9,5 \text{ bar}} = 0,1474.$

O_2-Anteil abgerundet: 14 % O_2; Gewähltes Mischgas: Heliox 14/86

Das für dieses Beispiel gewählte Mischgas mit 14% Sauerstoff ist an der Oberfläche nicht mehr atembar. Daher wird bei allen Atemgasen mit weniger als 16% O_2 so verfahren, daß zum Abtauchen bis auf 12 m (40') Luft benutzt wird, die dann gegen das gewünschte Mischgas ausgetauscht wird.

Die in [9] angegebenen Austauchtabellen der US Marine für Mischgastauchgänge decken für Normaleinsätze einen Tiefenbereich bis etwa 100 m bei 30 min Tauchzeit ab; für Ausnahmefälle sind die Tabellen bis auf 120 m Tiefe und 240 min Tauchzeit weitergeführt.

a) US Marine-Dekompression im Wasser (USN I/W)

Dieses Dekompressionsverfahren der US Marine [9] benötigt keine Druckkammer an der Oberfläche, jedoch muß eine Sauerstoffversorgung vorhanden sein. Abb 11.11 zeigt den schematischen Dekompressionsverlauf. Die Bestimmung des Dekompressionsprofils erfolgt nach Inertgaspartialdruck und Tauchzeit, wobei bei Zwischenwerten wie üblich der nächst höhere Tabellenwert zu wählen ist.

In den Austauchtabellen wird die Auftauchzeit bis zur ersten Haltestufe angegeben, so daß damit die Auftauchgeschwindigkeit bestimmt werden

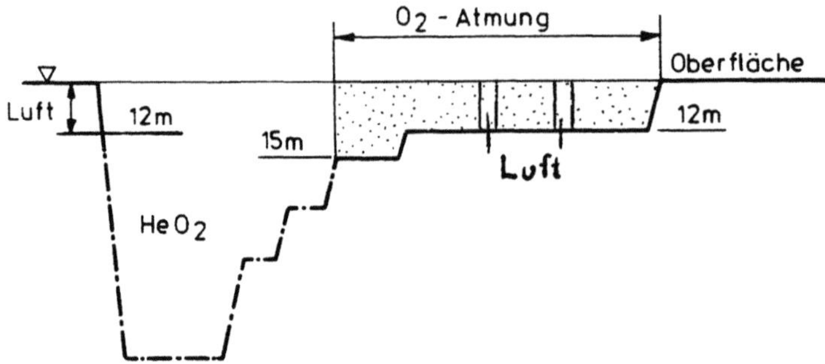

Abb 11.11. Schematischer Tauchgangsverlauf mit Dekompression im Wasser

kann. Von der ersten Haltestufe an erfolgt dann das Auftauchen mit einer Geschwindigkeit von maximal 18 m/min wie bei der Druckluftdekompression. Die Auftauchzeit bis zur nächsten Haltestufe ist jeweils mit in der Haltezeit eingeschlossen. Nach Erreichen der 15 m bzw. 12 m-Stufe wird im Wasser das Atemgas von Heliox auf Sauerstoff umgeschaltet; für diesen Gaswechsel sind 3 Minuten vorgesehen, siehe auch Beispiel 1 in 11.5.4.

Bei Einsatztiefen um 50 m und Tauchzeiten von etwa 1 bis 2 Stunden beträgt nach [9] die Haltezeit auf der 15/12 m-Stufe im Wasser unter reiner Sauerstoffatmung rund 1,5 Stunden. Das Risiko einer Sauerstoffvergiftung während dieser Dekompressionsphase bei einem O_2-Partialdruck von 2,2 bar ist erheblich. Daher ist nach spätestens 30 min Sauerstoffatmung jeweils eine Erholungsphase von 5 Minuten einzulegen, während der auf Luft umgeschaltet wird.

b) US Marine-Oberflächendekompression (USN SurD)

Die Austauchtabellen in [9] gelten sowohl für das Mischgastauchen mit Dekompression im Wasser als auch für die Oberflächendekompression in einer Druckkammer. Das Auftauchen geschieht in gleicher Weise nach dem

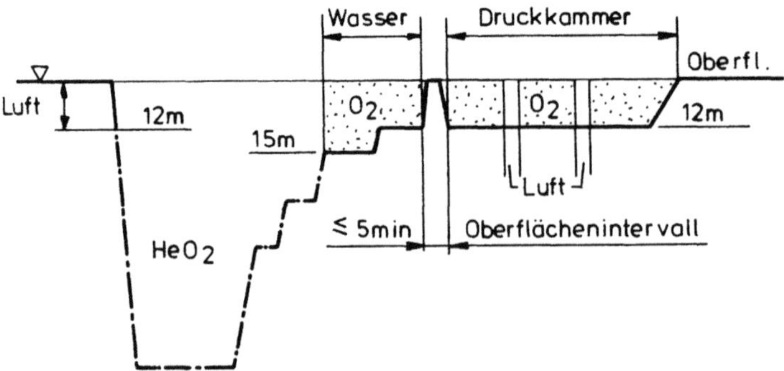

Abb 11.12. Schematischer Tauchgangsverlauf mit Oberflächendekompression

gleichen Dekompressionsprofil bis zur 15 m-Haltestufe im Wasser, wo auf Sauerstoff umgeschaltet wird. Die gleiche Zeit wird auf der 12 m-Haltestufe verbracht, um danach innerhalb des 5 minütigen Oberflächenintervalls für den Übergang in die Druckkammer die Dekompression weiterzuführen. Die Druckkammer ist mit Druckluft auf ebenfalls 12 m Tiefe komprimiert, wobei die Taucher aber über das BIBS-System mit reinem Sauerstoff weiter dekomprimiert werden.

Die kritische Phase ist wie bei allen Oberflächendekompressionen ohne Tauchglocke der Übergang aus dem Wasser in die Druckkammer, der 5 Minuten nicht überschreiten darf. Auf das erhöhte Risiko des Auftretens von möglichen Dekompressionsbeschwerden wurde mehrfach hingewiesen.

Ähnlich wie beim Dekompressionsverfahren unter a können in Abhängigkeit von Tauchtiefe und -zeit Haltezeiten auf der 12 m-Stufe von rund 1,5 Stunden erforderlich werden. Im Gegensatz zur Dekompression im Wasser befindet sich aber der Taucher jetzt in einer trockenen und laufend überwachten Kammer.

Hier wird nach jeweils 30 Minuten Sauerstoffatmung eine Erholungsphase von 5 Minuten eingelegt, siehe Beispiel 2 in 11.5.4, während der der Taucher Luft aus der Kammeratmosphäre atmet.

Wiederholungstauchgänge sind beim schlauchversorgten Mischgastauchen nicht erlaubt, d.h. ein nächster Tauchgang darf erst in 12 h erfolgen.

c) Kommerzielle Oberflächendekompression (Com SurD)

Die kommerzielle Oberflächendekompression basiert ebenfalls auf den Austauchtabellen für Mischgas der US Marine in [9] und weist viele Parallelen mit dem unter b beschriebenen Verfahren der Oberflächendekompression (USN SurD) auf, siehe Abb 11.13. Ein wesentlicher Unter-

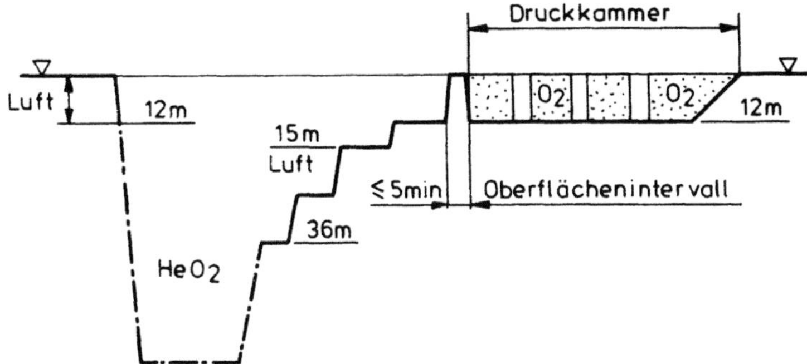

Abb 11.13. Tauchgangsverlauf mit kommerzieller Oberflächendekompression

schied liegt jedoch bei dieser Vorgehensweise darin, daß im Wasser kein Umschalten auf Sauerstoff erfolgt und damit das Risiko einer möglichen Sauerstoffvergiftung im Wasser entfällt.

Beim Erreichen einer Tiefe von 36 m (120') oder der ersten Haltestufe, wenn diese flacher ist, wird von Mischgas auf Luft umgeschaltet. Durch die laufende Kommunikation mit dem Taucher läßt sich leicht feststellen, wann die durch das Mischgas bedingte Sprachverzerrung aufhört und damit der Gaswechsel abgeschlossen ist.

Da die Sauerstoffatmung auf den 15 und 12 m-Haltestufen im Wasser entfällt, müssen diese durch den Einsatz von Druckluft verlängert werden; dazu werden die Haltezeiten in erster Näherung verdoppelt.

Die kritische Phase des Oberflächenintervalls vom Übergang aus dem Wasser in die Druckkammer darf ebenfalls 5 Minuten nicht überschreiten. Die anschließende Sauerstoffatmung auf 12 m in der Kammer geschieht über das BIBS-System und wird gegenüber Verfahren b bereits nach jeweils 20 Minuten Sauerstoffatmung für 5 Minuten unterbrochen, um die Gefahr einer Sauerstoffvergiftung möglichst gering zu halten. Diese Erholungsintervalle zählen nicht mit zur angegebenen Dekompressionszeit in [9], siehe auch Beispiel 3 in 11.5.4. Wiederholungstauchgänge sind nicht erlaubt; die Zeit zwischen zwei Tauchgängen muß hier sogar 18 Stunden betragen.

d) Firmenspezifische Oberflächendekompression

Die prinzipielle Vorgehensweise bei firmenspezifischen Mischgasdekompressionen wird am Beispiel des Verfahrens eines international arbeitenden, amerikanischen Tauchunternehmens demonstriert. Die eingesetzten Dekompressionsprozeduren lassen sich noch am ehesten mit dem unter c

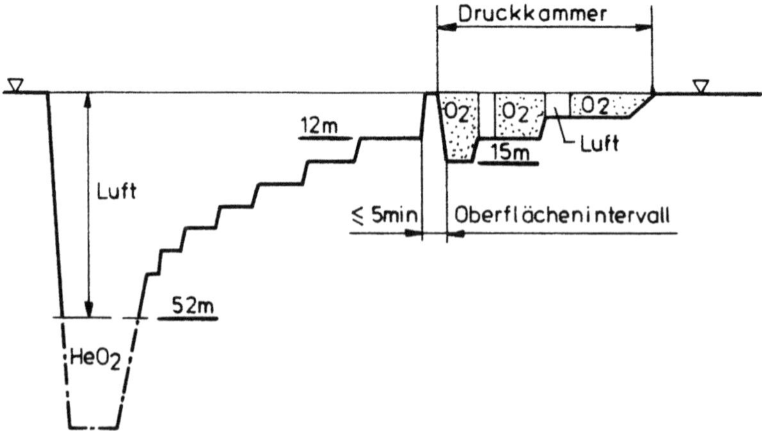

Abb 11.14. Schematischer Tauchgangsverlauf unter Verwendung eines firmenspezifischen Oberflächendekompressionsverfahrens

beschriebenen kommerziellen Oberflächendekompressionsverfahren (Com SurD) vergleichen, siehe Abb 11.14.

Das Abtauchen erfolgt mit Druckluft als Atemgas; nach Erreichen einer Tiefe zwischen 12 und 52 m, je nach Sauerstoffanteil des Bodengases, wird auf Heliox umgeschaltet. Die Zusammensetzung des Bodengases bestimmen Tauchzeit und -tiefe, ähnlich der Verfahrensweise bei a bis c. Kriterium ist der tolerierbare Sauerstoffpartialdruck, der in Abhängigkeit von der geplanten Tauchzeit vorgegeben wird.

Beim Auftauchen wird in umgekehrter Reihenfolge verfahren; nach Erreichen der 52 m-Stufe wird auf Luft zurückgeschaltet und in 3m-Schritten entsprechend der Austauchtabelle bis zur 12 m-Stufe dekomprimiert. Eine andere Variante benutzt noch zusätzlich ein 50/50 Nitroxgemisch, das im Tiefenbereich zwischen 27 bis 12 m eingesetzt wird. Nach Erreichen der 12m-Stufe erfolgt innerhalb von höchstens 5 min der Übergang in die Kammer und eine Rekompression auf 15 m bei reiner Sauerstoffatmung.

In der Kammer wird in 3m-Stufen weiter nach vorgegebenen Sauerstoff- und Luftintervallen bis auf max. 6 m Tiefe dekomprimiert. Die Oberfläche wird innerhalb von 10 min unter Sauerstoffatmung erreicht. Bei Einsatz von Nitrox wird nach der Rekompression in der Kammer auf 15 m bei reiner Sauerstoffatmung der Druck nur auf 12 m reduziert unter Beibehaltung der O_2-Atmung und die Oberfläche ebenfalls nach 10 min erreicht. Wegen der Gefahr einer Sauerstoffvergiftung ist nach jeweils 20 min O_2 ein Luftintervall von 5 min vorzusehen, siehe Beispiel 4a und 4b in 11..5.4.

Diese firmenspezifischen Tabellen sind wie sonst üblich nach Tauchtiefe und Tauchzeit gegliedert. Die Aufstiegszeit vom Verlassen der Arbeitstiefe bis zur ersten Haltestufe ist vorgegeben, die weitere Aufstiegsgeschwindigkeit von Stufe zu Stufe beträgt 3 m/min und ist in den Haltezeiten mit eingeschlossen.

e) Französisches Dekompressionsverfahren im Wasser

Die jüngsten französischen Vorschriften [133] für schlauchversorgte Mischgastaucheinsätze, allerdings unter Verwendung einer offenen Tauchglocke, siehe 9.5, bieten Dekompressionsverfahren unter Verwendung von Sauerstoff ab 12 m Wassertiefe (Heliox/Oxy/12m) ohne Oberflächendekompression. Ebenso können hier die unter Abschnitt 11.5.2 behandelten Tabellen (Heliox/Oxy/6m) in [133] mit Sauerstoffeinsatz ab 6 m im Wasser ebenfalls verwendet werden.

Die Heliox/Oxy/12m-Tabellen decken einen Tiefenbereich zwischen 30 und 78 m ab und benutzen dafür HeO_2-Gemische mit 17 bis 28% Sauerstoff in Abhängigkeit von Tauchtiefe und Bodenzeit. Alle Gemische können damit auch an der Oberfläche geatmet werden. Bei Gemischen unter 20% Sauerstoffanteil wird bei der Dekompression in Abhängigkeit von der maximalen Tiefe in einem Bereich zwischen 18 und 36 m noch Luft als Dekompressionsgas bis zum Erreichen der 12m-Stufe zwischengeschaltet, ansonsten wird das benutzte Bodengas bis zur 12m-Stufe geatmet. Hier wird im Wasser auf Sauerstoff umgeschaltet und in zwei 3m-Stufen auf 6 m dekomprimiert, wobei für die einzelnen Stufen Sauerstoff- und Luftintervalle vorgegeben werden. Aus Gründen der Gefahr einer O_2-Vergiftung sind die Sauerstoffintervalle wie bei den anderen Verfahren auf max. 25 min begrenzt mit den bekannten 5 minütigen Luftintervallen. Nach Abschluß der Dekompressionsvorgaben geschieht der Aufstieg zur Oberfläche innerhalb einer Minute. Wiederholungstauchgänge sind erst nach 12 h wieder erlaubt.

11.5.4 Beispielrechnungen für schlauchversorgte Mischgastauchverfahren

Die im vorangegangenen Abschnitt behandelten Dekompressionsverfahren für schlauchversorgte Mischgastaucheinsätze sollen an Hand eines Beispiels demonstriert und die Ergebnisse der Verfahren a bis e gegenübergestellt werden.

Beispiel: Von einer Plattform aus wird ein schauchversorgter Inspektionstauchgang auf 75 m WT durchgeführt, der nach max. 28 min beendet sein soll. Der gewünschte O_2-Partialdruck wird auf 1.4 bar begrenzt. Der Tauchgang beginnt um 9.30 Uhr mit einer Abstiegsrate von 22.5 m/min. Für die Tauchgangsplanung werden die anhängenden englischsprachigen Formblätter benutzt, die die Bestimmung einiger Eingangsdaten erfordern.

Tauchtiefe D:	75 m entsprechen 246'. Umrechnung für die Dekompresssionstabellen in [9] in Fuß (')
Gewünschter O_2-pp:	1.4 bar
Maximaler O_2-pp:	nach Tabelle 11.5 (28 min) erlaubt: 1,6 bar
Aktuelle O_2-Konzentration:	Konz O_2 = 1.4 bar/8,5 bar = 0.164 gew. 16%
Gewähltes Helioxgemisch:	16% Sauerstoff, 84% Helium als Bodengas In Beisp. 4b wird ein Bodengas 10/90 gefordert In Beisp. 5 wurde das Bodengas 17/83 gewählt
Grenztiefe (COD):	Tolerierbare Tiefe unter Berücksichtigung des max. O_2-Partialdruckes; COD = (1,6 bar/0,16 - 1)×10 = 90 m

DIVING REPORT

~~CLIENT~~: **Verfahren a** DIVE №: (1)
~~LOCATION~~: Dekompression im Wasser (USN I/W) DATE: 9 - 3 - 98

SEA STATE ______ M/FT. TO ______ M/FT. WIND ______ SPEED ______ KN,KM/H
TEMP. ______ WATER ______ AIR TIDE ______ UW VIS ______

BOUNCE DIVE ☐ SURFACE SUPPLIED DIVE ☑ BELL DIVE ☐ SCUBA DIVE ☐

~~AIR DIVE~~ | HE O_2 DIVE

RGD (EXIT) / S/I / RGD (IN)	TABLE	BT / RNT / TNT / SKED / DEPTH	LS / RB / LB	HE O_2 DIVE
RGD (EXIT) ______	STD.AIR ☐	BT 28 min	LS 0930	DEPTH 75m (246')
S/I ______	NO-DECOM ☐	RNT —	RB 0934	E/A(PO_2) 1,4 bar
RGD (IN)	SUR D/O_2 ☐	TNT 28 min	LB 0958	MAX O_2 1,6 bar
	SUR D/AIR ☐	SKED 240/30	(START DECO)	ACTUAL O_2 16%
	VBG 39 ☐	DEPTH 75m (246')		C.O.D. 90 m
	______ ☐		1ST STOP 100' (30m)	PP (AOG) 71,4m (236')

DIVER ______ TENDER ______ ST.BY DIVER ______
CHAMBER OPERATOR, BELL ______ DECOM ______

WATER STOPS

STOP DEPTH	STOP TIME	CLOCK TIME	ASCENT RATE
75m	:24	0934 / 0958	
	:04		11,3 m/min
30m	:07	1002 / 1009	18 m/min
24m	:05	1014	↓
21m	:07	1021	
18m	:10	1031	
15m	:10 O_2	1041	
12m	:30 O_2	1111	
	:05 L	1116	
↓	:30 O_2	1146	
	:05 L	1151	
	:24 O_2	1215	↓
12m → 0	:01 O_2	1216	12 m/min
		RS 1216	RGD —

HeO_2 ↓ | ↑ O_2

TTD :166 TDT :138

CHAMBER STOPS

STOP DEPTH	STOP TIME	CLOCK TIME	ASCENT RATE

Kein Wiederholungstauchgang innerhalb von 12h

DIVER CONDITION: OK ☑ TIRED ☐ COLD ☐
WORK: LIGHT ☐ MODERATE ☑ HEAVY ☐

RS ______ RGD ______

~~BELL RUN:~~ BELL LS ______ BELL RB ______ DIVER IN WATER ______
DIVER ON LOCATION ______ DIVER RETURN ______ BELL LB ______ BELL RS ______

TASK Inspektionstauchgang

EQUIPT Helm Superlite 17

REMARKS keine

DIVING REPORT

CLIENT: Verfahren b — DIVE No 2

LOCATION: Oberflächenmischgasdekompression (Sur D) — DATE: 9-3-98

SEA STATE ____ M/FT. TO ____ M/FT. WIND ____ SPEED ____ KN, KM/H

TEMP. ____ WATER ____ AIR ____ TIDE ____ UW VIS ____

BOUNCE DIVE ☐ SURFACE SUPPLIED DIVE ☑ BELL DIVE ☐ SCUBA DIVE ☐

~~AIR DIVE~~ — HEO_2 DIVE

RGD (EXIT) / S/I / RGD (IN)	TABLE	BT 28 min	LS 0930	DEPTH 75m (246')
	STD. AIR ☐	RNT –	RB 0934	E/A (PO_2) 1,4 bar
	NO-DECOM ☐	TNT 28 min	LB 0958	MAX O_2 1,6 bar
	SUR D/O_2 ☐	SKED 240/30	(START DECO)	ACTUAL O_2 16 %
	SUR D/AIR ☐	DEPTH 75m (246')	1ST STOP 100' (30m)	C.O.D. 90m
	VBG 39 ☐			PP (AOG) 71,4m (236')

DIVER ____ TENDER ____ ST.BY DIVER ____

CHAMBER OPERATOR, BELL ____ DECOM ____

WATER STOPS

STOP DEPTH	STOP TIME	CLOCK TIME	ASCENT RATE
75m	:24	0934 / 0958	
	:04		11,3 m/min
30m	:07	1002 / 1009	18 m/min
24m	:05	1014	↓
21m	:07	1021	
18m	:10	1031	
15m	:10	1041	
12m	:10	1051	
	:01	1052	12 m/min
Übergang in die Kammer			
		RS 1052	RGD –

:04 — HeO_2 → O_2

CHAMBER STOPS

STOP DEPTH	STOP TIME	CLOCK TIME	ASCENT RATE
12m	:30 O_2 / :05 Luft	1126 / 1131	85 min O_2
12m	:30 O_2 / :05 L	1201 / 1206	
12m	:20 O_2 / :05 L	1226 / 1231	
12m → 0	:05 O_2	1236	2,4 m/min

Kein Wiederholungstauchgang innerhalb von 12h

DIVER CONDITION: OK ☑ TIRED ☐ COLD ☐

WORK: LIGHT ☐ MODERATE ☑ HEAVY ☐

TTD :186 — TDT :158 — RS 1236 — RGD –

BELL RUN:

BELL LS ____ BELL RB ____ DIVER IN WATER ____

DIVER ON LOCATION ____ DIVER RETURN ____ BELL LB ____ BELL RS ____

TASK: Inspektionstauchgang

EQUIPT: Helm Superlite 17

REMARKS: Keine

DIVING REPORT

CLIENT: Verfahren C — DIVE №: 3
LOCATION: Kommerzielle Oberflächendekompression (ComSurD) — DATE: 9 - 3 - 98

SEA STATE ____ M/FT. TO ____ M/FT. WIND ____ SPEED ____ KN, KM/H
TEMP. ____ WATER ____ AIR ____ TIDE ____ UW VIS ____

BOUNCE DIVE ☐ SURFACE SUPPLIED DIVE ☑ BELL DIVE ☐ SCUBA DIVE ☐

~~AIR DIVE~~ — HEO_2 DIVE

RGD (EXIT) / S/I / RGD (IN)	TABLE			
	STD. AIR ☐	BT 28 min	LS 0930	DEPTH 75m (246')
	NO-DECOM ☐	RNT -	RB 0934	E/A(PO₂) 1,4 bar
	SUR D/O₂ ☐	TNT 28 min	LB 0958	MAX O₂ 1,6 bar
	SUR D/AIR ☐	SKED 240/30	(START DECO)	ACTUAL O₂ 16 %
	VBG 39 ☐	DEPTH 75m (246')		C.O.D. 90 m
	☐		1ST STOP 100' (30m)	PP (AOG) 71,4m (236')

DIVER ____ TENDER ____ ST.BY DIVER ____
CHAMBER OPERATOR, BELL ____ DECOM ____

WATER STOPS

STOP DEPTH	STOP TIME	CLOCK TIME	ASCENT RATE
75m	:24	0934 / 0958	
	:04		11,3 m/min
30m	:07	1002 / 1009	18 m/min
24m	:05	1014	
21m	:07	1021	
18m	:10	1031	
15m	1.5 x 10 :15	1046	
12m	2 x 10 :20	1106	
	:01	1107	12 m/min
		RS 1107	RGD -

:04 — HeO_2 ↓ / ↑ Luft

TTD: 226

CHAMBER STOPS

STOP DEPTH	STOP TIME	CLOCK TIME	ASCENT RATE
12m	:20 O_2 / :05 L	1131 / 1136	Σ 85 min O_2
12m	:20 O_2 / :05 L	1156 / 1201	
12m	:20 O_2 / :05 L	1221 / 1226	
12m	:25 O_2 / :05 L	1251 / 1256	
12m → 0	:20 O_2	1316	0,6 m/min
TDT: 198		RS 1316	RGD -

Kein Wiederholungstauchgang innerhalb von 18 h

DIVER CONDITION: OK ☑ TIRED ☐ COLD ☐
WORK: LIGHT ☐ MODERATE ☑ HEAVY ☐

~~BELL RUN:~~ BELL LS ____ BELL RB ____ DIVER IN WATER ____
DIVER ON LOCATION ____ DIVER RETURN ____ BELL LB ____ BELL RS ____

TASK: Inspektionstauchgang

EQUIPT: Helm Superlite 17

REMARKS: keine

DIVING REPORT

CLIENT: Verfahren d DIVE № 4a

LOCATION: Firmenspez. Oberflächendekompression DATE: 9 - 3 - 98

Variante ALPHA

SEA STATE ______ M/FT. TO ______ M/FT. WIND ______ SPEED ______ KN,KM/H

TEMP. ______ WATER ______ AIR ______ TIDE ______ UW VIS ______

BOUNCE DIVE ☐ SURFACE SUPPLIED DIVE ☑ BELL DIVE ☐ SCUBA DIVE ☐

~~AIR DIVE~~ HE O_2 DIVE

RGD (EXIT)	TABLE		BT 28 min	LS 0930	DEPTH 75m (246')
______	STD. AIR	☐	RNT –	RB 0934	E/A(PO_2) 1,4 bar
S/I	NO-DECOM	☐	TNT 28 min	LB 0958	MAX O_2 1,5 bar
______	SUR D/O_2	☐	SKED 250/30	(START DECO)	ACTUAL O_2 16%
RGD (IN)	SUR D/AIR	☐	DEPTH 75m (246')		C.O.D. 84m
	VBG 39	☐		1ST STOP 130' (39m)	PP (AOG) –
	______	☐			

DIVER ______ TENDER ______ ST. BY DIVER ______

CHAMBER OPERATOR, BELL ______ DECOM ______

WATER STOPS

STOP DEPTH	STOP TIME	CLOCK TIME	ASCENT RATE	:02
75m	:24	0934 / 0958		HeO_2
	:05	1003	7,2 m/min	
39 m	:09	1012	3 m/min	
39 → 33	:02	1014		
33m	:06	1020		Luft
33 → 30	:01	1021		
30m	:03	1024		
30 → 27	:01	1025		
27m	:04	1029		
27 → 24	:01	1030		
24m	:03	1033		
24 → 21	:01	1034		N_2O_2 50/50
21m	:09	1043		
21 → 18	:01	1044		
18m	:12	1056		
18 → 15	:01	1057		
15m	:07	1104		
15 → 12	:01	1105		
12m	:13	1118		
	:01	1119	12 m/min	
		RS 1119	RGD –	TTD :270

CHAMBER STOPS

STOP DEPTH	STOP TIME	CLOCK TIME	ASCENT RATE
15m	:10 O_2	1131	
15 → 12	:01 O_2	1132	3 m/min
12m	:20 O_2	1152	W 108 min O_2
	:05 L	1157	
	:20 O_2	1217	
	:05 L	1222	
	:20 O_2	1242	
	:05 L	1247	
	:20 O_2	1307	
	:05 L	1312	
	:20 O_2	1332	
	:05 L	1337	
	:08 O_2	1345	
	:05 L	1350	
12m → 0	:10 O_2	1400	1,2 m/min
TDT : 242		RS 1400	RGD –

Kein Wiederholungstauchgang innerhalb von 18h

DIVER CONDITION: OK ☑ TIRED ☐ COLD ☐

WORK: LIGHT ☐ MODERATE ☑ HEAVY ☐

~~BELL RUN:~~ BELL LS ______ BELL RB ______ DIVER IN WATER ______

DIVER ON LOCATION ______ DIVER RETURN ______ BELL LB ______ BELL RS ______

TASK Inspektionstauchgang

EQUIPT Helm Superlite 17

REMARKS Keine

DIVING REPORT

CLIENT: Verfahren d — DIVE №: 4b

LOCATION: Firmenspez. Oberflächendekompression Variante BETA — DATE: 9-3-98

SEA STATE ____ M/FT. TO ____ M/FT. WIND ____ SPEED ____ KN,KM/H

TEMP. ____ WATER ____ AIR ____ TIDE ____ UW VIS ____

BOUNCE DIVE ☐ SURFACE SUPPLIED DIVE ☑ BELL DIVE ☐ SCUBA DIVE ☐

~~AIR DIVE~~ — HE O₂ DIVE

RGD (EXIT) / S/I / RGD (IN)	TABLE			
RGD (EXIT) ____	STD.AIR ☐	BT 28 min	LS 0930	DEPTH 75m (246')
S/I ____	NO-DECOM ☐	RNT –	RB 0934	E/A (PO₂) 0,85 bar
RGD (IN)	SUR D/O₂ ☐	TNT 28 min	LB 0958	MAX O₂ 1,5 bar
	SUR D/AIR ☐	SKED 250/30	(START DECO)	ACTUAL O₂ 10%
	VBG 39 ☐	DEPTH 75m (246')	1ST STOP 130' (39m)	C.O.D. 140m
	____ ☐			PP (AOG) –

DIVER ____ TENDER ____ ST.BY DIVER ____

CHAMBER OPERATOR, BELL ____ DECOM ____

WATER STOPS

STOP DEPTH	STOP TIME	CLOCK TIME	ASCENT RATE	
75m	:24	0934 / 0958		HeO₂
	:03		12 m/min	
39m	:02	1001 / 1003	3 m/min	
36m	:02	1005		
33m	:04	1009		
30m	:04	1013		Luft
27m	:06	1019		
24m	:07	1026		
21m	:08	1034		
18m	:10	1044		
15m	:18	1102		
12m	:24	1126		
	:01	1127	12 m/min	
		RS 1127	RGD –	TTD :228

:04

CHAMBER STOPS

STOP DEPTH	STOP TIME	CLOCK TIME	ASCENT RATE
15m	:12 O₂	1131 / 1143	3 m/min
12m	:40 O₂	1223	
9m	:10 Luft	1233	
9m	:35 O₂	1308	
9m → 0	:10 O₂	1318	0,9 m/min
TDT :200		RS 1318	RGD –

Kein Wiederholungstauchgang innerhalb von 18h

DIVER CONDITION: OK ☑ TIRED ☐ COLD ☐

WORK: LIGHT ☐ MODERATE ☑ HEAVY ☐

~~BELL RUN:~~ BELL LS ____ BELL RB ____ DIVER IN WATER ____

DIVER ON LOCATION ____ DIVER RETURN ____ BELL LB ____ BELL RS ____

TASK: Inspektionstauchgang

EQUIPT: Helm Superlite 17

REMARKS: Keine

DIVING REPORT

CLIENT: Verfahren e — DIVE Nº (5)

LOCATION: Franz. Verfahren zur Deko im Wasser mit offener Tauchglocke HELIOX/OXY/12m — DATE: 9-3-98

SEA STATE ____ M/FT. TO ____ M/FT. WIND ____ SPEED ____ KN,KM/H

TEMP. ____ WATER ____ AIR ____ TIDE ____ UW VIS ____

BOUNCE DIVE ☐ SURFACE SUPPLIED DIVE ☑ BELL DIVE ☐ SCUBA DIVE ☐

~~AIR DIVE~~ — HE O_2 DIVE

RGD (EXIT)	TABLE			
S/I	STD. AIR ☐	BT 28 min	LS 0930	DEPTH 75m (246')
RGD (IN)	NO-DECOM ☐	RNT –	RB 0934	E/A (PO_2) 145 bar
	SUR D/O_2 ☐	TNT 28 min	LB 0958	MAX O_2 1,6 bar
	SUR D/AIR ☐	SKED 75m / 30	(START DECO)	ACTUAL O_2 17 %
	VBG 39 ☐	DEPTH 75m (246')		C.O.D. 84 m
	☐		1ST STOP 130' (39m)	PP (AOG) –

DIVER ____ TENDER ____ ST. BY DIVER ____

CHAMBER OPERATOR, BELL ____ DECOM ____

WATER STOPS

STOP DEPTH	STOP TIME	CLOCK TIME	ASCENT RATE	
75m	:24	0934 / 0958		
	:03	1001	12 m/min	HeO2
39m	:03	1004	3 m/min	
36m	:03	1007		
33m	:03	1010		
30m	:05	1015		
27m	:05	1020		
24m	:05	1025		Luft
21m	:10	1035		
18m	:10	1045		
15m	:15	1100		
12m	:25 O_2	1125		
12m	:05 L	1130		
9m	:25 O_2	1155		
9m	:05 L	1200		O_2
6m	:25 O_2	1225		
6m	:05 L	1230		
6m	:04 O_2	1234		
6m → 0	:01 O_2	1235		

CHAMBER STOPS

STOP DEPTH	STOP TIME	CLOCK TIME	ASCENT RATE

Kein Wiederholungstauchgang innerhalb von 12h

DIVER CONDITION: OK ☑ TIRED ☐ COLD ☐

WORK: LIGHT ☐ MODERATE ☑ HEAVY ☐

RS 1235 RGD – TTD :185 TDT :157 RS – RGD –

~~BELL RUN:~~ BELL LS ____ BELL RB ____ DIVER IN WATER ____

DIVER ON LOCATION ____ DIVER RETURN ____ BELL LB ____ BELL RS ____

TASK Inspektionstauchgang

EQUIPT Helm Superlite 17

REMARKS keine

Inertgaspartialdruck:	pp AOG = (D/10 +1) x (1 - O2 %)
(pp AOG)	Für Dekoverfahren a bis c ist pp AOG
	pp AOG = (75/10 + 1) 0,84 × 10 = 71,4 m
	pp AOG = (75/10 + 1) 0,84 × 33 = 235,6'

Dekoprofil Verf. a bis c:	pp AOG = 235,6'	gewählt 240/30
Dekoprofil Verf. d bzw. e:	Tiefe D = 246'	gewählt 250/30 bzw. 75/30

Die Tauchgänge in den Beispielen 1 bis 5 führen zu unterschiedlichen Lösungen, obwohl die Aufgabe in allen Fällen gleich war, siehe Ergebnisse in Tabelle 11.6. In Abhängigkeit vom gewählten Dekompressionsverfahren variieren die Austauchzeiten zwischen 2,3 und 3,3 h. Variante Alpha des Verfahrens d unter Verwendung von 50/50 Nitrox führt sogar zu 4 h Dekozeit.

Die Zusammenstellung in Tabelle 11.6 macht auch das Mißverhältnis zwischen reiner Bodenzeit von 24 min und der Gesamttauchzeit deutlich, die hier bis zum Zehnfachen der Bodenzeit ansteigt. Für größere Tiefen wird damit ein Oberflächeneinsatz immer uninteressanter, so daß nach wirtschaftlicheren Verfahren gesucht werden muß.

Tabelle 11.6. Vergleich verschiedener Dekoverfahren für Mischgaseinsätze

	Dekov. a USN I/W Beispiel 1	Dekov. b US SurD Beispiel 2	Dekov. c ComSurD Beispiel 3	Dekov. d SpezSurD Beisp4a	Dekov. d SpezSurD Beisp4b	Dekov. e RF I/W Beisp 5
Druckkammer	nein	ja	ja	ja	ja	nein
Dekoprofil	240/30	240/30	240/30	250/30	250/30	75/30
1. Haltest. in m	30	30	30	39	39	39
Bodenmix O2He	16/84	16/84	16/84	16/84	10/90	17/83
Dekozeit in min	138	158	198	242	200	157
Tauchzeit in min	166	186	226	270	228	185
O2 Atmg im Wasser	95	21	-	-	-	80

11.5.5 Dekompression bei Einsatz von Tauchglocken (bell bounce)

Der Einsatz von Tauchglocken und die dabei verwendeten technischen Systeme sind in Abschnitt 9.5 bereits beschrieben worden. Hier wird auf die Dekompressionsverfahren beim Tauchen mit Tauchglocke eingegangen, in der anglo-amerikanischen Terminologie als bell bounce bekannt. Auch hier stehen US Standards und französische Dekotabellen zur Verfügung.

Die Tabellen Heliox/Oxy/12m gelten nur für den Einsatz einer offenen Tauchglocke mit mindestens zwei Tauchern.

Verfahren f (bell bounce) gilt für Einsätze mit geschlossener Tauchglocke und Druckkammer an der Oberfläche. Die französischen Tabellen bieten in [133] ebenfalls Vorgehensweisen zur Dekompression. Die verwendeten HeO_2-Gemische bewegen sich dabei zwischen Heliox 24/76 und 10/90, d.h. mit Sauerstoffanteilen zwischen 24 und 10%, und reichen bis maximal 120 m WT bei einer Bodenzeit von 2 h. Mit dem benutzten Bodengas wird in 3m-Schritten bis auf einen Tiefenbereich zwischen 30 und 45 m dekomprimiert, wenn der Sauerstoffanteil unter 20% liegt. Dann wird auf ein sauerstoffreicheres Gemisch umgeschaltet und die Dekompression bis zum Erreichen der 12m-Stufe weitergeführt. Bis zur Oberfläche wird Sauerstoff eingesetzt, wobei wieder in 3m-Schritten dekomprimiert wird und die Zyklen aus jeweils 25 min O_2 und 5 min Luft vorgegeben sind.

Die technischen Einrichtungen einer geschlossenen Tauchglocke erlauben Gaswechsel der Bell-Atmosphäre in jeder gewünschten Tiefe und gewährleisten über das BIBS-System eine von der Bell-Atmosphäre unabhängige Atemgasversorgung. Damit läßt sich ein vorgesehener Gaswechsel schnell und sicher nach den Dekompressionserfordernissen durchführen und das gewünschte Druckniveau in der Glocke einstellen, weitgehend unabhängig von der aktuellen Tauchtiefe der Tauchglocke. Das Einstellen der Bell-Atmosphäre in der Glocke kann sowohl intern von den Tauchern selbst innerhalb der Bell erfolgen als auch extern vom Bedienungspersonal an der Oberfläche.

Die in der geschlossenen Glocke begonnene Dekompression wird nach dem Überschleusen unter Druck (transfer under pressure , TUP) in die Kammer an Deck fortgesetzt und beendet. Eine Variante ist das Verbleiben in der Tauchgkocke bis zum erfolgreichen Abschluß der Dekompression ohne Einschalten einer Oberflächenkammer.

Die Bell-bounce-Technik wird von der internationalen Tauchindustrie in weitem Umfang genutzt, die dafür eigene, nicht frei zugängliche Dekompressionsprozeduren und -tabellen entwickelt hat.

Zur Demonstration einer Dekompression mit geschlossener Glocke (bell-bounce) wird als Beispiel 6 der bereits vorgestellte Tauchgang auf 75 m Tiefe und 28 min Bodenzeit nach [133] durchgeführt. Als Bodengas wird Heliox 16/84 gewählt. Beispiel 6 beschreibt den Tauchgangsverlauf ohne Einschalten einer Oberflächenkammer. Bei Erreichen der 36m-Stufe wird das Bodengas durch ein sauerstoffreicheres Gemisch bis zur 12m-Stufe ersetzt. Die Abtauchzeit der Glocke wurde nicht berücksichtigt.

DIVING REPORT

~~CLIENT~~: Verfahren f — DIVE №: 6

~~LOCATION~~: Dekompression mit geschlossener Tauchglocke nach [133] — DATE: 9 - 3 - 98

BELL BOUNCE

SEA STATE ____ M/FT. TO ____ M/FT. WIND ____ SPEED ____ KN,KM/H

TEMP. ____ WATER ____ AIR ____ TIDE ____ UW VIS ____

BOUNCE DIVE ☐ SURFACE SUPPLIED DIVE ☐ BELL DIVE ☑ SCUBA DIVE ☐

~~AIR DIVE~~ — HE O_2 DIVE

~~RGD (EXIT) / S/I / RGD (IN)~~	TABLE				HE O_2 DIVE
	~~STD.AIR ☐~~	BT 28 min	LS		DEPTH 75 m
	~~NO-DECOM ☐~~	RNT –	RB 0930		E/A(PO_2) 1,4 bar
	~~SUR D/O_2 ☐~~	TNT 28 min	LB 0958		MAX O_2 1,6 bar
	SUR D/AIR ☐	SKED 75/30	(START DECO)		ACTUAL O_2 16 %
	VBG 39 ☐	DEPTH 75 m (246')	1ST STOP 42 m		C.O.D. 90 m
	☐				PP (AOG) –

DIVER ____ TENDER ____ ST.BY DIVER ____

CHAMBER OPERATOR, BELL ____ DECOM ____

BELL ~~WATER~~ STOPS

STOP DEPTH	STOP TIME	CLOCK TIME	ASCENT RATE
75 m	:28	0930 / 0958	
	:03	1001	11 m/min
42 m	:03	1004	3 m/min
39 m	:03	1007	
36 m	:03	1010	↓
33 m	:03	1013	
30 m	:05	1018	
27 m	:05	1023	
24 m	:10	1033	
21 m	:10	1043	
18 m	:15	1058	
15 m	:20	1118	
		RS –	RGD –

Gas (between tables): Heliox 16/84 (75 m – 42 m); O_2 (ascent from 75 m); Heliox 20/80 – 22/78 (39 m – 15 m)

BELL ~~CHAMBER~~ STOPS

STOP DEPTH	STOP TIME	CLOCK TIME	ASCENT RATE
12 m	:25 O_2 / :05 L	1143 / 1148	3 m/min
9 m	:25 O_2 / :05 L	1213 / 1218	↓
6 m	:25 O_2 / :05 L	1243 / 1248	
3 m	:14 O_2	1302	
3 m → 0	:01 O_2	1303	

kein Wiederholungstauchgang innerhalb von 12 h

DIVER CONDITION: OK ☑ TIRED ☐ COLD ☐

WORK: LIGHT ☐ MODERATE ☑ HEAVY ☐

TTD :213 — TDT :185 — RS 1303 — RGD –

BELL RUN: BELL LS ____ BELL RB 0930 DIVER IN WATER 0932

DIVER ON LOCATION 0934 DIVER RETURN 0954 BELL LB 0958 BELL RS 1303

TASK Inspektionstauchgang

EQUIPT Comex Bell, Helm Superlite 17

REMARKS keine

11.5.6 Notfallprozeduren beim Mischgastauchen

Die in Abschnitt 11.5 vorgestellten Tauch- und Dekompressionsverfahren benötigen ein entsprechend der Tiefe vorbereitetes Atemgas aus Sauerstoff und Helium (Heliox). Weiterhin basieren die in 11.5.3 bis 11.5.5 behandelten Dekompressionsverfahren auf den gezielten Einsatz von Sauerstoff.

Vor diesem Hintergrund sind im wesentlichen zwei Notfallsituationen wahrscheinlich, zum einen der Ausfall der Atemgasversorgung mit Mischgas oder Sauerstoff, zum anderen das Auftreten von Sauerstoffvergiftungen. Für beide Arten von Notfällen bieten sowohl amerikanische [9] als auch französische Vorschriften [133] Notfallstrategien an, die kurz angesprochen werden.

a) Ausfall der Versorgung mit Mischgas oder Sauerstoff.

Trotz der redundanten Anordnung des Versorgungssystems und zusätzlicher Sicherheitseinrichtungen kann ein Ausfall der Atemgasversorgung mit Mischgas bzw. Sauerstoff nicht ausgeschlossen werden. Ohne auf mögliche Ausfallursachen näher einzugehen, wird für die folgenden Betrachtungen ein Versagen der Mischgasversorgung zum Taucher unterstellt.

Welche Notmaßnahmen daraufhin einzuleiten sind hängt u.a. davon ab, in welcher Tiefe der Ausfall eintritt, siehe Abb 11.15. Geschieht dies in einer Tauchtiefe größer 15 m, erfolgt die Dekompression nach einer Notaustauchtabelle in [9] unter Einsatz von Druckluft. Diese Nottabellen reichen bis zu einer Tiefe von 122 m (400') und geben die Austauchstufen und entsprechenden Haltezeiten für die Notdekompression mit Druckluft an.

Neben dem Ausfall der Mischgasversorgung ist nach Erreichen einer Haltestufe von 15 m oder weniger auch ein Versagen der Sauerstoffversorgung möglich. Für diesen Fall liefert [9] bei intaktem Mischgasversorgungssystem eine weitere Notdekompressionstabelle für den Ersatz von Sauerstoff durch Heliox.

Die französischen Tafeln [133] sehen bei Ausfall der O_2-Versorgung sowohl bei Heliox/Oxy/6m als auch bei Heliox/Oxy/12m ein Umschalten auf Heliox 20/80 oder Luft vor bei gleichzeitiger Verdopplung der Haltezeiten.

Bei allen Notfällen in Tiefen ab 15 m oder kleiner ist die Möglichkeit der Oberflächendekompression gegeben. Dabei kann in Abhängigkeit von den Versagensumständen eine normale oder eine Not-Oberflächendekompression infrage kommen, siehe Abb 11.15.

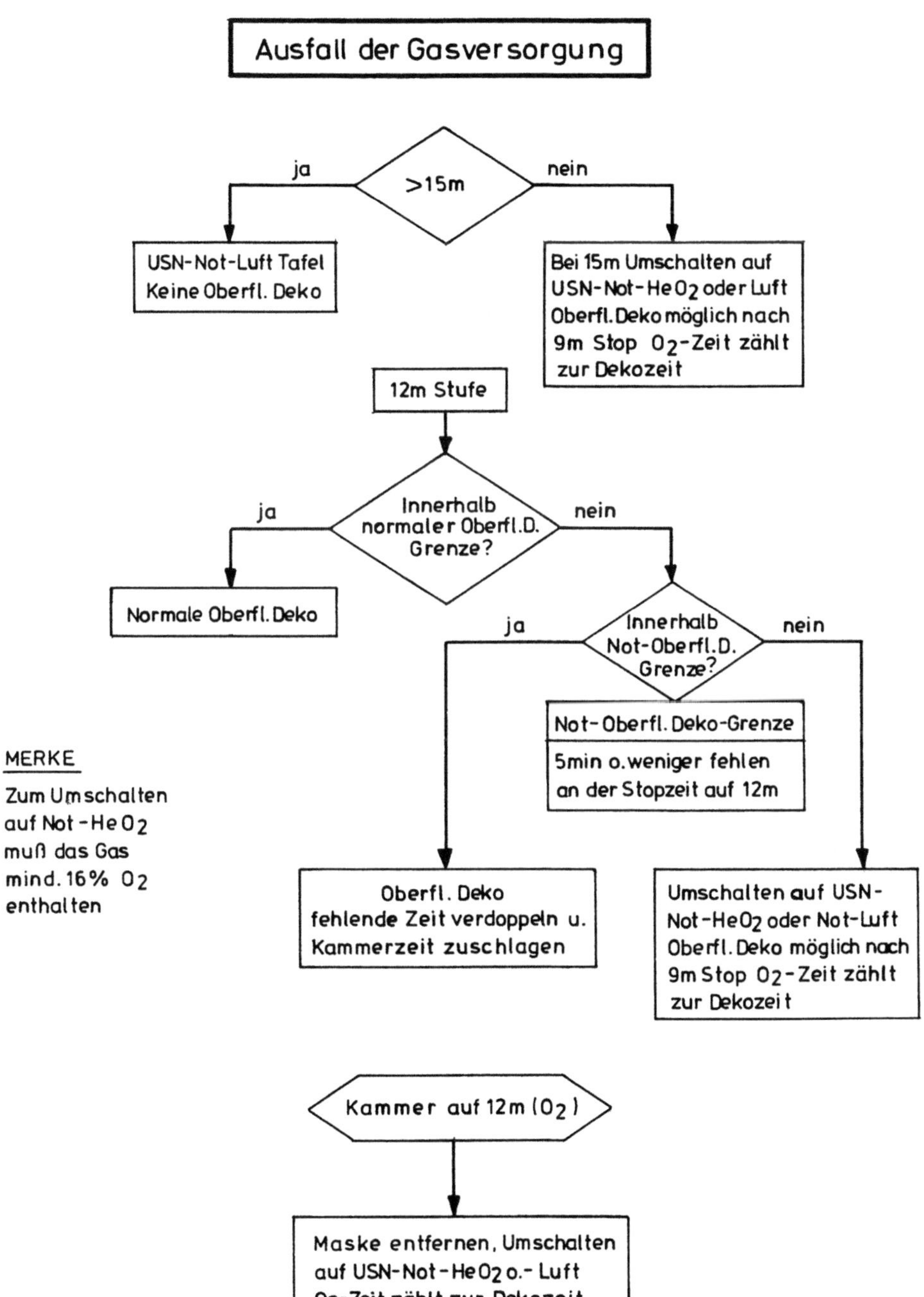

Abb 11.15. Notfallprozeduren bei Ausfall der Gasversorgung nach [9]

b) Auftreten von Sauerstoffvergiftungserscheinungen

Die in Abschnitt 11.5.3 behandelten Dekompressionsverfahren beruhen auf den exzessiven Einsatz von reinem Sauerstoff, entweder bereits im Wasser bei Erreichen der 15 m bzw. 12 m-Stufe. aber in jedem Fall nach dem Übergang in die Kammer.

Im letzteren Fall, wo der Sauerstoff mit eigenen Masken über das BIBS—System geatmet wird, ist die Gefahr einer Sauerstoffvergiftung relativ gering. Der Taucher befindet sich in einer trockenen und geschützten Umgebung unter ständiger Überwachung. Der Sauerstoffpartialdruck beträgt dabei 2,2 bar. Außerdem wird die O_2-Atmung nach jeweils 20 bis 30 Minuten für eine 5-minütige Erholungsphase unterbrochen.

Sollten trotzdem Symptome einer Sauerstoffvergiftung auftreten, wird die Sauerstoffmaske entfernt und der Taucher atmet aus der Kammerluft, bis die Symptome verschwunden sind. Danach wird nochmals eine Erholungsphase von 15 Minuten angehängt, bevor die Dekompression mit Sauerstoff weitergeführt wird.

Schwieriger wird das Problem beim Auftreten von Vergiftungserscheinungen während der Dekompression im Wasser. Treten trotz der Erholungsphasen mit Luft, wobei das Umschalten des Atemgases von der Oberfläche erfolgt, ernste Symptome wie Krämpfe u.ä. auf, muß der Taucher ohne Rücksicht auf weitere Dekompressionserfordernisse an die Oberfläche gebracht werden. Hier ist dann umgehend mit einer entsprechenden Behandlungsprozedur in einer bereit stehenden Druckkammer zu beginnen.

11.6 Dekompressionsverfahren beim Sättigungstauchen

Der Hintergrund für den Einsatz des Sättigungstauchverfahrens und der vergleichsweise große technische und personelle Aufwand für die Durchführung von Sättigungstauchgängen ist im Detail in 9.8 behandelt worden. Hierbei spielt die Aufenthaltszeit unter erhöhtem Umgebungsdruck keine Rolle, nur die Tauchtiefe bestimmt beim Sättigungstauchen das Dekompressionsprofil. Allerdings bewegen sich die Austauchzeiten in einer ganz anderen Größenordnung. Während bei Oberflächentauchoperationen mit Tauchzeiten im Minuten- bis Stundenbereich die schnellen und mittelschnellen Gewebe die Dekompression bestimmen, siehe Abschnitt 11.3, sind bei der Dekompression aus der Sättigung heraus die langsamen Gewebe mit Halbwertszeiten bis zu 10 und 12 Stunden maßgebend. Das führt zu Austauchzeiten, die etwa um den Faktor 100 größer sind.

Tabelle 11.7. Dekompressionsraten in Abhängigkeit von der Tiefe nach [9]

Tiefenbereich in m	Dekompressionsrate in m/h
500 ... 60	1,8
60 ... 30	1,5
30 ... 15	1,2
15 ... 0	0,9

Für Sättigungstauchgänge sind Dekompressionstabellen der US Marine [9], der britischen Marine [66], französische Tabellen [133] und Tabellen von Duke/GKSS [54,55] frei verfügbar. Die international operierenden Tauchunternehmen haben in der Regel eigene Tabellen entwickelt, die nicht frei zur Verfügung stehen.

Die Sättigungsdekompressionsprofile sehen grundsätzlich so aus, daß in größeren Tiefen auch höhere Aufstiegsraten erlaubt sind, die bei Erreichen der oberflächennahen Bereiche reduziert werden. Tabelle 11.7 zeigt die tiefenabhängigen Dekompressionsraten nach [9].

Außerdem empfiehlt die US Marine für die Dekompression nur 16 Stunden im Rahmen eines 24 h-Zyklus mit folgendem Tagesrythmus:

Dekompressionszeiten	6 - 14 Uhr und 16 - 0 Uhr
Haltezeiten	0 - 6 Uhr und 14 - 16 Uhr

Ein typisches Beispiel eines modifizierten, kommerziellen Sättigungsaustauchprofils zeigt Tabelle 11.8, wo im größeren Tiefenbereich die Dekompressionsrate um 33% heraufgesetzt, dagegen im oberflächennahen Bereich um 33% verringert wurde.

Die von der Underwater Engineering Group (UEG) veröffentlichen Profile der britischen Marine in [66] unterscheiden sich merklich von der oben beschriebenen Vorgehensweise, siehe Tabelle 11.9. Der Aufstieg erfolgt in jeweils in 5m-Stufen, wobei auf jeder Stufe in Abhängigkeit vom Tiefenbereich eine Haltezeit zwischen 2 bis 7 Stunden einzuhalten ist. Die Aufstiegsrate zwischen den einzelnen Stufen beträgt 1 m/min und ist in

Tabelle 11.8. Modifizierte tiefenabhängige Dekompressionsraten

Tiefenbereich in m	Dekompressionsrate in m/h
305 ... 30	2,4
30 ... 18	1,2
18 ... 0	0,6

Tabelle 11.9. Tiefenabhängige Dekompression nach [66]

Tiefenbereich in m	Haltezeit in h	fiktive Dekompressionsrate in m/h
305 ... 255	2	2,5
250 ... 175	3	1,7
170 ... 110	4	1,25
105 ... 50	5	1,0
45 ... 30	6	0,83
25 ... 0	7	0,71

der Haltezeit bereits enthalten. Verteilt man die Haltezeiten auf die jeweilige 5m-Stufe, ergeben sich rechnerische Dekompressionsraten, die in der gleiche Größe wie die in Tabelle 11.7 bzw. 11.8 liegen. Die Abstufung der Tiefenbereiche ist aber deutlich feiner, siehe Tabelle 11.9. Ein weiteres Merkmal ist die kontinuierliche Dekompression über den gesamten 24 h Zeitraum.

Die französische Vorgehensweise bei Sättigungstauchgängen [133] ist relativ einfach und unterscheidet nur zwei Tiefenbereiche, differenziert aber zwischen den herrschenden Sauerstoffpartialdrücken, siehe Tabelle 11.10. Der Anwendungsbereich dieser Tabelle ist allerdings auf eine Maximaltiefe von 180 m beschränkt.

Die in der Geesthachter Simulationsanlage GUSI des Geesthachter Forschungszentrums benutzten Dekompressionsprofile basieren auf Ergebnissen des Hall Laboratoriums der Duke Universität in Durham, USA [54, 55]. Diesen Profilen liegt ein Gemisch aus den drei Gasanteilen Sauerstoff, Stickstoff und Helium (Trimix) zugrunde. Der Sauerstoffpartialdruck beträgt 0,5 bar und zur Unterdrückung von HPSN-Effekten enthält das Bodengas 5% Stickstoff. Die Sättigungstiefen sind in 30m-Abschnitte unterteilt und reichen bis auf eine maximale Tiefe von 686 m, mit Abstand die Tabelle mit den größten Tauchtiefen , siehe Tabelle 11.11.

Für einen entsprechenden Tiefenbereich, in dem der Sättigungstauchgang stattfand, gilt von der Bodentiefe bis zur 14 m-Stufe eine konstante Rate,

Tabelle 11.10. Dekompressionsraten für Sättigungseinsätze nach [133]

Tiefenbereich in m	Dekompressionsrate in m/h ppO2 = 0,6 bar	ppO2 = 0.5 bar
155 15	1,33	1,2
15 0	1,0	1,0

Tabelle 11.11. Tiefenabhängiges Austauchprofil nach Duke/GUSI [54, 55]

Sättigungstiefe in m	Dekompressionsrate in m/h bis 14 m	14 - 9 m	9 - 6 m	6 - 3 m	3 - 0 m
0 ... 30	1,76	1,43	1,20	1,0	0,75
30 ... 60	1,66	1,30	1,11	0,91	0,70
60 ... 90	1,50	1,20	1,0	0,83	064
90 ... 120	1,43	1,15	0,97	0,79	0,60
120 ... 150	1,36	1,07	0,91	0,75	0,57
150 ... 180	1,25	1,03	0,86	0,70	0,54
180 ... 210	1,25	1,03	0,86	0,70	0,54
210 ... 240	1,20	0,97	0,81	0,67	0,51
240 ... 270	1.20	0,97	0,81	0,67	0,51
270 ... 300	1,11	0,91	0,77	0,63	0,48
300 ... 330	1,11	0,91	0,77	0,63	0,48
330 ... 360	1.03	0,83	0,71	0,58	0,45
360 ... 390	1,03	0,83	0,71	0,58	0,45
390 ... 420	0,97	0,79	0,67	0,54	0,41
420 ... 450	0,97	0,79	0,67	0,54	0,41
450 ... 480	0,91	0,73	0,61	0,50	0,38
480 ... 510	0,91	0,73	0,61	0,50	0,38
510 ... 540	0,83	0,67	0,56	0,45	0,35
540 ... 570	0,83	0,67	0,56	0,45	0,35
570 ... 600	0,75	0,60	0,51	0,42	0,32
600 ... 630	0,68	0,55	0,46	0,38	0,29
630 ... 686	0,60	0,48	0,41	0,33	0,25

die in Abhängigkeit von der Sättigungstiefe gestaffelt ist. Ab der 14m-Stufe wird in 3m-Schritten bis zur Oberfläche die Dekompressionsrate nochmals schrittweise abgesenkt. Tabelle 11.11 wurde mit Erfolg für alle GUSI- Einsätze von 150 bis zu 600 m Tiefe eingesetzt.

Tabelle 11.12. Vergleich von Dekozeiten für einen 155 m Sättigungstauchg.

	US Marine Tab. 11.7	Kom.Deko Tab. 11.8	UK Marine Tab. 11.9	Franz.Deko Tab. 11.10	Duke/GKSS Tab. 11.11
Dekozyklus	16/24 h	16/24 h	24 h	24 h	24 h
Dekozeit in h	153	138	159	132	131
Dekozeit in d	6d : 9h	5d : 18h	6d : 15h	5d : 12h	5d : 11h

Am Beispiel einer Sättigungstauchoperation von 12 Tagen auf 155 m Wassertiefe bei einem Sauerstoffpartialdruck von 0,5 bar sollen die Dekompressionszeiten nach den verschiedenen Tabellen bestimmt und miteinander verglichen werden. Die Ergebnisse sind in Tabelle 11.12 zusammengefaßt, wobei die Dauer der Tauchoperation ohne Einfluß ist.
Danach bewegen sich die Dekompressionszeiten zwischen 5 1/2 und 6 1/2 Tagen, wobei die Tabellen jüngeren Datums (Tab. 11.10. und 11.11.) die kürzeren Zeiten aufweisen und sich nur um 1 h unterscheiden. Die Differenz zwischen schnellster und langsamster Austauchzeit beträgt 28 h.
Zur Abschätzung der Austauchzeit nach Sättigungstauchoperationen kann als Daumenregel eine Dekompressionsrate von 1 m/h angesetzt werden.

Für lebensbedrohende Notfälle werden Notdekompressionsprozeduren bereitgehalten, die die Austauchzeiten aus der Sättigung um ca. 40% und mehr verkürzen können, allerdings unter Inkaufnahme möglicher Dekompressionsbeschwerden.

Auf der anderen Seite kann auch der Fall auftreten, daß ein Tauchgang vor Erreichen der Sättigung abgebrochen werden muß. Dafür liefert [5] in Schedule 7.1. (S. 612 ff) in Abhängigkeit von erreichter Tiefe und Tauchzeit Notdekompressionsprofile.

Exkursionstauchgänge

Eine weitere, sehr interessante Möglichkeit des Sättigungstauchens bieten sog. Exkursionstauchgänge, siehe auch 9.8. Es ist nämlich möglich, von einer vorgegebenen Bodentiefe aus, englisch storage depth, größere oder geringere Tauchtiefen für praktisch unbegrenzte Zeit aufzusuchen ohne Einhaltung von Dekompressionsobligationen bei der Rückkehr zum Aufenthaltsniveau. In der Praxis macht man von Exkursionstauchgängen in der Weise Gebrauch, daß der eigentliche Arbeitsplatz des Tauchers je nach Gegebenheiten etliche Meter tiefer liegt als das Aufenthaltsniveau in der Wohnkammer. Nach Rückkehr vom Arbeitsniveau zum Aufenthaltsniveau sind keinerlei Dekompressionsmaßnahmen erforderlich. Liegt der Arbeitsplatz beispielsweise 24 m unter dem Aufenthaltsniveau, kann diese Distanz bei der Dekompression eingespart werden (ca. 1 Tag).

Dieser zeitlich nicht begrenzte Spielraum in der Exkursionstiefe ist abhängig von der Sättigungstiefe (Aufenthaltsniveau). Der Exkursionsbereich wächst mit zunehmender Sättigungstiefe, siehe Abb 11.16. Daten für den Exkursionsbereich hat die US Marine in [9] veröffentlicht, die aufgrund neuerer Untersuchungen von Thalman [67] in Richtung kleinerer Exkursionstiefen modifiziert wurden. Die britische Marine [66] hat ebenfalls Grenztiefen für Exkursionstauchgänge angegeben, ebenso sind in den

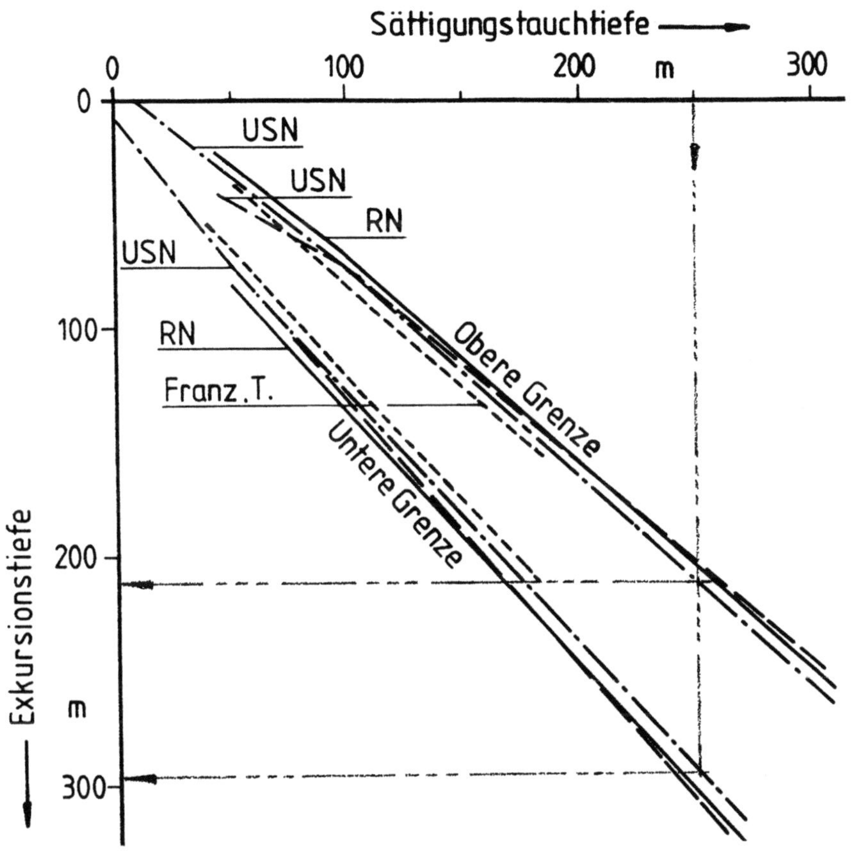

Abb 11.16. Exkursionstiefen in Abhängigkeit von der Sättigungstauchtiefe

französischen Vorschriften [133] Angaben dazu gemacht. In Abb 11.16 ist der Exkursionsbereich für eine Sättigungstiefe von 250 m wiedergegeben, der sich zwischen 208 und 294 m bewegt.

Im wissenschaftlichen Bereich sind häufiger Langzeituntersuchungen aus Unterwasserbasen heraus durchzuführen, die sich nur in kleineren Tiefen bewegen. Anstelle des teuren Heliox kann hier Druckluft oder Nitrox für die Sättigung eingesetzt werden. Bis maximal 15 m WT bietet sich Druckluft an (Sauerstofftoxizität). Bei größeren Tiefen muß Nitrox mit reduziertem Sauerstoffanteil verwendet werden, wobei dann der N_2-Partialdruck die Tiefe begrenzt. Dekompressionstabellen für Sättigungstauchgänge mit Druckluft bzw. Nitrox enthalten u.a. [5, 7].

12 Dekompressionskrankheiten und ihre Behandlung

12.1 Taucherkrankheiten

Jeder Taucher ist bei Abstieg, Aufenthalt in der Tiefe und beim Wiederaufstieg zur Oberfläche Druckänderungen bzw. erhöhten Umgebungsdrücken ausgesetzt. Diese von den Atmosphärenbedingungen abweichenden Druckverhältnisse führen bei Nichtbeachtung physikalischer Gesetzmäßigkeiten zu ernsten gesundheitlichen Problemen. Hier wird nur der physikalische Hintergrund des Schädigungsmechanismus angesprochen; für medizinische Fragen, die in der Taucherei eine zentrale Rolle spielen, wird auf die einschlägige Fachliteratur verwiesen wie z.B. [10, 53, 54] u.a.

Den einzelnen Tauchgangsphasen lassen sich physikalisch bedingte Druckphasen zuordnen, die wiederum spezifische Schädigungsmöglichkeiten beinhalten, siehe Übersicht Abb 12.1.

Die bestimmenden Druckphasen sind:

- Kompressionsphase beim Abstieg,
- Isopressionsphase beim Unterwasseraufenthalt,
- Dekompressionsphase beim Wiederaufstieg.

Kompressionsphase:

Beim Abtauchen steigt der Umgebungsdruck mit zunehmender Wassertiefe u.zw. entsprechend Kapitel 2 jeweils alle 10 m Tiefe um 1 bar. Dabei treten die größten relativen Druckänderungen auf den ersten 10 m auf, siehe Kapitel 6. Während sich das Körpergewebe dem Wasser vergleichbar inkompressibel verhält, können in den luftgefüllten Hohlräumen des Körpers mechanisch bedingte Druckschädigungen (Barotraumen) auftreten. Dies geschieht dann, wenn in Hohlräumen wie Mittelohr oder Schädelnebenhöhlen mit zunehmendem Druck kein Druckausgleich erreicht werden kann. Normalerweise werden die erwähnten Hohlräume über Verbindungen zum Rachenraum belüftet; jedoch können beispielsweise bei Erkältungen die Verbindungskanäle soweit anschwellen, daß nur ein unvollständiger oder gar kein Druckausgleich möglich ist. Damit baut sich in diesen Hohlräumen

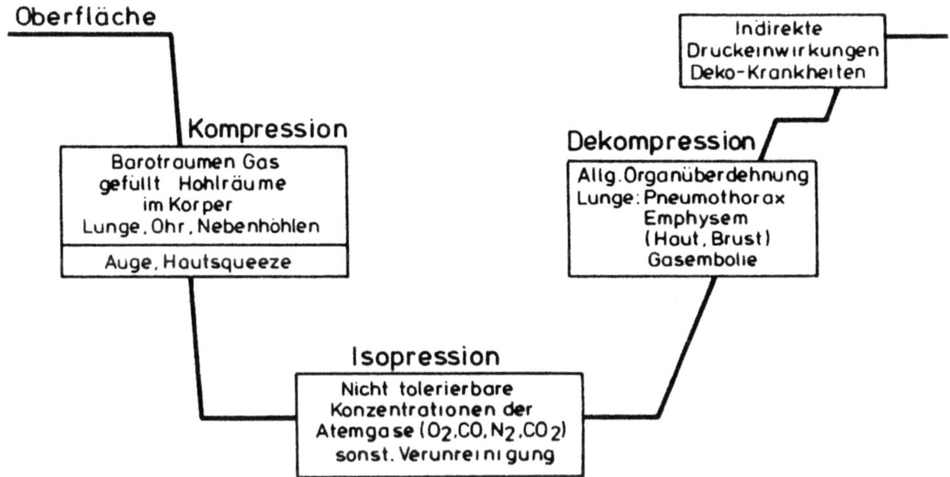

Abb 12.1. Übersicht über Taucherkrankheiten in verschiedenen Tauchphasen

mit zunehmender Tiefe ein wachsender Unterdruck auf, der beim Mittelohr zum Trommelfellriß führen kann bzw. in den starren Nebenhöhlen des Schädels zu Ödemen und Blutungen führt.

Das größte luftgefüllte Organ des Körpers ist die Lunge, die den Gasaustausch bestimmt. Beim Abtauchen mit Tauchgerät sorgt der Lungenautomat (2. Stufe) für die Zufuhr von Atemgas entsprechend dem gerade vorherrschenden Umgebungsdruck. Arbeitet die 2. Stufe nicht korrekt (zu hohe Atemwiderstände), können traumatische Lungenschädigungen die Folge sein. Weitere Schädigungsmöglichkeiten der Lunge durch relativen Unterdruck ergeben sich durch zu große Schnorchellängen (> 35 cm) oder beim freien Tauchen in Tiefen über 30 m.

Auch der sog. Tauchersturz, das unbeabsichtigte plötzliche Absinken eines Helmtauchers auf größere Tiefen, kann zu Barotraumen der Lunge und der oberen Körperhälfte im Bereich des starren Anzugteils führen.

Erwähnt werden auch die möglichen Schädigungen von Augen und Haut beim Abstieg durch relative Unterdrücke bei schlecht belüfteten Masken oder Tauchanzügen.

Isopressionsphase:

Nach Erreichen der Tauchtiefe bleibt der Umgebungsdruck konstant; mechanisch bedingte Schädigungen durch Druckdifferenzen können nicht auftreten.

In der Isopressionsphase sind jedoch indirekte Schädigungen durch nicht korrekte Atemgase möglich. So führen beispielsweise zu hohe oder zu niedrige Sauerstoffkonzentrationen entweder zu Sauerstoffvergiftungen oder zum Sauerstoffmangel. Zu hohe Kohlendioxid- oder Stickstoffpartialdrücke resultieren ebenfalls in Kohlendioxidvergiftungen bzw. führen zur Stickstoffnarkose. Auch Verunreinigungen im Atemgas, die unter atmosphärischen Bedingungen zu tolerieren wären, wirken bei gleicher Konzentration unter erhöhtem Umgebungsdruck bereits toxisch.

Dekompressionsphase:
Beim Aufstieg zur Oberfläche drehen sich die Druckverhältnisse um; der Umgebungsdruck nimmt bis zum Erreichen des Atmosphärendruckes laufend ab. Unmittelbare Schädigungen der gasgefüllten Hohlräume des Körpers können wie in der Kompressionsphase durch ungenügenden Druckausgleich erfolgen, nur mit umgekehrten Vorzeichen. In den Hohlräumen baut sich ein relativer Überdruck zum abnehmenden Umgebungsdruck auf. Als Hohlräume kommen wieder Mittelohr und Schädelnebenhöhlen infrage, deren Verbindungen zum Rachenraum gestört sind. In den meisten Fällen wird aber das eingeschlossene Gas bei genügend großem Überdruck entweichen können.

Kritischer und gefährlicher ist das Atemgas in der Lunge, das unter erhöhtem Druck eingeatmet wurde, und beim Aufstieg nicht abgeatmet wird. Schon ein relativer Überdruck von ca. 0.3 bar reicht aus, um die feinen Lungenbläschen (Alveolen) zum Zerreißen zu bringen. Dasselbe geschieht bei Blockaden der Bronchiolen z.B. durch Schleimpfropfen mit der Folge des Zerreißens eines Teils der Alveolen und dem Austritt des darin enthaltenen Atemgases. Dies führt zu unterschiedlichen Symptomen und gesundheitlichen Konsequenzen, die hier nur kurz angerissen werden.

Je nach dem, wo sich das ausgetretene Gas im Körper ansammelt, stellen sich typische Symptome ein. Tritt das Gas im Pleurabereich auf, d.h. zwischen Lunge und Brustkorb, liegt ein sog. Pneumothorax vor. Sammelt sich das Gas zwischen den Lungenflügeln im Bereich des Herzens oder steigt es nach oben unter die Haut, spricht man von einem Mediastinal- bzw. von einem subkutanen Emphysem.

Am kritischsten ist aber eine Gasembolie, bei der das Gas in den Blutkreislauf gelangt und hier mit dem Blut zu den verschiedenen Organen transportiert wird. Eine Blockade der Sauerstoffversorgung des Gehirns durch Gasbläschen ist die gefährlichste Auswirkung.

Neben den direkten Druckschädigungen in der Dekompressionsphase gibt es eine Gruppe von Schädigungen durch indirekte Druckeinwirkungen, zusammengefaßt unter dem Begriff Dekompressionskrankheit. Das weitere Kapitel wird sich ausführlich mit Ursachen, Symptomen und Behandlungsmöglichkeiten dieser Dekompressionskrankheit auseinandersetzen, die typisch für Taucher und Luftdruckarbeiter ist, aber auch in der Luft- und Raumfahrt bei plötzlichem Druckabfall auftritt.

Wird das unter erhöhtem Umgebungsdruck aufgenommene und im Körper gelöste Inertgas nur ungenügend abgegeben, kommt es zu den verschiedenen Formen der Dekompressionsbeschwerden.

12.2. Dekompressionskrankheiten

Die Ursache von Dekompressionsbeschwerden in ihren verschiedenen Erscheinungsformen ist zweifelsfrei das Auftreten von Inertgasblasen in den Körpergeweben durch ungenügende Abgabe des Inertgasanteils über die Lunge. Obwohl der genaue Mechanismus der Blasenbildung und der Ort ihrer Entstehung wegen der Komplexität der biologischen Vorgänge noch nicht in allen Einzelheiten geklärt ist, sind die Auswirkungen auf die verschiedenen Gewebe recht genau bekannt. Allerdings muß das erste Auftreten von Gasblasen nicht unbedingt zu Dekompressionsbeschwerden führen (stille Blasen). Während also der Schluß Gasblasenbildung gleich Dekompressionsbeschwerden nicht in jedem Fall zutreffen muß, ist umgekehrt keine Dekompressionskrankheit ohne Blasenbildung bekannt [9, 53, 70] u.a.

Die Effekte der Gasblasenbildung bei plötzlichen Druckabsenkungen wurden bereits 1670 von Boyle bei seinen Unterdruckversuchen mit Tieren beobachtet; er beschrieb bereits Störungen und Behinderungen der Blutzirkulation durch auftretende Gasblasen.

Mitte des 19. Jahrhunderts berichtete der französische Bergbauingenieur Triger 1841 als erster über Symptome der Dekompressionskrankheit bei Minenarbeitern in Druckstollen, die er als Caissonkrankheit bezeichnete.

Paul Bert veröffentlichte 1878 über seine umfangreichen Dekompressionsuntersuchungen. Er wußte bereits, daß die im Körper bei schneller Druckabsenkung freigesetzten Gasblasen im wesentlichen aus Stickstoff bestanden, d.h., daß nicht gelöste Inertgase die Ursache der Dekompressionsbeschwerden waren. Auch kannte er die Rolle der hohen Stickstofflöslichkeit in Fettgeweben. Bert wies auch auf die erfolgreiche Anwendung von Rekompressionsbehandlungen hin und den vorteilhaften Einsatz von Sauerstoff bei Dekompressionsbeschwerden.

Unter den Namen, die um die Jahrhundertwende wesentliche Beiträge zur Dekompressionsforschung geliefert haben, darf der von J. S. Haldane und Mitarbeitern nicht fehlen. 1905 begann er im Auftrag der britischen Marine mit der Entwicklung von wissenschaftlich fundierten Dekompressionsmethoden. Er schlug u.a. die Stufendekompression vor, die noch heute in modifizierter Form angewendet wird [52].

Die wichtigsten Parameter für die Freisetzung von aufgenommenem Inertgas sind einmal die im Körper befindlichen Gasmengen und damit verknüpft die biologischen Halbwertszeiten der entsprechenden Gewebe. Zum anderen ist die Rate der äußeren Druckabsenkung bestimmend. Die Verteilung der Inertgasblasen im Körper ist nicht gleichmäßig; es gibt bevorzugte Regionen der Gasblasenbildung, die aber ihre Lage in Abhängigkeit von vorgegebenen äußeren Randbedingungen wie Druckabsenkungsrate und Umgebungstemperatur sowie physiologischen Bedingungen ändern.

Zu diesen bevorzugten Regionen gehören die Gelenke, insbesondere Knie-, Ellenbogen- und Oberarmgelenke. Tribologische Effekte führen hier zur Bildung von Blasenkeimen, die bei Änderung der Umgebungsbedingungen das Anwachsen der Blasen und damit das Risiko von Dekompressionskrankheiten verursachen. Die Änderung der Umgebungsbedingungen bedeutet in der Taucherei die Absenkung des Umgebungsdruckes durch Auftauchen oder in der Fliegerei den Aufstieg in große Höhen ohne entsprechende Druckkabine. Die Folgen sind in der Mehrzahl der Fälle Schmerzen im Knie oder anderen Gelenken.

Neben den Gelenken ist die Bildung von Inertgasblasen bevorzugt im Rückenmark zu beobachten. Das venöse Nervengeflecht des Rückenmarks ist nur relativ schwach durchblutet und dies in wechselnden Richtungen, entsprechend den Druckänderungen im Zusammenhang mit der Atmung. Inertgasblasen im Rückenmark führen allgemein zu Störungen des sensorischen und motorischen Nervensystems, vorzugsweise der unteren Extremitäten.

Inertgasblasen im venösen Blut werden sehr effektiv in der Lunge herausgefiltert. Steigt der venöse Blasenanteil, führt dies zu Lungenreizungen durch Verengung von Bronchien mit Hustenanfällen, englisch chokes. Ist der venöse Blasenanteil so hoch, daß die Filterkapazität der Lunge überschritten wird, können Blasen in den arteriellen Kreislauf gelangen und von hier wegen des Auftriebs der Blasen in den Bereich des Gehirns. Teile des Gehirns werden durch Blockade der Blutversorgung unterversorgt mit der Konsequenz irreversibler Schäden von Teilbereichen des Gehirns. Aber auch andere Regionen können betroffen sein, wenn Blasen mit dem arteriellen Kreislauf im Körper verteilt werden und mit Inertgas übersättigte Gewebebereiche erreichen.

Die Gasblasen wachsen einmal durch weiteres Inertgas, das aus übersättigten Geweben in die Blasen diffundiert; zum anderen führt eine

Druckreduzierung zum Blasenwachstum entsprechend den Gasgesetzen.

Weitere Effekte, die zur Verschlimmerung von Dekompressionsbeschwerden beitragen, sind z.B. das Einsetzen von Gerinnungsvorgängen an der Grenze zwischen Blut und Blasenoberfläche oder die sog. Plättchenaggregation roter Blutkörperchen.

Das Einsetzen von Dekompressionsbeschwerden nach der Bildung der Blasen im Gewebe hängt von der Durchblutung und damit von der biologischen Halbwertszeit des betreffenden Gewebes ab. Nach [9] verteilt sich der Beginn von Dekompressionsbeschwerden nach dem Austauchen aufgrund beobachteter Fälle wie folgt:

50% aller Fälle innerhalb von 30 Minuten

85% aller Fälle innerhalb von 1 Stunde

95% aller Fälle innerhalb von 3 Stunden

Nur 1% aller bis dahin bekannten Dekompressionskrankheitsfälle setzten erst nach mehr als 6 Stunden ein. Diese zitierten Beobachtungen gelten für normale Drucklufttauchgänge, bei denen die langsamen Gewebe wegen der begrenzten Tauchzeit nur eine untergeordnete Rolle in der Dekompression spielen. Hier sind die schnellen und mittelschnellen Gewebe bestimmend, wie sich aus dem Beginn der Dekompressionsbeschwerden innerhalb weniger Minuten bis zu einer halben Stunde nach Tauchgangsende für die Hälfte aller Fälle zeigt.

Diese Statistik gilt natürlich nicht für Teilsättigungs- bzw. Sättigungstauchoperationen, wo die langsamen Gewebe das Dekompressionsprofil bestimmen und auch deutlich kleinere Austauchraten angewendet werden. Mögliche Beschwerden können dann auch nur vorzugsweise von den langsamen Geweben wie Gelenken und Knochen erwartet werden. Auch wird sich der Zeitpunkt zwischen Einsetzen der Beschwerden und dem Tauchgangsende entsprechend verlängern. Daher ist beispielsweise nach Sättigungs-

Tabelle 12.1. Symptome und Häufigkeitsverteilung von Deko-Beschwerden

Symptome der Deko-Beschwerden	Häufigkeit des Auftretens in %
Lokale Schmerzen im Bein	27
Lokale Schmerzen im Arm	63
Bewußtseinsstörungen	5,3
Lähmungen	2,3
Lungenbeschwerden (chokes)	1,6
Schwere Erschöpfung, Schmerzen	1,3
Bewußtlosigkeit	0,5

tauchgängen des GKSS-Forschungszentrums eine 24-stündige Bereitschaft organisiert; dabei dürfen sich die Taucher innerhalb der ersten 12 Stunden nach Verlassen der Kammer nur in unmittelbarer Nähe der Tauchanlage aufhalten.

Obwohl es beim Auftreten von Dekompressionskrankheiten bevorzugte Körperregionen gibt, können Symptome und auch Erscheinungsort sehr abweichen. Tabelle 12.1 gibt die beobachteten Symptome und deren Häufigkeit des Auftretens nach [9] wieder. Die verschiedenen Erscheinungsformen der Dekompressionskrankheit machen eine genaue Klassifizierung für den in der Tauchmedizin Unbewanderten recht schwierig. Für die Behandlung von Dekompressionsbeschwerden hat sich das 1960 vorgeschlagene System der Unterteilung in zwei Klassen oder Typen eingeführt.

Als *Typ I* werden alle Dekompressionskrankheiten bezeichnet, die nur leichte Symptome zeigen. Dazu gehören Jucken der Haut (Taucherflöhe), Rötungen oder auch Schwellungen der Haut und Gelenkschmerzen, vorzugsweise in Knie, Hüfte, Schulter und Ellenbogen. Auch Muskeln können betroffen sein mit Muskelkater ähnlichen Schmerzen.

Die Schmerzen in den Gelenken sind zu Beginn nur leicht, können dann aber stetig wachsen bis zu einem Grad, wo sie nicht mehr ertragen werden können. Sie kommen entweder tief aus einem Knochen oder sind konzentriert in einem oder mehreren Gelenken. Bei leichten Schmerzen können diese oft als Dekompressionsbeschwerden übersehen und als Folge eines Stoßes oder einer Muskelzerrung misinterpretiert werden. Trotzdem ist eine Behandlung dringend angezeigt, um Spätschäden an Gelenken und Knochen zu vermeiden. Typ I-Krankheiten machen den Hauptteil mit fast 90% aller Dekompressionsbeschwerden aus. In der Zwischenzeit hat sich aber durch die zunehmende Sporttaucherei der Anteil merklich zu den neurologisch bedingten Typ II-Krankheiten verschoben [71].

Typ II sind alle übrigen Fälle, die nicht in die Kategorie der reinen Gelenkschmerzen fallen. Da bei den Typ II-Krankheiten mit einiger Wahrscheinlichkeit das zentrale Nervensystem betroffen ist, ist eine umgehende Druckkammerbehandlung notwendig. Die Symptome reichen von Seh- und Hörstörungen über Schwäche, Gleichgewichtsstörungen, Taubheit von einzelnen Gliedmaßen, Übelkeit bis hin zur Bewußtlosigkeit.

Für Teilsättigungs- bzw. Sättigungstauchgänge ist wegen der vergleichsweise niedrigen Dekompressionsraten, die mit Rücksicht auf die langsamen Gewebe zu wählen sind, das Auftreten von Typ II-Krankheiten unwahrscheinlich und kann mit einiger Sicherheit ausgeschlossen werden.

Es gibt eine Reihe von Faktoren, die die Bildung von Inertgasblasen im

Gewebe und damit das Risiko für Dekompressionskrankheiten erhöhen. Dazu gehören beispielsweise körperliche Anstrengungen vor und während der Dekompression, die zu einer vermehrten Inertgasaufnahme führen. Da die Austauchtabellen nur für mittelschwere Arbeit gelten, muß bei schwerer Arbeit die nächst längere Zeitstufe für die Dekompression berücksichtigt werden.

Um die Gasblasenbildung nicht zu forcieren, sind gymnastische Übungen während der Dekompression untersagt. Wenn allerdings die Bildung von Gasblasen ausgeschlossen werden kann, was in der Regel nicht zutrifft, läßt sich durch körperliche Bewegung aufgrund der besseren Muskeldurchblutung der Dekompressionsvorgang beschleunigen.

Ein weiterer Faktor bilden thermische Effekte. Eine warme Flüssigkeit bzw. ein warmes Gewebe kann nach dem Gesetz von Henry weniger Gas lösen als ein kaltes Gewebe, nimmt es aber leichter auf. Ein beheizter Tauchanzug erhöht also die Wahrscheinlichkeit für das Einsetzen von Dekompressionsbeschwerden [89], ebenso heißes Duschen nach einem Tauchgang. Umgekehrt nimmt ein kaltes Gewebe weniger schnell Inertgas auf und gibt es auch langsamer wieder ab.

Ein anderer Faktor ist die individuelle Anfälligkeit für Dekompressionsbeschwerden bzw. die Gewöhnung an höhere Umgebungsdrücke durch Adaption. Im letzteren Fall wird durch Adaptionseffekte die Bildung von Blasen durch freies Inertgas im Körper unterdrückt oder zumindest eingeschränkt. Unterstützt wird die Adaption durch hyperbaren Sauerstoff, der effektiv für die Eliminierung von Blasenkeimen sorgt. Die Anfälligkeit für Dekompressionskrankheiten steigt mit Fettleibigkeit und erhöhtem Lebensalter.

Die Löslichkeit des Stickstoffs in Fett ist, wie bereits mehrfach angesprochen, deutlich größer als in anderen Geweben; viel Fettgewebe bedeutet hohe Speicherkapazität für Stickstoff mit der Konsequenz eines höheren Risikos für Dekompressionskrankheiten.

Die Ursache für eine höhere Dekompressionsanfälligkeit mit zunehmendem Alter legt wahrschenlich in der vermehrten Anzahl von Blasenkeimen durch Kavitationseffekte bei alternden Gelenken.

Ein spezieller Aspekt des Auftretens von Dekompressionserkrankungen betrifft das Fliegen nach Tauchgängen. In den Flugzeugen wird in großen Höhen aus Wirtschaftlchkeitsüberlegungen der Kabinendruck bis auf 0,7 bar abgesenkt. Für einen Taucher würde dies eine weitere Dekompression bedeuten mit der Gefahr des Einsetzens von Dekompressionsbeschwerden. Daher sind bestimmte Zeitspannen vorgegeben, die zwischen Beendigung

Tabelle 12.2. Zeiten zwischen Tauchgangsende und Flugbeginn nach [72]

Art der Tauchoperation	Flughöhe 600 m	Flughöhe 2400 m
Nullzeit Tauchgänge	2 h	4 h
Drucklufttauchgänge (< 4 h)	12 h	12 h
Druckluft/Nitroxtauchgänge (> 4 h)	24 h	48 h
Mischgastauchgänge (Sättigung)	12 h	12 h

des Tauchgangs und Beginn eines Fluges einzuhalten sind. In dieser Zeitspanne soll das noch unter erhöhtem Partialdruck stehende Inertgas aus dem Gewebe an die Umgebung abgegeben werden. In Abhängigkeit von der Flughöhe und damit vom Kabinendruck werden in Tabelle 12.2 nach [72] die folgenden zeitlichen Sicherheitsspannen gefordert.

Die Diskussion möglicher Ursachen von Dekompressionskrankheiten hat versucht deutlich zu machen, daß eine Vielzahl von Umgebungsparametern und biologischen Faktoren die Bildung von Gasblasen und den Austausch von Inertgasen im Körper beeinflussen. Es sind also nicht nur allein Tauchtiefe und -zeit, die als Parameter in den Austauchtabellen die Dekompression bestimmen. Daher sind auch Dekompressionskrankheiten selbst bei buchstabengetreuem Einhalten der Dekompressionsvorschriften nie auszuschließen.

Auf Initiative des britischen Departments of Energy sind Untersuchungen über Dekompressionskrankheiten bei Drucklufttauchgängen in den Jahren 1982 bis 88 im UK-Festlandsshelf durchgeführt worden [87]. In diesem Zeitraum fanden aufgerundet 130 000 Tauchoperationen statt mit einem Gesamtanteil an 333 Fällen von Dekompressionsbeschwerden, die sich wiederum in 209 Fälle des Typs I und 124 Fälle des Typs II aufteilten. Tabelle 12.3 gibt eine Übersicht über die Verteilung der Tauchverfahren und den jeweiligen Anteil an Dekompressionskrankheitsfällen. Die in den Jahren 1982 bis 88 gemittelten Werte weisen auf die beherrschende Rolle der

Tabelle 12.3. Verteilung der Tauchverfahren im UK-Sektor nach [87]

Tauchverfahren	Anteil in %	Deko-Krankheiten in %
Oberflächendekompression mit O_2	51,4	0,42
Nullzeit Tauchgänge	29,9	0,02
Dekompression mit Haltestufen	12,4	0,18
Tauchglockeneinsatz mit TUP	3,1	0,48
Nitroxtauchgänge	3,2	0,05

Tabelle 12.4. Vorhandener DP-Index deutscher Deko-Tabellen [31, 134]

Tauchtiefe in m	p_{abs} in bar	Tauchzeiten in min VBG 39 [31]	DP-Index	VBG 39 [134]	DP-Index
12	2,2	660	57	360	42
18	2,8	130	32	160	35
24	3,4	75	29	90	32
30	4,0	55	30	60	31
36	4,6	40	29	45	31
42	5,2	30	28	35	31
50	6,0	20	27	30	33

Oberflächendekompression mit Sauerstoff hin. Eine genauere Analyse der einzelnen Jahre zeigt eine fallende Tendenz dieses Verfahrens, aber einen steigenden Trend bei Tauchglockeneinsätzen sowie bei Nitroxtauchgängen. Die Aufschlüsselung der Dekompressionskrankheitsfälle auf die einzelnen Tauchverfahren weist auf den relativ hohen Anteil bei Oberflächendekompressionen mit Sauerstoff und Einsätzen von Tauchglocken hin.

Zur Beurteilung der Erschwernis von Tauchoperationen, sei es durch lange Tauchzeiten oder größere Einsatztiefen, ist ein sog. Dekompressionsbelastungs-Index, DP-Index, eingeführt worden. Dieser DP-Index ist definiert als Produkt aus Umgebungsdruck mal Wurzel der Tauchzeit, kurz geschrieben PrT. Die durchgeführte Analyse in [87] unter Einbeziehung des Dekompressionsbelastungs-Index zeigt, daß für Drucklufttauchgänge ein Index um 25 zu empfehlen ist. Die Mehrzahl der Fälle von Dekompressionskrankheiten läßt damit vermeiden.

Der jeweilige Dekompressionsbelastungs-Index wurde für die in Deutschland geltende alte [31] und neue Fassung [134] der UVV Taucherarbeiten (VBG 39) bestimmt. Danach liegen die DP-Indexwerte bei niedrigen Tiefen, aber langen Tauchzeiten deutlich über den empfohlenen Wert von 25. Bei größeren Tiefen und entsprechend kürzeren Tauchzeiten bis zur jeweiligen Grenzzeit pendelt sich der DP-Index auf einen Wert um 30 ein, siehe Tabelle 12.4.

12.3 Therapeutische Rekompression und Behandlung

12.3.1 Allgemeines

Da die Bildung von Inertgasblasen kritischer Größe im Körper die eindeutige Ursache für jegliche Art von Dekompressionsbeschwerden ist, müssen beim Auftreten solcher Beschwerden Schritte eingeleitet werden, die die

Blasen verkleinern bzw. eliminieren. Basis jeder Behandlung von Druckfallerkrankten sind daher folgende Maßnahmen:

- Rekompression,
- Sauerstoffbehandlung,
- Zusätzlicher Einsatz von Medikamenten,
- Fallweise Wechsel des Atemgases.

Die Rekompression reduziert das Blasenvolumen entsprechend den Gasgesetzen und unterstützt die Lösung des freien Inertgases im Gewebe aufgrund des erhöhten Umgebungsdruckes. So hat eine Verdopplung des Umgebungsdruckes eine Reduzierung des Blasenvolumens auf die Hälfte und des Blasendurchmessers auf etwa 80% zur Folge.

Die Behandlung mit Sauerstoff unter erhöhtem Partialdruck führt zu einem hohen Konzentrationsgefälle und damit zu hohen Diffusionsraten zum Auswaschen des Inertgases aus dem Gewebe. Ein weiterer wesentlicher Aspekt ist die verbesserte Versorgung der Körpergewebe mit Sauerstoff bei Blockaden von Kapillaren.

Der zusätzliche Einsatz von Medikamenten wie Aspirin zur Unterdrückung der Aggregation und die Verabreichung von Flüssigkeiten vor und während der Rekompression, um der Dehydrierung entgegenzuwirken, sind flankierende Maßnahmen zur Unterstützung der Inertgasabgabe.

Die Möglichkeit eines Gaswechsels durch Austausch der Inertgaskomponente ist nicht für alle Behandlungsfälle gegeben. Eingesetzt wird beispielsweise Heliox, das für Behandlungszwecke mit Sauerstoff angereichert wird. Für alle Druckluft- oder Nitroxtauchgänge, die eine Behandlung wegen aufgetretener Dekompressionsbeschwerden erfordern, bietet sich neben den üblichen Therapiemaßnahmen auch ein Gaswechsel mit Heliox an. Der Stickstoffanteil wird dabei durch Helium ersetzt mit der Konsequenz eines größeren Diffusionsgefälles; damit wird das Auswaschen des überschüssigen Stickstoffs aus den Körpergeweben unterstützt. Dieser Vorgang ist in der chemischen Industrie unter dem Begriff Gasstripping bekannt.

Das Auftreten von Dekompressionskrankheiten, insbesondere von neurologischen Krankheiten des Typs II, erfordert eine sofortige Rekompression. Dafür muß eine Druckkammer in Reichweite sein, wobei zwischen Transport- und Behandlungskammern unterschieden wurde. Die neuere Fassung der UVV Taucherarbeiten [134] sieht keine Transportkammern mehr vor und empfiehlt nach neueren Erkenntnissen der Tauchmedizin den Transport druckfallerkrankter Taucher ohne Kammer bei Atmosphärendruck, aber unter Einsatz von Sauerstoff.

Heute spricht man nur von Taucherdruckkammern, die zur Behandlung dienen. Eine Taucherdruckkammer muß einen Innendurchmesser von mindestens 1,48 m haben und in Haupt- und Vorkammer unterteilt sein. Dabei muß die Hauptkammer ausreichend Platz für eine liegende und zwei sitzende Personen bieten. Wesentlich ist die Versorgungsmöglichkeit mit Sauerstoff über ein eingebautes System (BIBS). Größe und Bauformen der Kammern können sehr variieren; Entwurfskonzepte und bauliche Details von Druckkammern enthalten u.a. [5, 7 und 33].

Die Bereitstellung einer Druckkammer am Tauchort bzw. die Erreichbarkeit einer Rekompressionskammer ist für Deutschland in der Unfallverhütungsvorschrift Taucherarbeiten (VBG 39) [31 und 134] geregelt. In Abhängigkeit von der Austauchzeit, wenn diese 35 min überschreitet, sowie von der Erreichbarkeit zum nächsten einsatzbereiten Behandlungszentrum, wenn dieses nicht innerhalb von 3 Stunden erreicht werden kann, muß eine Taucherdruckkammer vor Ort bereitgestellt werden.

12.3.2 Behandlung von Dekompressionskrankheiten nach Druckluft/Nitrox Tauchoperationen

Die Mehrzahl aller Tauchoperationen weltweit sind Drucklufttauchgänge bis 50 bzw. 60 m Wassertiefe. Damit ist die Wahrscheinlichkeit für das Auftreten von Dekompressionsbeschwerden auch in diesem Bereich am größten. Jede Nation mit eigener Tauchindustrie hat auch ihre eigenen Dekompressionsvorschriften, die gleichzeitig Anweisungen für die Behandlung von Dekompressionskrankheiten umfassen.

In einer 1978 durchgeführten Untersuchung [73] wurden weltweit 63 verschiedene Behandlungstabellen zusammengetragen; dazu ist jedoch anzumerken, daß diese Tabellen häufig nur geringe Unterschiede aufweisen und teilweise sogar identisch sind. So entsprechen beispielsweise die Behandlungstabellen der US Marine [9] weitgehend denen der britischen Marine [63].

Um die Wahl einer geeigneten Behandlungstabelle zu vereinfachen, wird von der bewährten Unterteilung der Dekompressionskrankheiten (DCS) in Typ I und Typ II ausgegangen. Flußdiagramme helfen bei der Entscheidung nach der angemessenen Behandlung. Basis jeder Behandlungsstrategie ist die Rekompression unter weitgehendem Einsatz von Sauerstoff. Wegen der Vergiftungsgefahr ist bei Sauerstoffbehandlungen die Rekompressionsgrenze auf 18 m begrenzt. Handelt es sich aber um lebensbedrohende Symptome, wird umgehend eine Rekompression auf 50 m Tiefe gefordert, die natürlich den Einsatz von Sauerstoff verbietet.

Tabelle 12.5. Übersicht über gebräuchliche Behandlungstafeln nach [9/63]

Tafel	USN 5/RN 61	USN 6/RN 62	USN 6A/RN 63	USN 4/RN 54
Einsatz- bereich	DCS Typ I	DCS Typ II	DCS Typ II Gasembolien	DCS Typ II Gasembolien
Tiefen- bereich	18 m 9 m	18 m 9 m	50 m 18/9 m	50 m bis auf 3 m
Zeit in h: min	2 : 15	4 : 45	5 : 19	38 : 11
O_2-Zeit in h	2 : 00	4 : 00	4 : 00	(3 : 00)

Als Atemgas kommen entweder Luft oder Mischgas mit ausreichender Sauerstoffkonzentration infrage. Der Nachteil dabei liegt darin, daß der Originaltauchgang wesentlich flacher gewesen sein kann. Bei der 6 bar Druckluftbehandlung wird dann zusätzlich Stickstoff aufgenommen, der bei der nachfolgenden Dekompression zu Problemen führen kann.

In der Literatur sind eine Vielzahl von Behandlungstabellen verfügbar, so z. B. in [5, 7, 9, 10, 31, 53, 63, 133, 134]. Die jüngsten französischen Vorschriften [133] sehen für Typ I Beschwerden eine Rekompression auf 12 m mit O_2-Atmung vor. Bei Typ II Beschwerden wird mit Luft oder Heliox 50/50 auf 30 m rekomprimiert mit nachfolgender O_2-Behandlung ab 18 m. Die wohl am häufigsten zitierten Behandlungsvorschriften sind die der US Marine in [9]. Die daraus resultierenden Therapien sind in Tabelle 12.5 zusammengestellt.

Anstelle der Unterscheidung in Typ I und Typ II Dekompressionskrankheiten zur Auswahl eines geeigneten Therapieverfahrens wird von einer Reihe von Autoren nur noch die Unterscheidung zwischen lebensbedrohenden und nicht lebensbedrohenden Symptomen für die Wahl der Behandlung herangezogen wie beispielsweise in [74, 75]. Abb 12.2 zeigt ein Flußdiagramm zur Behandlung von Dekompressionskrankheiten nach [74], das für Druckluft- und Nitroxtauchgänge gilt. Die dort vorgeschlagenen Therapieschritte sehen weitgehend die Verwendung von Nitrox anstelle von Druckluft vor, siehe Abb 12.2. Hier ist in großem Umfang von der Möglichkeit eines Gaswechsels zur wirksamen Elimination des Stickstoffs Gebrauch gemacht worden.

Die noch geltenden Behandlungsschritte für Dekompressionsbeschwerden enthalten für den deutschen Bereich die Vorschriften der VBG 39 in [31], die sich an die Vorgehensweise der US Marine [9] anlehnt. Seit 1987 liegt ein Vorschlag zur Vereinfachung der Behandlungsmethodik u.a.

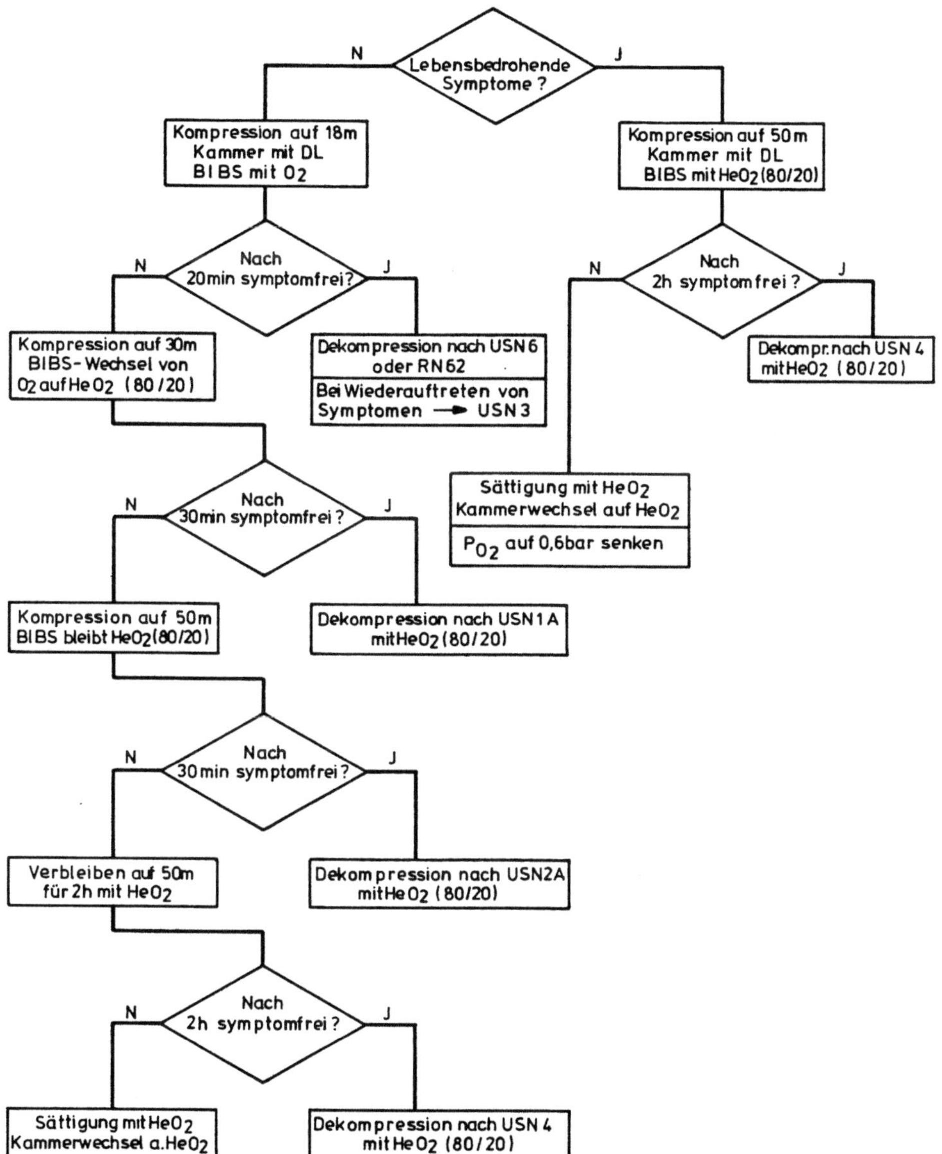

Abb 12.2. Behandlungsschema von Dekompressionskrankheiten nach Druckluft- und Nitroxtauchgängen in Anlehnung an [74]

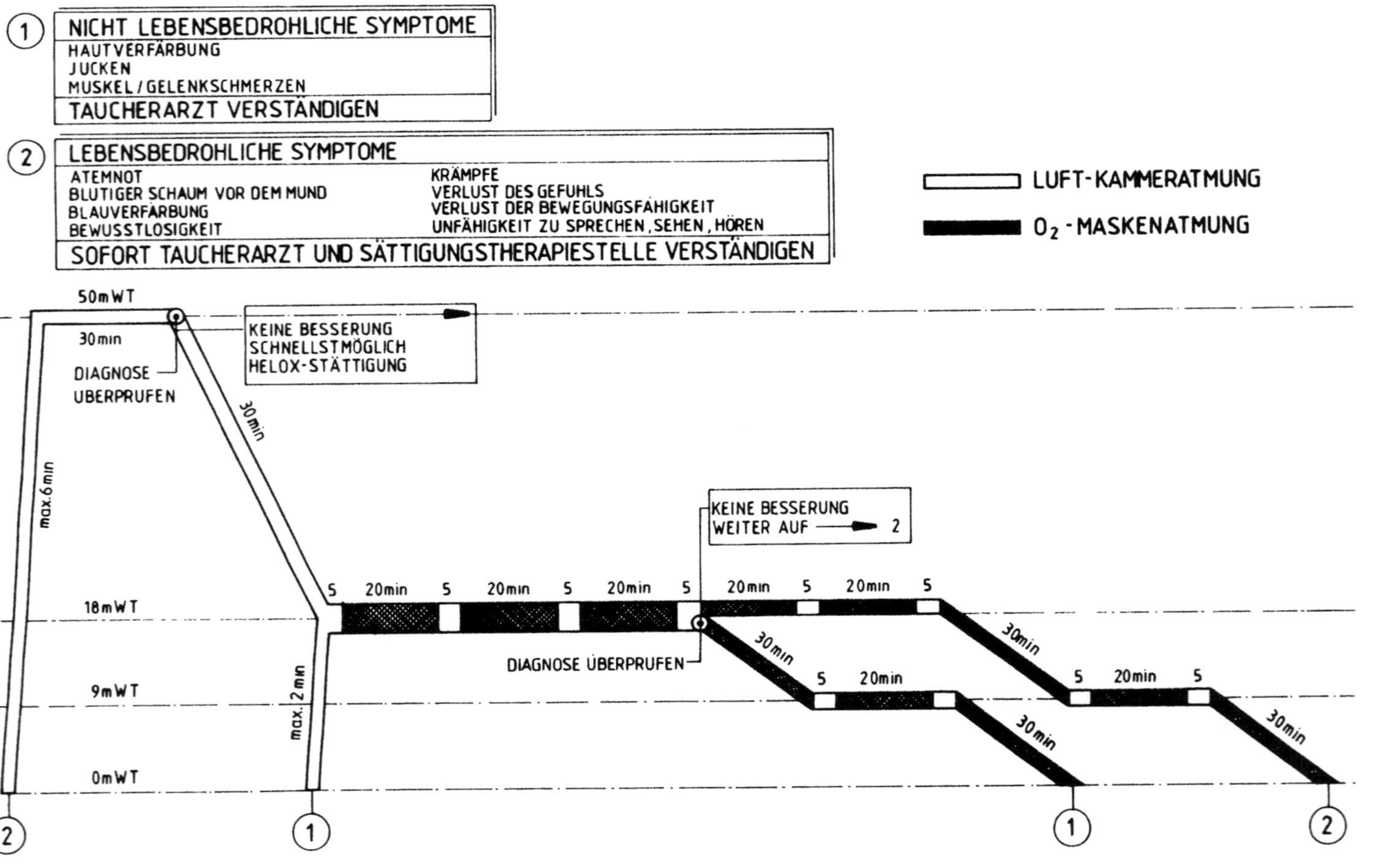

Abb 12.3. Behandlungsschema von Dekompressionskrankheiten nach [75]

in [75] vor, der wie [74] nur noch zwischen lebensbedrohenden und nicht lebensbedrohenden Symptomen unterscheidet und dem entsprechend auch nur noch zwei Behandlungspfade vorsieht, siehe Abb 12.3.

Generell gilt für alle Therapien, daß die besten Genesungserfolge erzielt werden, wenn unmittelbar nach Auftreten der Dekompressionsbeschwerden mit der entsprechenden Behandlung begonnen wird. Jede Verzögerung oder unsachgemäße Behandlung verschlechtert die Genesungsaussichten, obwohl auch noch in Spätfällen Hilfe möglich ist, wenn erst nach Tagen mit einer adäquaten Therapie begonnen werden konnte [75]. In solchen Fällen ist eine Rekompression auch bei neurologischen Symptomen (DCS Typ II) auf die sonst angezeigte Tiefe von 50 m nicht mehr sinnvoll.

Die Inertgasblasen, die die neurologischen Schädigungen hervorgerufen haben, sind nach so langer Zeit wieder von den Körpergeweben gelöst und über die Lunge abgegeben worden. Hilfe kann hier nur neben einer medikamentösen Unterstützung eine langfristige Sauerstoffversorgung der geschädigten Gewebe unter erhöhtem Partialdruck bringen, um den natürlichen Heilungsprozeß zu fördern. Der Patient wird dazu auf 18 m Tiefe mit Heliox gesättigt, wobei der Sauerstoffpartialdruck langfristig 0,5 bar nicht überschreiten darf. Heliox wird gewählt, um das Gewebe nicht erneut mit Stickstoff zu belasten. Zur Unterstützung dieser Spätfolgentherapie wird auch reiner Sauerstoff in entsprechenden Zyklen über das BIBS-System geatmet; hierbei muß aber die Möglichkeit einer Sauerstoffvergiftung im Auge behalten werden.

Generell ist bei schwierigen und komplexen Krankheitsfällen der Übergang in die Sättigung mit Wechsel des Atemgases auf Heliox zu empfehlen. Die Dekompression erfolgt dann mit den wesentlich konservativeren Dekompressionsraten für Sättigungstauchgänge und kann auch jederzeit unterbrochen und dem Zustand des Patienten angepaßt werden.

Bühlmann bietet in [53] sogar eine Behandlung für Drucklufttauchgänge an, die über die 50 m Tiefenbegrenzung hinaus durchgeführt wurden. Mit einem Helioxgemisch wird der Verunfallte bis auf 90 m Tiefe rekomprimiert. Die gesamte Behandlungszeit umfaßt über 32 Stunden.

12.3.3 Behandlung von Dekompressionskrankheiten nach Mischgaseinsätzen

Mischgas als Helioxgemisch wird vorzugsweise bei Teilsättigungs- bzw. Sättigungstauchgängen in einem Tiefenbereich über 50 m eingesetzt. Bei diesen Tauchverfahren ist die Wahrscheinlichkeit für das Auftreten von Dekompressionsbeschwerden wegen der bedingten niedrigeren Dekompressionsraten wesentlich kleiner, siehe 11.6. Wenn überhaupt Beschwerden auf-

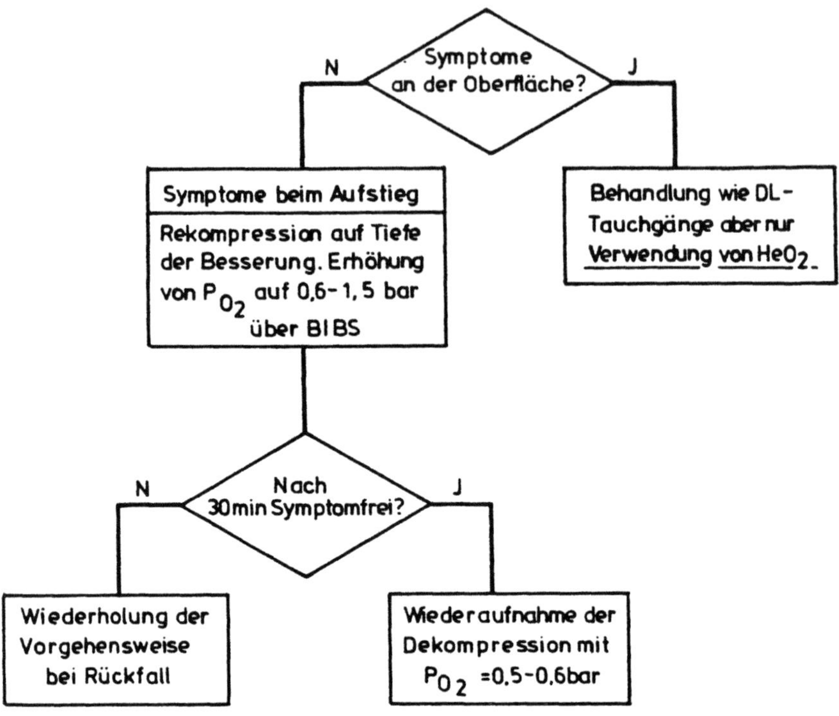

Abb 12.4. Behandlungsschema bei Mischgastauchgängen nach [74]

treten, sind diese vorzugsweise bei Erreichen der Oberfläche oder nach Exkursionstauchgängen bei Rückkehr zur Sättigungstiefe zu erwarten. In praktisch allen Fällen wird es sich dabei um Krankheitserscheinungen des Typs I handeln, die sich als Hautjucken oder Gelenkschmerzen manifestieren.

Generell wird beim Auftreten von Dekompressionsbeschwerden so vorgegangen, daß bis zu der Tiefe rekomprimiert wird, bei der die Beschwerden völlig verschwunden sind. Dabei sollte bei Dekompressionskrankheiten des Typs I die Rekompression 20 m nicht überschreiten, bei Typ II Krankheiten nicht mehr als 30 m betragen. Zur Unterstützung dieser Maßnahmen wird über das BIBS-System Sauerstoff mit einem Partialdruck zwischen 1,5 und 2,5 bar geatmet unter Einhaltung einer Erholungsphase von jeweils 5 Minuten nach 20 Minuten O_2-Atmung. Die Vorgehensweise für die Therapie von Dekompressionskrankheiten nach Helioxtauchgängen zeigt Abb 12.4.

Die Therapie von Dekompressionsbeschwerden während oder nach Sättigungstauchgängen mit Heliox ist auch in [66] behandelt. Gegenüber den Austauchstufen von 5 m bei der Sättigungsdekompression werden diese für Behandlungszwecke um die Hälfte auf 2,5 m reduziert. Da die Haltezeiten auf den einzelnen Austauchstufen ebenfalls halbiert werden, bleibt die Gesamtaustauchzeit in der Summe gleich.

Neben Dekompressionstafeln für Sättigungstauchgänge bei Verwendung von Druckluft oder Nitrox als Atemgas liefert [7] auch Behandlungsvorschriften bei Eintritt von Dekompressionskrankheiten. Nach Rekompression bis zur Tiefe der Besserung verbleibt der Patient dort für 2 Stunden, um danach mit der Dekompression fortzufahren. In Abhängigkeit von der Tauchtiefe beginnt der Aufstieg mit einer Rate von 1,5 m/h, die in Oberflächennähe bis auf 0,9 m/h reduziert wird.

12.4 Isobare Gegendiffusion

12.4.1 Einführung und Definitionen

Anfang der sechziger Jahre zeigte Hans Keller in einigen spektakulären Tieftauchversuchen bis zu 300 m Wassertiefe, daß durch den Einsatz verschiedener Atemgase in einer bestimmten Reihenfolge ungewöhnlich kurze Austauchzeiten erreicht werden können.

Weitergehende Untersuchungen zu diesem Thema führten bei bestimmten Atemgaskombinationen z.T. zu ernsten Dekompressionsbeschwerden, ohne daß der Umgebungsdruck geändert wurde. Da die beobachteten Phänomene bei konstantem Umgebungsdruck auftraten und im betrachteten Gewebe sich Gase auch in entgegengesetzter Richtung bewegten, wurde dafür der Begriff der isobaren Gegendiffusion geprägt.

Mitte der siebziger Jahre wurden grundlegende Untersuchungen zur isobaren Gegendiffusion von Lambertsen et.al. in den USA durchgeführt [68]. Dabei kann es sowohl zu einer isobaren Übersättigung des Gewebes als auch zu einer Untersättigung kommen, je nach dem, in welcher Reihenfolge leichte oder schwere Gase aufgeschaltet werden. Dabei stehen Helium und Wasserstoff für leichte Gase und Stickstoff, sowie Neon oder Argon, für schwere Atemgase.

Grundsätzlich werden zwei Formen der isobaren Gegendiffusion unterschieden:

- Oberflächliche Form,
- Tiefe Form.

Bei der oberflächlichen Form erfolgt eine kontinuierliche Gegendiffusion über die Oberflächengewebe (Haut), während der Taucher das zweite Gas über ein eigenes Versorgungssystem (BIBS) atmet, Abb 12.5 a.

Bei der tiefen Form, die nur Übergangscharakter hat, erfolgt die Gegendiffusion sowohl zwischen inneren Geweben und den Kapillaren des Kreislaufs als auch über die Oberflächengewebe, Abb 12.5 b.

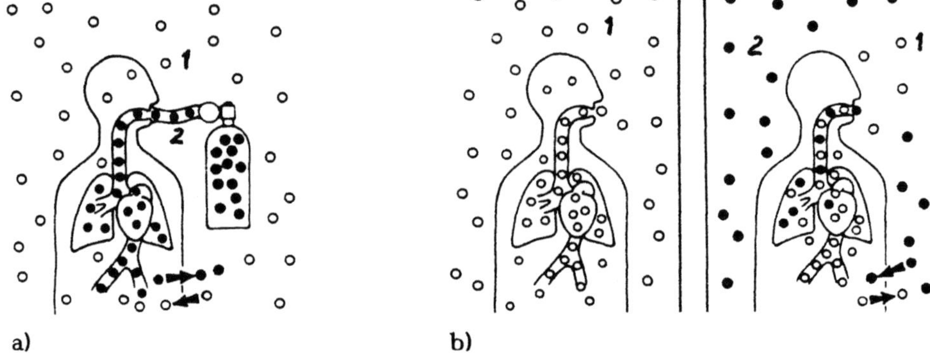

Abb 12.5. Prinzipielle Formen der isobaren Gegendiffusion nach [68]
a) Oberflächliche Form b) Tiefe Form

Abb 12.5 zeigt die prinzipiellen Unterschiede der Formen der isobaren Gegendiffusion. Bei der oberflächlichen Form bildet Gas 1 die Umgebungsatmosphäre, während Gas 2 über ein separates Versorgungssystem geatmet wird. Im Gleichgewichtszustand hat sich ein fester Gradient im Grenzbereich der Oberfläche (Haut) zur Umgebung aufgebaut. Die Innengewebe, die laufend mit dem Gas 2 versorgt werden, können bei ausreichend langer Expositionszeit gesättigt sein. Nach einer anfänglichen Übergangsphase stellt sich ein Sättigungszustand aller Gewebe mit Gas 2 ein mit Ausnahme der äußeren Gewebe (Haut), wo sich ein Druckgradient des Inertgases zum umgebenden Gas 1 aufbaut.

Auf der anderen Seite stellt sich umgekehrt ein Gradient von den äußeren, mit Gas 1 gesättigten Geweben zu den inneren ein. Die Oberfläche des Körpers wird also durch die konstanten Flüsse des Gases 2 von innen und des Gases 1 von außen beidseitig aufgesättigt und damit übersättigt. Es stellt sich ein konstanter Zustand mit stehenden Druckgradienten ein, der eine potentielle Gefahr für den Taucher darstellt. Diese Übersättigung bedeutet das Überschreiten der tolerierbaren Inertgasspannungen im Gewebe bei unverändertem Umgebungsdruck und entgegengesetzten Diffusionsrichtungen zweier unterschiedlicher Inertgase im Bereich der Oberflächengewebe.

Bei der tiefen Form der isobaren Gegendiffusion atmet der Taucher das Gas 1 direkt aus der Umgebung. Wird die Versorgung plötzlich auf Gas 2 umgestellt, gibt der Körper das erste Gas im wesentlichen über die Lunge ab und zu einem kleinen Teil auch über die Haut. Die Aufnahme des neuen Gases erfolgt wie die Abgabe im wesentlichen über die Lunge. Bei diesem Umstellungsprozeß können sehr wohl örtliche und zeitliche Übersättigungen im Körper auftreten. Da es sich aber um ein Übergangsstadium handelt, wird das erste Gas 1 schließlich bis auf einen vernachlässigbaren Rest abgegeben sein. Bei ausreichend langer Expositionszeit sättigen sich die Gewebe mit dem neuen Gas 2, wobei der Partialdruck des Inertgases 2 in keinem Fall den Umgebungspartialdruck überschreitet.

Dieses Übergangsstadium der tiefen Form ist die in der Regel anzutreffende Situation in der Taucherei, wenn der mit Stickstoff gesättigte Körper bei größeren Tauchtiefen auf Heliox mit dem leichteren Helium umgestellt werden muß.

12.4.2 Mathematische und physikalische Modelle

Für die beobachteten Phänomene der isobaren Gegendiffusion sind verschiedene Ansätze zur analytischen Beschreibung unternommen worden. Die Verifizierung mathematischer Modelle in Experimenten ist nicht ganz einfach, da z.B. durch zeitliche Schwankungen der Gewebedurchblutung merkliche Abweichungen auftreten können.

Die Darstellung der Inertgasübersättigung von Geweben kann anschaulich am physikalischen Modell eines vereinfachten Zweischichtengewebes demonstriert werden, siehe Abb 12.6. Das Modell besteht aus einer Lipidschicht L und einem wässrigen Schichtanteil W; während die eine Seite kontinuierlich mit dem schweren Gas 2 beaufschlagt wird, diffundiert von der Gegenseite das leichte Gas 1 in den wässrigen Schichtanteil (Abb 12.6). In dem Zweischichtengewebe bauen sich stehende Druckgradienten auf entsprechend den physikalischen Eigenschaften der beiden beteiligten Gase und der Gewebsschichten. Es kommt zu einer konstanten Übersättigung und damit zu Überspannungen, die an der Schichtgrenze ihr Maximum haben und

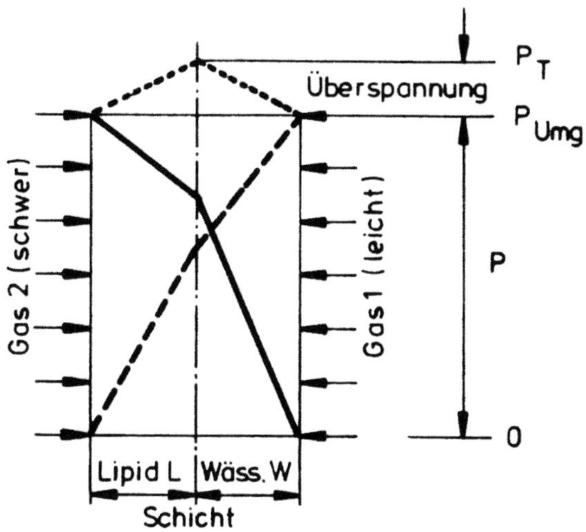

Abb 12.6. Zweischichtenmodell zur Demonstration von Gewebeüberspannungen [68]

größer als der Umgebungsdruck sind. Dieses Modell veranschaulicht die Situation der isobaren Gegendiffusion in der oberflächlichen Form, wo aufgrund der stehenden Überspannung Dekompressionsbeschwerden durch Bildung von Inertgasblasen auftreten, die zu schwersten Störungen, sogar zum Tod führen können. Daher sind in der Praxis solche Situationen tunlichst zu vermeiden. Eine solche Konstellation kann bei hyperbaren Schweißarbeiten vorherrschen, wo die Kammer eine Schutzgasatmosphäre enthält, während der Taucher über das BIBS-System mit einem anderen Atemgas versorgt wird. Hier ist die Wahl einer geeigneten Gaskombination wichtig.

Für die mathematische Beschreibung des Aufbaus von Über- bzw. Unterspannungen im Gewebe bei der Entsättigung des einen Inertgases und der Aufsättigung mit einem anderen beim Gaswechsel in der tiefen Form empfiehlt sich nach verschiedenen Untersuchungen das Perfusionsmodell. Danach hängt die Gesamtspannung P_T von der Durchströmung, d.h. mit anderen Worten von der Halbwertszeit der beteiligten Gewebe und von den beteiligten Gasen ab und bestimmt sich zu:

$$P_T = P_O \exp(-k_1 t) + 1 - \exp(-k_2 t) \qquad (12.1)$$

Darin bedeuten:

P_O = Anfangsspannung des Gases 1 in bar
k_1 = Zeitkonstante des Gases 1 in s^{-1}
k_2 = Zeitkonstante des Gases 2 in s^{-1}

Der erste Term von (12.1) beschreibt dabei die Entsättigung von einer Anfangsspannung P_O des Gases 1 und der zweite Term die Aufsättigung mit dem Gas 2 nach einer beliebigen Zeit t. Abb 12.7 zeigt den zeitlichen Verlauf der Gesamtspannung P_T des Inertgases nach Umschalten von Stickstoff auf Helium. Der schwerere Stickstoff entsättigt sich langsamer als sich das leichtere Helium aufsättigt. Damit kommt es in der Anfangsphase zu einer zeitlich begrenzten Überspannung im Gewebe. Da es sich

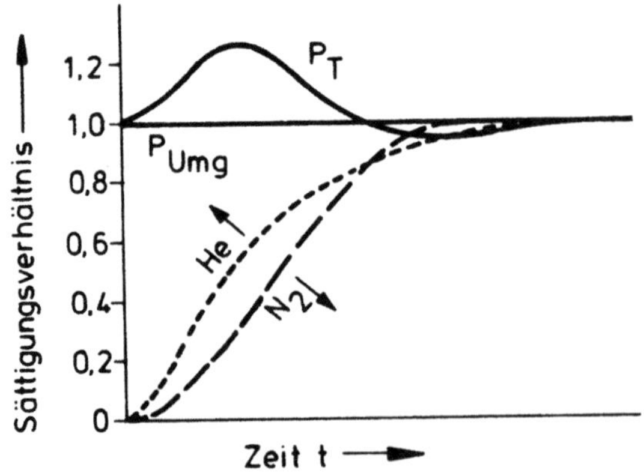

Abb 12.7. Prinzip der Auf- und Entsättigung beim Gaswechsel von Stickstoff auf Helium nach [68]

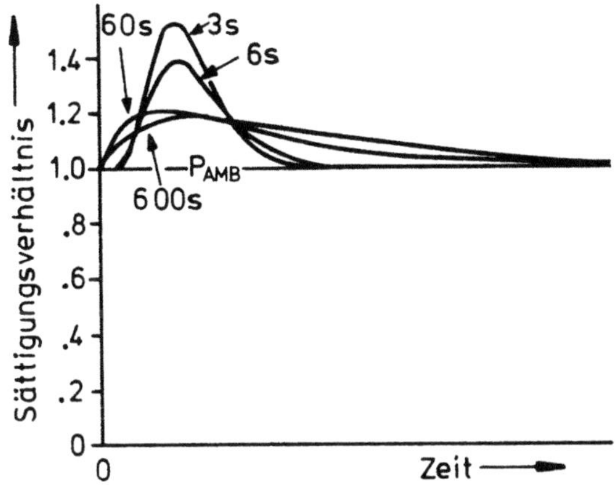

Abb 12.8. Übersättigungsverhältnis in Abhängigkeit von der Durchblutungsrate nach [68]

aber um transiente Vorgänge handelt, pendelt sich die Überspannung wieder auf das Umgebungsdruckniveau ein.

Die Strömungsrate der Gewebedurchblutung spielt bei der isobaren Gegendiffusion insoweit eine Rolle, als sie den zeitlichen Verlauf und die relative Größe der Gewebeüberspannung bei der Gasumschaltung bestimmt, siehe Abb 12.8. Je größer die Durchflußrate, d.h. je schneller das Blut in den Kapillaren fließt, desto kürzer, aber auch höher fällt die Gewebeüberspannung aus. Jedoch wird das Doppelte des Umgebungsdruckes als Grenzwert in keinem Fall überschritten.

12.4.3 Praktische Anwendungen der isobaren Gegendiffusion

Mit Hilfe der isobaren Gegendiffusion können sowohl Inertgasübersättigungen als auch Untersättigungen im Gewebe durch geeignete Gaswechsel erreicht werden. Während Übersättigungen das Dekompressionsproblem verschärfen, unterstützen Untersättigungen die Dekompression, siehe Abb

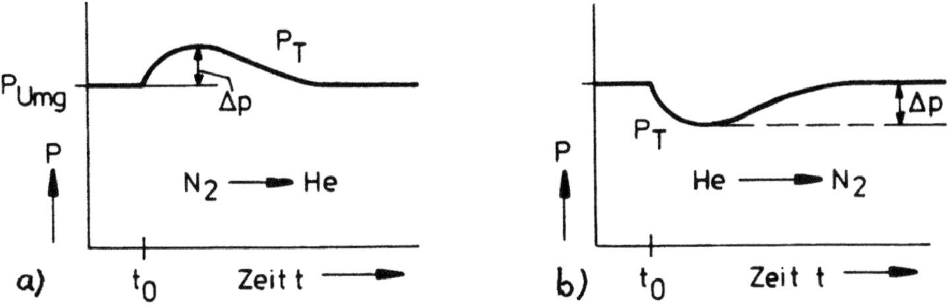

Abb 12.9. Prinzip der Über- und Untersättigung bei Gaswechsel nach [68]
a) Transienter Übergang von N_2 auf He, b) Übergang von He auf N_2

12.9. Beim Gaswechsel in Beispiel a von Stickstoff auf Helium sättigt das leichtere Helium schneller auf als der schwerere Stickstoff entsättigt werden kann. Die Folge ist eine zeitweilige Überspannung im Gewebe mit der Gefahr des Einsetzens von Dekompressionsbeschwerden.

Im umgekehrten Fall b entsättigt das leichte Helium schneller als sich der Stickstoff im Gewebe aufsättigen kann. Dies führt zu einem Dekompressionssprung, der den Dekompressionsvorgang unterstützt.

Verschiedene Autoren wie beispielsweise D'Aoust et. al. [69] haben die unterschiedlichsten Inertgaskombinationen unter Transientenbedingungen untersucht, die von Messungen der Gasblasenbildung im Gewebe der Versuchstiere begleitet wurden. Die Gasblasenbildung wurde als Kriterium für den Grad der Übersättigung herangezogen, die auch eine Aussage über das Auftreten von Dekompressionskrankheiten erlaubte. Alle Versuchstiere waren vor Beginn des Gaswechsels 17 Stunden dem ersten Gas ausgesetzt, so daß jeweils von gesättigten Geweben ausgegangen werden konnte. Vor Versuchsbeginn wurden auf der Grundlage des Perfusionsmodells nach (12.1) die maximalen Inertgasspannungen bstimmt und ins Verhältnis zur Ausgangsspannung gesetzt sowie mit der Blasenbildung korreliert. Ergab das maximale Spannungsverhältnis Werte unter eins, lag eine Untersättigung vor und es durften keine Inertgasblasen erwartet werden. Die Ergebnisse verschiedener Gaskombinationen zeigt Tabelle 12.6.

Diese Gaswechsel der tiefen Form unterstreichen noch einmal die theoretischen Überlegungen, daß ein leichtes Gas schneller entsättigt als ein schwereres Inertgas den Körper aufsättigen kann. Das analytisch bestimmte Spannungsverhältnis korreliert sehr gut mit der Voraussage der Blasenbildung, auch wenn nach den Ergebnissen der Tabelle 12.6 für die

Tabelle 12.6. Ergebnisse verschiedener Gaswechselkombinationen [68]

Gaswechsel		maximales	Gasblasenbildung
von	nach	Spannungsverhältnis	
Helium	Stickstoff	0,861	keine
Wasserstoff	Stickstoff	0,890	keine
Argon	Stickstoff	1,015	keine
Argon	Wasserstoff	1,091	keine
Neon	Wasserstoff	0,939	keine
Neon	Helium	0,978	keine
Stickstoff	Wasserstoff	1,076	sehr gering
Wasserstoff	Helium	1,080	sehr gering

Kombination Argon - Wasserstoff das Auftreten von Inertgasblasen zu erwarten gewesen wäre. Bemerkenswert ist dabei das Dekompressionsverhalten des Wasserstoffs im Rahmen der isobaren Gegendiffusion, das zwischen Helium und Stickstoff liegt, ähnlich dem narkotischen Verhalten, siehe dazu Tabelle 5.3.

Die unter Normalbedingungen vorhandene Stickstoffsättigung des Körpers führt bei Umschalten auf Helioxgemische unweigerlich zu einer zeitweisen Übersättigung des Gewebes. Dem kann aber durch Einschalten eines Zwischengases wie Wasserstoff begegnet werden, womit Inertgasblasen bei der isobaren Gegendiffusion weitgehend unterdrückt werden.

Generell führen Gaswechsel mit hoher Übersättigung und demzufolge einem Spannungsverhältnis von über eins zum Auftreten von Gasblasen im Gewebe und damit zu Dekompressionsproblemen, bis die transiente Übersättigung schließlich abgeklungen ist. Mit einer deutlichen Übersättigung ist immer dann zu rechnen, wenn ein schweres Gas durch ein leichteres ausgetauscht wird, siehe Tabelle 12.7. Der schwerere Inertgasanteil entsättigt langsam, während das leichtere Inertgas schnell aufsättigt und damit in jedem Fall eine, wenn auch nur zeitweise, Übersättigung des Gewebes eintritt. Besonders kritisch hat sich dabei der Gaswechsel von Argon auf Helium herausgestellt, der fast zum Tode des Versuchstieres geführt hätte, obwohl es sich bei der tiefen Form um transiente Übergänge handelt, bei denen die Überspannung nach einiger Zeit wieder auf den Umgebungsdruck zurückgeht.

Der Gaswechsel von Stickstoff auf Helium, der die Ausgangssituation für den mit Stickstoff unter Atmosphärenbedingungen gesättigten Taucher darstellt, dessen Atemgas auf ein Helioxgemisch umgestellt werden muß, kann unter isobaren Randbedingungen zu Problemen führen. In der Praxis wird jedoch das Heliox unter steigendem Umgebungsdruck geatmet, so daß hier keine isobaren Bedingungen mehr gegeben sind.

Die isobare Gegendiffusion in ihrer oberflächlichen Form ist durch die stehenden Druckgradienten potentiell gefährlich, praktisch unabhängig von

Tabelle 12.7. Ergebnisse verschiedener Gaswechselkombinationen [68]

Gaswechsel		maximales	Gasblasenbildung
von	nach	Spannungsverhältnis	
Stickstoff	Helium	1,139	ja
Stickstoff	Neon	1,160	ja
Argon	Helium	1,123	fast tödlich

den beteiligten Inertgasen. Wird beispielsweise Helium direkt in einer Stickstoff- oder Argonatmosphäre geatmet, wird sich das Maximum der Überspannung im äußeren Körperbereich (Haut) konstant aufbauen. Wird umgekehrt das schwerere Inertgas in einer Heliumatmosphäre geatmet, verschiebt sich das Maximum der Überspannung mehr hin zu den tieferen Körpergeweben mit ebenfalls konstanten Druckgradienten.

Gefährlich wird die Situation bei der kombinierten Form, wenn sowohl das direkt zugeführte als auch das umgebende Inertgas in der Kammer bei isobaren Verhältnissen umgeschaltet wird und zwar vom schwereren Stickstoff auf ein leicht diffundierendes Gas wie Helium. Bei einer solchen Konstellation treten durch laufende Bildung von Inertgasblasen so ernste Dekompressionsschäden auf, daß sie sogar zum Tode führen können.

Der gezielte Einsatz eines Inertgaswechsels bietet bei korrekter Anwendung vielfache Möglichkeiten zur Unterstützung und Durchführung einer sicheren Dekompression; auf der anderen Seite kann die Nichtbeachtung physikalischer Gegebenheiten zu ernsten, ja lebensbedrohenden Konsequenzen führen.

13 Sicherheit und Sicherheitsgesetze

13.1 Einführung

Jede menschliche Tätigkeit ist mit Gefahren für den Menschen und für seine Umgebung verbunden. Um ihn und die berechtigten Interessen seiner Mitmenschen und der Umwelt zu schützen, müssen allgemein akzeptierte Spielregeln vorhanden sein, die auf der einen Seite dem Individuum so viel persönliche Freiheit wie möglich einräumen, auf der anderen Seite aber genügend Schutz und Sicherheit für Mitmenschen und Umwelt gewährleisten. Diese Spielregeln finden sich in Form von Gesetzen, Verordnungen, Vorschriften, Richtlinien, Empfehlungen, usw. wieder und umfassen den Komplex Sicherheit im weitesten Sinne des Wortes.

Vor dem Hintergrund des Begriffes Sicherheit und der daraus abzuleitenden Sicherheitsgesetzgebung werden hier speziell die tauchrelevanten Vorschriften im deutschen Bereich sowie die einschlägigen ausländischen Regelungen vorgestellt. Darüber hinaus werden die Verantwortungsebenen behandelt, wie sie sich heute im Offshore-Betrieb etabliert haben, und schließlich die allgemeinen Arbeitsbedingungen einschließlich der in der Praxis benutzten Vergütungsmodelle angesprochen.

Basis der Sicherheitsgesetzgebung in der Bundesrepublik Deutschland ist das Grundgesetz, das jedem Bürger das Recht auf Leben und körperliche Unversehrtheit garantiert. Dabei umfaßt die Sicherheitsgesetzgebung alle Rechtsvorschriften zum Schutz des Individuums und der Allgemeinheit vor Gefährdungen aus dem Umgang mit der Technik [76].

Abb 13.1 gibt einen Überblick über die rechtlichen Grundlagen der Sicherheitsgesetze und zeigt den Zusammenhang zwischen Rechtsnormen und technischen Regeln. Während die Rechtsnormen den gesetzlichen Rahmen vorgeben, in dem sich die Sicherheitsgesetzgebung zum Schutz von Individuum, Allgemeinheit und Umwelt bewegt, beschreiben die technischen Regeln die genaue Vorgehensweise bei der praktischen Umsetzung der gesetzlichen Vorschriften.

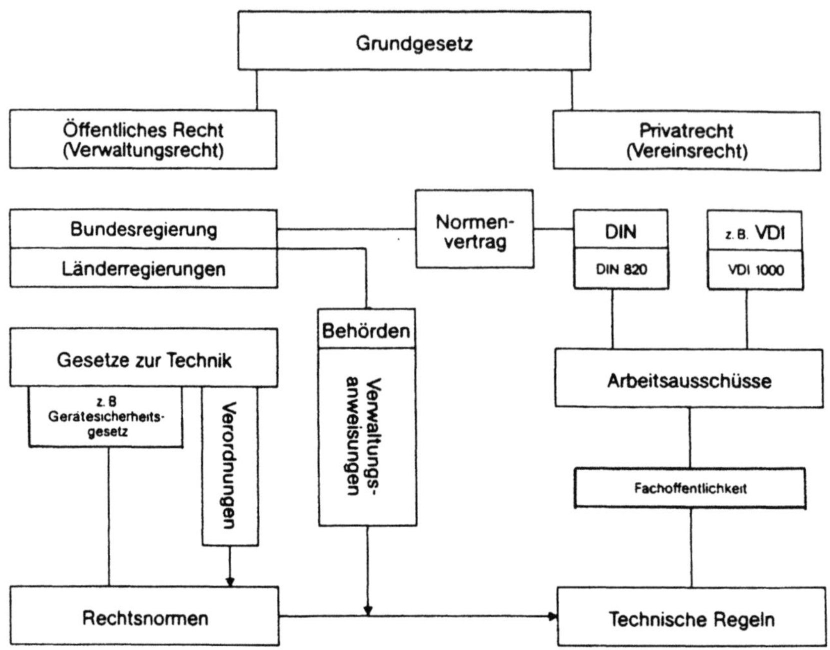

Abb 13.1. Zusammenhänge der rechtlichen Grundlagen nach [76]

Technische Regeln, die den anerkannten Stand der Technik wiedergeben, können z.B. sein VDI-Richtlinien, VDE-Bestimmungen, DIN-Normen, Sicherheitsregeln, technische Merkblätter, usw. Im Hinblick auf die Europäisierung der technischen Standards werden die vorhandenen nationalen Regelungen in europäische Normen (EN) oder ISO-Standards überführt.

Die Sicherheitsgesetze dienen vorrangig der Abwehr von Gefahren, wobei die Sicherheit von Mensch und Umwelt in vielen Formen und mit unterschiedlichen Mitteln erreicht werden kann. Eng verknüpft mit der Gefahrenabwehr sind Fragen der Haftung und gegebenenfalls auch Sanktionen. Bei Nichtbeachtung der Vorschriften können mit Sanktionen die Durchführung der Schutzmaßnahmen erzwungen werden. Haftungsvorschriften regeln in einem Schadensfall, wer für den Schaden aufkommt und in welchem Umfang Ansprüche abzudecken sind.

Die rechtlichen Grundlagen zur Gefahrenabwehr bilden Gewerbe- und Arbeitsschutzverordnung, wobei das Gerätesicherheitsgesetz für die Tauchtechnik wesentlich ist. Haftungsfragen werden im wesentlichen im Bürgerlichen Gesetzbuch (BGB) geregelt, wobei wieder für den tauchtechnischen Bereich die Produkthaftung von besonderer Bedeutung ist. Sanktionen gegen Zuwiderhandlungen sind im Strafgesetzbuch (StGB), der Gewerbeordnung (GewO) und in der Reichsversicherungsordnung (RVO) festgelegt.

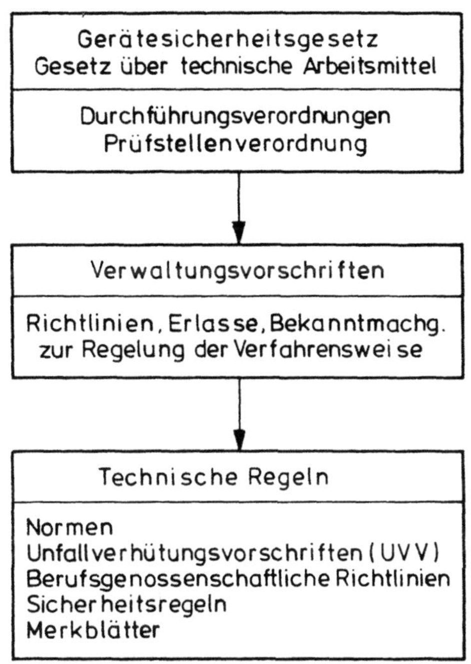

Abb 13.2. Schema des gesetzlichen Rahmens der Gefahrenabwehr [76]

Die Verknüpfung zwischen Rechtsnormen und technischen Regeln zeigt Abb 13.2 am Beispiel des Gerätesicherheitsgesetzes zur Gefahrenabwehr in Anlehnung an [76]. Die technischen Regeln stellen den Stand der Technik dar, die mit dem Fortschreiten der technischen Entwicklung aktualisiert werden. Während Gesetze und Verwaltungsvorschriften den rechtlichen Rahmen festschreiben, dienen die technischen Regeln, angepaßt an den aktuellen Stand der Technik, der Umsetzung der Rechtsnormen in die Praxis.

Eine Schlüsselrolle bei der Gefahrenabwehr nimmt die gesetzliche Unfallversicherung ein. Träger der Unfallversicherung, die ein Zweig der Sozialversicherung ist und auf die Sozialgesetzgebung von Bismarck Ende des 19. Jahrhunderts zurückgeht, sind die Berufsgenossenschaften. Die öffentlich-rechtliche Einrichtung der Berufsgenossenschaft wurde gewählt, um der unterschiedlichen Unfallgefährdung in den einzelnen Wirtschaftszweigen Rechnung zu tragen. So decken z.Z. 34 gewerbliche Berufsgenossenschaften sowie die See-Berufsgenossenschaft die verschiedenen und z.T. spezifischen Unfallrisiken der gewerblichen Wirtschaft ab.

Darüber hinaus gibt es noch gesetzliche Unfallversicherungen des Bundes, der Länder und Gemeinden, die den Personenkreis in öffentlichen Diensten oder vergleichbaren Beschäftigungsverhältnissen außerhalb der gewerblichen Wirtschaft gegen das Risiko eines Unfalls abdecken.

Unternehmer eines bestimmten Wirtschaftszweiges sind zur Mitgliedschaft in einer entsprechenden Berufsgenossenschaft verpflichtet, die im Umlageverfahren durch die Mitgliedsunternehmen die Mittel zur Durchführung der gesetzlichen Aufgaben aufbringen. Zu diesen Aufgaben gehört neben den Rehabilitations- und Unfallrentenleistungen vor allen Dingen die Verhütung von Arbeitsunfällen und Berufskrankheiten.

Eine Maßnahme zur Reduzierung des Unfallrisikos ist die Herausgabe von Unfallverhütungsvorschriften (UVV) und anderen Richtlinien sowie deren Überwachung. Für alle gewerblichen Taucherarbeiten, aber auch für wissenschaftliche Tauchaktivitäten, ist die 1887 gegründete Tiefbau-Berufsgenossenschaft zuständig.

13.2 Tauchbezogene deutsche Rechtsgrundlagen

Aus dem weiten Spektrum der technischen Vorschriften und Richtlinien werden nur diejenigen herausgegriffen, die einen wesentlichen Bezug zum Tauchen und den dabei verwendeten technischen Geräten in Deutschland haben.

Bei den technischen Geräten bestimmen als gesetzliche Grundlage die Gewerbeordnung mit der daraus abgeleiteten Druckbehälterverordnung sowie das Gesetz über die technischen Arbeitsmittel (Gerätesicherheitsgesetz) den administrativen Rahmen.

Im Bemühen um die Harmonisierung und Angleichung der Sicherheitsregelungen im europäischen Rahmen werden auch die bisherigen Normen wie DIN, VDE usw. überarbeitet und durch EU-Normen abgelöst.

Ohne Anspruch auf Vollständigkeit und Aktualität werden in Tabelle 13.1 einige Regelungen als technische Normen vorgestellt.

Tabelle 13.1. Übersicht über tauchrelevante technische Normen

DIN Nummer	Gegenstand der Normung
3179	Übersicht über Druckgasflaschen und Tauchgerätearten
3180	Autonome Tauchgeräte mit Bauelementen
3188	Qualität der Druckluft für Taucheinsätze
58 640	Mindestausstattung und sicherheitstechnische Anforderungen an autonome Leichttauchgeräte
58 641	Sicherheitstechnische Anforderungen an Atemanschlüsse
7875	Tauchzubehör inkl. DIN 7876, 7877, 7878, 7922 und 8306
32 925	Sicherheitstechnische Anforderungen an kombinierte Tarier- und Rettungsmittel
EN 250	Atemgeräte, Autonome Leichttauchgeräte

Dazu kommen eine Reihe von Unfallverhütungsvorschriften (UVV) über elektrische Anlagen, Schweißen und Schneiden unter Wasser [82], Verdichter, Schwimmende Geräte und Sprengarbeiten unter Wasser [83], die von der Tiefbau-Berufsgenossenschaft herausgegeben wurden. Zusätzlich schreiben berufsgenossenschaftliche Richtlinien und Sicherheitsregeln vor, nach welchen Grundsätzen die Auslegung technischer Arbeitsmittel zu erfolgen hat.

Die Druckbehälterverordnung mit ihrem Regelwerk "Technische Regeln Druckgase" (TRG) behandelt ganz allgemein Druck- und Druckgasbehälter sowie die entsprechenden Füllanlagen und den korrekten Umgang mit Druckgasen [16]. Für den tauchtechnischen Bereich ist nur ein Teil dieser Regelungen relevant; jedoch enthalten die Regeln beispielsweise Vorschriften über die Konstruktion und Kennzeichnung von Atemgasflaschen für Tauchgeräte, über deren Füllung sowie über einzuhaltende Prüffristen. Danach ist eine Prüfung von Stahlflaschen alle 2 Jahre und von Aluminiumflaschen alle 6 Jahre vorgeschrieben, während Druckschläuche mit den dazu gehörenden Armaturen nur eine einjährige Prüffrist haben [18].

Neben der ordnungsgemäßen Beschaffenheit der verwendeten Arbeitsmittel kommt der gesundheitlichen Eignung und einer ausreichenden Ausbildung ein besonderer Stellenwert bei der Gefahrenabwehr zu. Diesen Bereich decken tauchrelevante Vorschriften (UVV) und Richtlinien der Tiefbau-Berufsgenossenschaft ab.

Gewerbliche Taucherarbeiten in Deutschland regelt die Unfallverhütungsvorschrift Taucherarbeiten (VBG 39) [31] und in ihrer neuen Fassung [134]. Sie enthält alle wesentlichen Bestimmungen zur sicheren Durchführung von Tauchoperationen. Diese Vorschriften gelten nur für das Tauchen mit Druckluft und begrenzen die Tauchtiefe auf 50 m. Werden andere Atemgase als Druckluft verwendet oder sollen andere Tauchverfahren eingesetzt werden, so ist dafür beim zuständigen Versicherungsträger, d.h. in der gewerblichen Taucherei bei der Tiefbau-Berufsgenossenschaft, eine Ausnahmegenehmigung dafür einzuholen.

In der UVV Taucherarbeiten wird neben den Anforderungen an technische Geräte vor allen Dingen auf den Tauchbetrieb eingegangen, um hier ein Höchstmaß an Sicherheit zu gewährleisten. Leitung und Aufsicht eines Tauchgangs werden genau festgelegt, ebenso die Größe der Tauchgruppe und die Anforderungen an die einzelnen Gruppenmitglieder. Die UVV enthält auch die in der Bundesrepublik gültigen Austauchtabellen und Behandlungsvorschriften bei Dekompressionskrankheiten, siehe Abschnitt 11.4.

Taucherarbeiten fallen nicht nur im Tiefbau an, sondern auch im Umfeld von Binnen- und Seeschiffahrt und sogar in Bereichen der Verwaltung. Tiefbau-, Binnenschiff- und See-Berufsgenossenschaft arbeiten zusammen und leisten gegenseitige Amtshilfe bei der Überwachung von Tauchstellen; bei Gefahr im Verzuge können die Technischen Aufsichtsbeamten sofort alle taucherischen Aktivitäten untersagen.

Dem Aspekt der gesundheitlichen Eignung und der Bereitstellung von Erste Hilfe Maßnahmen tragen weitere Unfallverhütungsvorschriften der Tiefbau–Berufsgenossenschaft Rechnung. Dies sind im einzelnen:

- UVV Allgemeine Vorschriften (VBG 1) [79]
  Die VBG 1 beschreibt und regelt Rechte und Pflichten des Unternehmers und Versicherten zur Abwehr von Gefahren.

- UVV Arbeitsmedizinische Vorsorge (VBG 100) [80]
  Die VBG 100 behandelt arbeitsmedizinische Vorsorgeuntersuchungen bei Umgang mit gesundheitlich gefährdenden Stoffen und bei gefährdenden Tätigkeiten, zu denen auch Taucherarbeiten gezählt werden.

- UVV Erste Hilfe (VBG 109) [81]
  Die VBG 109 legt das Vorgehen bei Arbeitsunfällen fest und schreibt u.a. Anzahl und Ausbildung der Ersthelfer vor.

Neben dem gewerblichen Tauchen gibt es auch das wissenschaftliche Tauchen zur Durchführung von Forschungsaufgaben, die keine gewerbliche Zielsetzung haben. Für diesen Kreis der wissenschaftlichen Taucher sind Richtlinien für den Einsatz von Forschungstauchern (ZH 1/540) in [77] herausgegeben worden. Diese Richtlinien lehnen sich sehr stark an die UVV Taucherarbeiten [31] für das gewerbliche Tauchen an; als Atemgas gilt Druckluft und die maximale Tauchtiefe ist ebenfalls auf 50 m begrenzt. Abweichungen von diesen Richtlinien erfordern eine besondere Genehmigung des zuständigen Versicherungsträgers. Für die Forschungstaucher, die normalerweise aus dem Bereich der Hochschulen und Forschungsinstitutionen kommen, treten als Versicherungsträger in der Regel staatliche bzw. kommunale Unfallversicherer auf.

Tauchrelevante Vorschriften kommen auch aus der Richtung des Bergbaus. Da der Festlandssockel in die Zuständigkeit der Bergbaubehörde fällt, sind Tauchaktivitäten im Offshore-Bereich zur Erkundung und Nutzung mariner Lagerstätten in der Bundesrepublik ebenfalls der Aufsicht bergbaulicher Institutionen unterstellt. Gesetzliche Basis ist die Bergverordnung für den Festlandssockel (FlsBergV) vom März 1989 [78]. In dieser Bergverordnung wird u.a. auf die Verwendung von Plattformen eingegangen sowie auf Arbeiten in Unterwasserdruckkammern. Zuständig für alle Offshore-Aktivitäten im deutschen Sektor ist das Oberbergamt in Clausthal-Zellerfeld.

13.3 Tauchbezogene ausländische Rechtsgrundlagen

Praktisch jedes Land, das mit taucherischen Aktivitäten größeren Stils zu tun hat, hat auch seine eigene tauchbezogene Gesetzgebung. Für den deutschen Bereich sind unter dem Gesichtspunkt der europäischen Vereinheitlichung bzw. Angleichung die Rechtsgrundlagen Großbritaniens, Frankreichs und Norwegens von Bedeutung.

Der sog. Nordseestandard unter Führung britischer und norwegischer Gesetzesinitiativen stellt heute einen Sicherheitsstandard für Tauchoperationen dar, der die höchsten Normen aufweist und häufig auch bei Operationen in anderen Teilen der Welt gefordert und angewendet wird [84]. Daher soll bei den folgenden Betrachtungen dieser Nordseestandard im Vordergrund stehen.

Die britische Gesetzgebung basiert auf sog. Statuary Instruments (SI), die neben dem Gesetzestitel zur weiteren Kennzeichnung auch eine laufende Gesetznummer tragen. Die wichtigsten britischen Gesetze, die sich mit Tauchoperationen befassen, sind mit Gesetznummer in Tabelle 13.2 zusammengestellt. Von den dort zitierten Gesetzen ist das in 1981 veröffentlichte Gesetz SI 399 [85] über Tauchoperationen das wichtigste für die Durchführung von Taucheinsätzen; es ersetzt auch ein Teil der älteren gesetzlichen Bestimmungen.

Die Überwachung der Gesetze erfolgt durch die Health and Safety Executive (HSE) und umfaßt auch alle Onshore-Taucheinsätze in Häfen, Flüssen und Küstengewässern. Die einzige Ausnahme bilden Offshore-Aktivitäten, die an das Department of Energy (DoE) delegiert sind und von einer Unterorganisation, dem Diving Inspectorate, überwacht werden.

Tabelle 13.2. Zusammenstellung tauchrelevanter britischer Gesetze

Gesetznummer	Gesetztitel	
SI 1232	The Health and Safety at Work Act	1974
SI 116	The Merchant Shipping Regulations (Diving Oper.)	1975
SI 923	The Submarine Pipelines Regulations (Diving Oper.)	1976
SI 1019	The Offshore Installations Regulations	1976
SI 399	The Diving Operations at Work Regulations	1981

Die beiden staatlichen Institutionen HSE und DoE geben nach Bedarf Sicherheitsmemoranden (Diving Safety Memos) heraus, die den rechtlichen Rahmen ergänzen und gezielt auf aktuelle Sicherheitsprobleme eingehen.

Neben diesen gesetzgeberischen Vorschriften und Ergänzungen umfaßt der Nordseestandard eine Reihe von laufend erweiterten Merkblättern, Handhabungsempfehlungen (Code of Practice), usw. von privatrechtlichen Institutionen. Hier ist in erster Linie die AODC (Association of Offshore Diving Contractors) zu nennen, ein Zusammenschluß der Tauch- und Offshore-Industrie, auf die zahlreiche Veröffentlichungen zurückgehen.

Weitere technische und medizinische Regelungen kommen von Versicherungen und Klassifikationsgesellschaften.

Die französische Gesetzgebung fußt auf dem CODE DU TRAVAIL, der Ende 1992 den gesetzlichen Rahmen für Gesundheit und Sicherheit am Arbeitsplatz neu gefaßt hat. Daraus leiten sich sog. *decrets* ab, von denen das im März 1990 erschienene Decret über hyperbare Arbeiten besonders zu erwähnen ist. Die *decrets* werden durch Ausführungsbestimmungen, den *arretes,* ergänzt. Zum Decret der hyperbaren Arbeiten gehören *arretes* wie die 1991 erschienenen über Ausbildung und Medizinische Fitness. Das im Mai 1992 veröffentlichte Arrete über Arbeitsbedingungen, Traveaux en Milieu Hyperbare [133], enthält u.a. Dekompressionstafeln für Taucherarbeiten, aber auch für Druckluftarbeiten an Land. Neben den Standardtafeln für Luft und Luft/Sauerstoff enthalten die Tafeln auch Austauchtabellen für das Mischgastauchen mit Heliox unter Einsatz von Sauerstoff.

Die norwegische Gesetzgebung basiert auf Königlichen Dekreten (Royal Decrees), die die Grundlage für die Arbeit des Norwegischen Ministeriums für Erdöl und Energie sind und auch den gesetzlichen Rahmen für alle Tauchtätigkeiten bilden. Vergleichbar dem britischen Modell hat das Ministerium die Überwachung der Offshore-Aktivitäten dem Norwegischen Petroleum Direktorat (NPD) übertragen, das damit eine ähnliche Aufgabe übernimmt wie das britische DoE. Gesetzliche Basis der Arbeit sind die Provisional Regulations for Diving on the Norwegian Continental Shelf von 1978.

Das Petroleum Direktorat gibt wie das britische Diving Inspectorate bei Bedarf Sicherheitsrichtlinien (Safety Notes) heraus, die aus gesetzlicher Sicht den Stand der Technik repräsentieren. Weitere Regelungen kommen von der norwegischen Klassifikationsgesellschaft Det Norske Veritas.

Durch die gemeinsamen Interessen der britischen und norwegischen Seite im Nordseeraum arbeiten auch die entsprechenden Institutionen zusammen und passen sich in der Gesetzgebung an. So werden beispielsweise Ausbildungszertifikate gegenseitig anerkannt.

Die amerikanische Gesetzgebung in Hinblick auf tauchbezogene Aktivitäten hat zwei Quellen, die sich aus den unterschiedlichen Aufgabenbereichen der beteiligten staatlichen Organisationen ergeben.

Für den Offshore-Bereich ist im wesentlichen die amerikanische Küstenwache, englisch US Coast Guard (USCG), zuständig, deren gesetzliche Vorgaben für Taucheinsätze in den Commercial Diving Regulations von 1979 [92] festgeschrieben sind.

Von der Seite der Arbeitssicherheit her kommen die Vorschriften der amerikanischen Occupational Safety and Health Administration (OSHA), die in [93] allgemeine Grundsätze für Tauchoperationen sowohl On- als auch Offshore vorgeben. Da sich die Anwendungsbereiche in vielen Punkten überschneiden, findet sich auch bei einer Reihe von Vorschriften der beiden Institutionen der gleiche Wortlaut.

13.4 Verantwortlichkeiten im Offshore-Bereich

Die Suche nach und Nutzung von marinen Lagerstätten ist eine komplexe Aufgabe, die sehr unterschiedliche Parteien und enorme Mittel einschließt. Die Durchführung einer solchen herausfordernden Aufgabe erfordert eine sinnvolle Organisation und eine klare Strukturierung der Aufgaben- und Verantwortungsbereiche für alle Beteiligten, siehe Abb 13.3. Dabei sind die folgenden Aspekte zu beachten:

- Einhaltung höchster Sicherheitsansprüche bei allen Einrichtungen und Maßnahmen,
- Suche nach optimalen Lösungen aus technischer und finanzieller Sicht,
- Erfüllung einschlägiger Vorschriften und sonstiger Regelungen im gesetzlichen Rahmen.

Die Arbeiten zur Erkundung und anschließenden Nutzung mariner Ressourcen erfordern die Mitwirkung verschiedener Parteien [102] mit unterschiedlichen Verantwortungsbereichen [72, 94].

Der Konzessionsinhaber besitzt die Schürf- und Bohrrechte für eine bestimmte Offshore-Lokation, die er allgemein in einem Ausschreibungsverfahren von der für den Festlandssockel zuständigen staatlichen Institution erworben hat. Konzessionsinhaber kann sowohl eine Ölgesellschaft als auch ein Konsortium von Gesellschaften sein, die in der Regel auch Eigner der Offshore-Installation oder mehrerer Installationen sind.

Der Betreiber der Konzession, der üblicherweise eine Ölgesellschaft ist oder ein Konsortium mit einer Gesellschaft als Betriebsführer, führt alle Arbeiten verantwortlich für den Konzessionshalter im Rahmen der Kon-

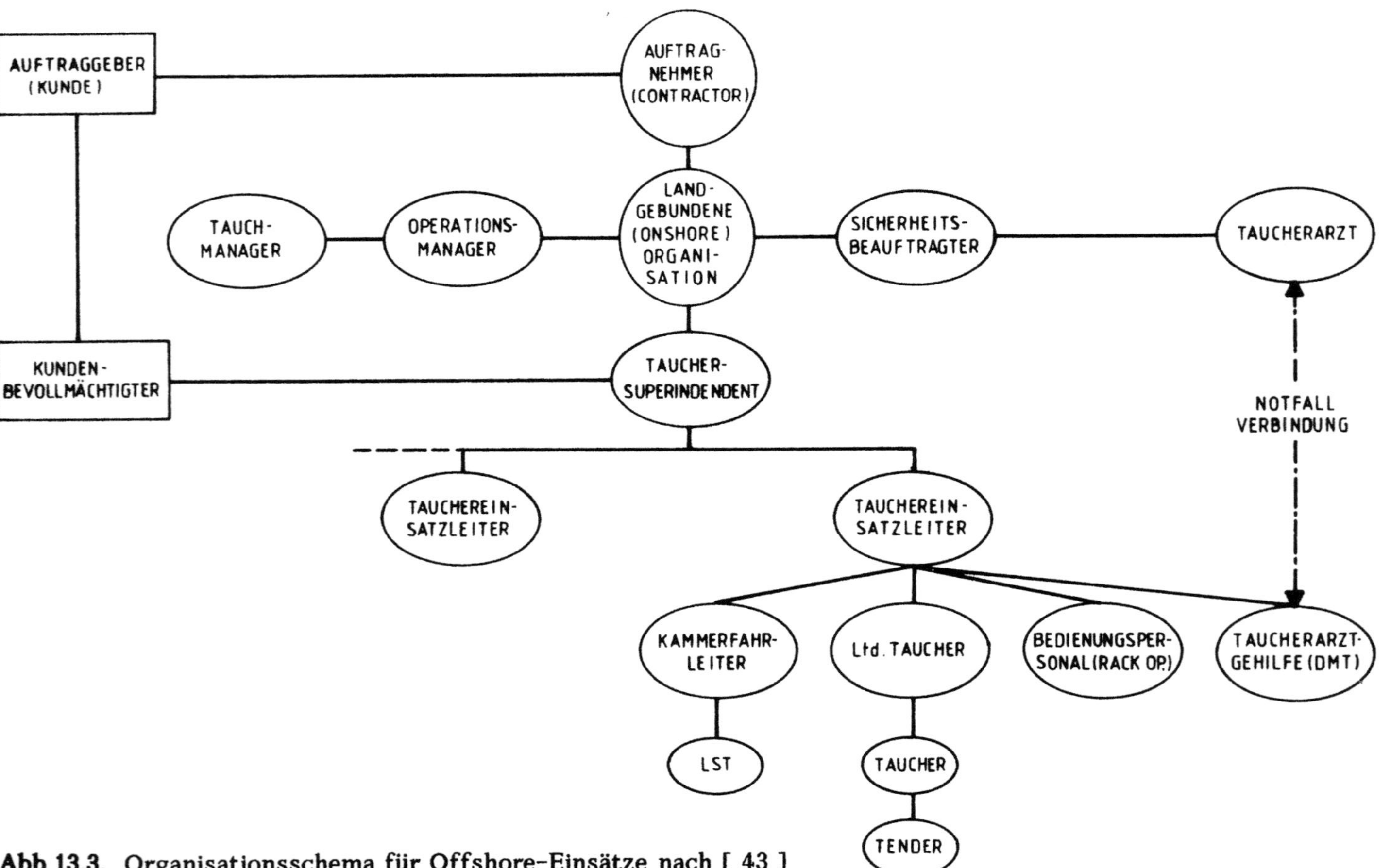

Abb 13.3. Organisationsschema für Offshore-Einsätze nach [43]

zession durch. Er erteilt alle Aufträge im Namen des Konzessionsinhabers und trägt als Partei vor Ort die Hauptverantwortung für die Einhaltung aller Vorschriften und gesetzlichen Auflagen.

Der Kunde (Klient) erteilt üblicherweise nach einem Ausschreibungsverfahren dem ausgewählten Tauchunternehmer einen Auftrag über die Durchführung von Tauchaufgaben. Der Kunde kann sowohl der Eigner, der Konzessionsinhaber, der Betreiber oder jede andere Institution sein. Bei Offshore-Aktivitäten tritt in der Regel der Betreiber als Kunde auf; dieser hat die Verpflichtung sicherzustellen, daß der beauftragte Tauchunternehmer seinerseits die ihm übertragenen Aufgaben auch korrekt im Rahmen der existierenden Bestimmungen durchführt.

Der Kundenbevollmächtigte (clients representative) ist im Auftrag des Kunden an der Tauchstelle verantwortlich für die sichere Durchführung der vereinbarten Aufgabe. Er ist beispielsweise befugt, Tauchoperationen über den zuständigen Tauchereinsatzleiter zu beeinflussen; dies ist jedoch nur im Einvernehmen mit dem Einsatzleiter möglich und nicht gegen dessen Willen.

Der Leiter der Offshore-Einrichtung (Offshore Installation Manager), abgekürzt OIM, ist vom Eigner der Anlage verantwortlich mit der Gesamtleitung der Offshore-Einrichtung betraut. Eine vergleichbare Position nimmt der Kapitän einers Taucherbasisschiffes ein, von dem aus Tauchoperationen laufen. Der OIM trägt letztlich die Verantwortung für alle von der Anlage aus durchgeführten Tauchoperationen. Er kann wie der Kundenbevollmächtigte Taucheinsätze über den zuständigen Tauchereinsatzleiter beeinflussen, aber nicht gegen dessen Entscheidungen.

Der Hafenmeister ist in seinem Verantwortungsbereich dem OIM vergleichbar, der die Verantwortung für alle Aktivitäten im Umfeld des Hafens trägt. Dazu gehören auch Tauchaktivitäten im Hafen oder in Hafennähe.

Der Tauchunternehmer (Auftragnehmer), englisch Diving Contractor, hat vom Kunden den Auftrag zur korrekten und sicheren Durchführung der vertraglichen Aufgabe übernommen. Der Tauchunternehmer als Arbeitgeber der Taucher hat die Verantwortung für die Sicherheit und Gesundheit der ihm unterstellten Personen. Zu seinem Verantwortungsbereich gehört u.a. die Einhaltung der einschlägigen Vorschriften, die Ernennung von Tauchereinsatzleitern, Bereitstellung und Kontrolle geeigneter Tauchausrüstungen und anderer Geräte, Aufbau einer Rettungskette für Notfälle, u.a.m. Die Hauptlast der Verantwortung für Tauchoperationen aller Art liegt eindeutig beim Unternehmer.

Der Tauchbetriebsleiter (Diving Superintendent) wird bei größeren Tauchoperationen eingesetzt und ist für die ihm untergebenen Einsatzleiter verantwortlich. Er ist der Repräsentant des Tauchunternehmers an der Einsatzstelle vor Ort und die Kontaktperson des Kundenbevollmächtigten. Der Superintendent hat die Möglichkeit direkt unter Umgehung des Tauchereinsatzleiters in laufende Operationen einzugreifen. In einem solchen außergewöhnlichen Fall übernimmt der Superintendent aber auch die Funktion des Einsatzleiters mit allen Verpflichtungen.

Der Tauchereinsatzleiter (Diving Supervisor) ist mit der unmittelbaren Leitung der laufenden Tauchoperationen vor Ort betraut und wird dazu schriftlich vom Tauchunternehmer benannt. Zu seinen vielfältigen Aufgaben gehören u.a. die Überwachung der Taucher und Geräte, die Einhaltung aller einschlägigen Vorschriften und firmenspezifischen Vorgaben, Auswahl des Tauchpersonals für bestimmte Einsätze, Sicherstellung der laufenden Dokumentation, Leitung der Dekompression und nötigenfalls auch von Behandlungsprozeduren, usw. In seinen Verantwortungsbereich fällt damit auch die Leitung und Überwachung des Kammerfahrpersonals.

Der Tauchereinsatzleiter entscheidet letztlich allein über alle Phasen eines Tauchgangs; Kundenbevollmächtigter, OIM oder Kapitän des Taucherschiffes sind ihm gegenüber nicht weisungsberechtigt. In der Praxis arbeitet jedoch der Tauchereinsatzleiter eng mit dem OIM oder Kapitän zusammen, schon allein um die optimalen Voraussetzungen für die geplanten Tauchoperationen zu gewährleisten.

Dem Taucher obliegt ganz allgemein die Sorgfaltspflicht in Hinblick auf seine eigene Sicherheit und die der übrigen Tauchgruppe. Er muß die notwendige Qualifikation für die vorgesehene Aufgabe nachweisen, ebenso seine gesundheitliche Fitness. Der Taucher hat über alle Tauchgänge ein Logbuch (Taucherdienstbuch) zu führen und sich an die Weisungen seines Tauchereinsatzleiters zu halten.

Der Reservetaucher hat die gleichen Anforderungen wie der Einsatztaucher zu erfüllen; er steht unmittelbar bereit, um in einem Notfall sofort auf Anweisung des Tauchereinsatzleiters mit Rettungsaktionen zu beginnen. Bei Einsatz einer Tauchglocke (bell) übernimmt er als bellman neben der Aufgabe des Reservetauchers auch die des Tenders. In einem Notfall muß der bellman in Eigeninitiative tätig werden, da nur er vor Ort die genaue Situation kennt und beurteilen kann, welche Rettungsschritte einzuleiten sind.

Der Signalmann (Tender) muß die Taucher betreuen und die notwendige Ausrüstung mit überwachen. Bei Oberflächeneinsätzen führt er die Signalleine des Tauchers bzw. das Taucherumbilical und hält die Kommunikation mit dem Taucher aufrecht. Während eines Tauchgangs darf er seine Position nicht verlassen und auch nicht zu anderen Arbeiten herangezogen werden.

Das Kammerfahrpersonal (Life Support Technician , LST) ist verantwortlich für die ordnungsgemäße Ver- und Entsorgung der Taucher im Kammersystem, vorzugsweise bei Sättigungseinsätzen. Das schließt die Bereitstellung und Kontrolle der entsprechenden Atemgase ein, die laufende Dokumentation der Kammerdaten sowie die Überwachung und Wartung von Systemkomponenten. Bei größeren Tauchoperationen wird ein Kammerfahrleiter eingesetzt, dem das Fahrpersonal untersteht. Der Kammerfahrleiter ist formell dem Tauchereinsatzleiter unterstellt.

13.5 Sicherheit beim Tauchen

Unter Sicherheit beim Tauchen werden alle Maßnahmen verstanden, die das Eintreten von Unfällen bei Tauchoperationen verhindern.

Im Bereich menschlicher Aktivitäten gibt es keine absolute Sicherheit. Auch bei Anwendung der höchsten denkbaren Sicherheitsstandards wird die Eintrittswahrscheinlichkeit für einen Taucherunfall nie null sein, es sei denn man taucht nicht. Daher muß wie bei jeder menschlichen Tätigkeit auch beim Tauchen mit dem Risiko eines Unfalls gerechnet werden.

In der Bewertung des Risikos, das als Produkt von Eintrittswahrscheinlichkeit mal Unfallfolgen definiert ist, gehen sowohl Akzeptanz durch die Beteiligten als auch erwarteter Nutzen ein, siehe Abb 13.4 und [95]. Danach ist das akzeptierte Risiko abhängig vom Nutzen; bei großem Nutzen wird auch ein höheres Risko in Kauf genommen. Auf der anderen Seite

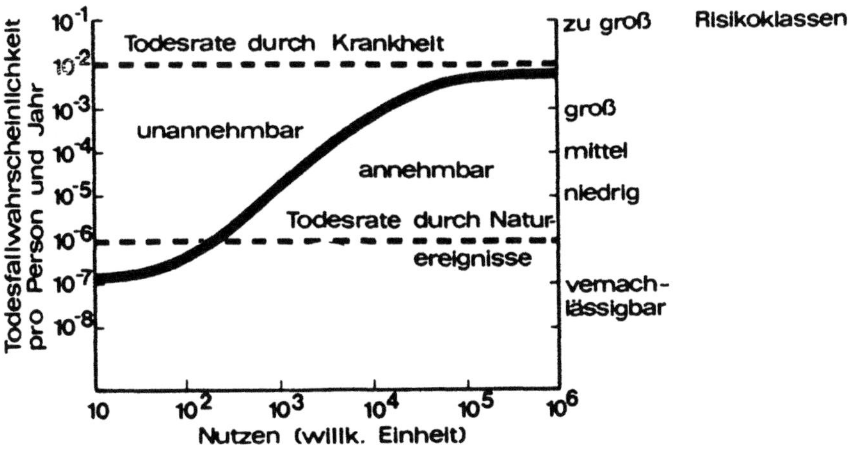

Abb 13.4. Abschätzung des akzeptablen Risikos nach [95]

Tabelle 13.3. Eintrittswahrscheinlichkeiten für tödliche Tauchunfälle [96]

	Oberflächenvers. Tauchen	Tauchglocken Einsatz	Druckkammer Aufenthalt
Todesrate pro Tauchgang	$1{,}8 \cdot 10^{-4}$	$2{,}8 \cdot 10^{-4}$	-----
Todesrate pro Tauchstunde	$2{,}7 \cdot 10^{-4}$	$3{,}0 \cdot 10^{-5}$	$9{,}6 \cdot 10^{-7}$

darf eine bestimmte Akzeptanzschwelle aber nicht überschritten werden. Werden diese Überlegungen auf das Tauchen übertragen und umgesetzt, bedeutet dies unter dem Aspekt der Tauchoperationen Offshore, daß das Unfallrisiko des Tauchpersonals nicht größer sein sollte als beispielsweise das akzeptierte Unfallrisiko des übrigen Offshore-Personals. In [96] sind Eintrittswahrscheinlichkeiten für tödliche Taucherunfälle angegeben, die aus Daten norwegischer Unfälle im Zeitraum von 1971 bis 83 gewonnen wurden, siehe auch Tabelle 13.3. Die Autoren haben aus dem bis dahin vorliegenden Material eine gemittelte jährliche Todesrate für einen einzelnen Taucher von $3{,}9 \cdot 10^{-3}$ für die Zukunft abgeschätzt. Weitere Daten, die diese Schätzungen untermauern, sind noch nicht bekannt geworden.

Zur Erreichung eines hohen Sicherheitsstandards und damit eines möglichst geringen Unfallrisikos stehen mehrere Möglichkeiten zur Verfügung.

- Ausbildung und Weiterqualifizierung des Personals,
- Angemessene Verfahrensweise und gute Organisation,
- Notfallplanung und kontinuierliches Notfalltraining,
- Verwendung geeigneter Ausrüstungen und Einrichtungen,
- Systematische Kontrolle und regelmäßige Wartung der eingesetzten technischen Mittel.

Auf den Aspekt der Personalqualifikation und der Tauchgangsabwicklung und -organisation wird im folgenden näher eingegangen.

13.6 Personalqualifikation und Arbeitsbedingungen

13.6.1 Personalqualifikation

Eine wesentliche Komponente zur Gewährleistung eines hohen Sicherheitsstandards ist eine qualifizierte Ausbildung des an Tauchoperationen beteiligten Personals [97]. Dabei steht die Qualifikation von Tauchern im Vordergrund, da die Arbeiten unter Wasser nicht umsonst zu den gefährdenden Tätigkeiten zählen und das Unfallrisiko dieses Personenkreises eindeutig höher ist im Vergleich zu Tätigkeiten an Land. Ziel der theoretischen und praktischen Taucherausbildung ist daher:

- Deutlich machen der Risiken und potentiellen Gefahren beim Tauchen und Aufzeigen von Möglichkeiten der Risikoverringerung .
- Vermittlung ausreichender Sicherheit beim praktischen Tauchen, um auch bei unvorhergesehenen Ereignissen überlegt und planvoll handeln zu können.
- Vorbereitung und Organisation von Tauchoperationen mit der notwendigen Sorgfalt zur Gewährleistung optimaler Sicherheit.

Zum theoretischen Basiswissen des Tauchers gehören Grundlagen der Tauchphysik und Tauchmedizin, Erste Hilfe und Verhalten bei Notfällen sowie das Verständnis über Wirkungsweise arbeits- und tauchtechnischer Systeme und deren Behandlung. Die tauchrelevante Gesetzgebung rundet den theoretischen Stoff ab.

Im praktischen Teil erfolgt neben dem Umsetzen der vermittelten Theorie an praxisorientierten Beispielen vorrangig der Umgang mit Tauchsystemen und Arbeitsgeräten. Ein wichtiger Aspekt ist die Durchführung von Tauchübungen unter verschiedenen Randbedingungen und besonders das Üben von Notfallprozeduren bei simulierten Notfallszenarien.

Die Notwendigkeit der Personalqualifizierung steht außer Frage und wird weltweit praktiziert, allerdings in recht unterschiedlicher Weise und unterschiedlichem Umfang. Die Ausildung von Tauchern basiert z.Z. in den verschiedenen Ländern auf Standards, die von staatlichen Gesetzen bis zu reinen Empfehlungen der nationalen Industrievertretungen reichen.

Ein Versuch zur Vereinheitlichung und Angleichung nationaler Ausbildungsstandards ist im europäischen Rahmen durch das European Diving Technology Committee (EDTC) unternommen worden, das Trainingsstandards für Druckluft- und Mischgastaucher sowie für Kammerfahrpersonal zusammengestellt hat [98]. Eine Auswahl von nationalen Ausbildungsinhalten soll kurz zu Vergleichszwecken vorgestellt werden.

In Deutschland ist nach den z.Z. gültigen Regelungen der Weg zum kommerziellen Taucher kein Lehrberuf, sondern eine Fortbildungsmaßnahme nach dem Berufsfortbildungsgesetz [99]. Nach einer erfolgreich abgeschlossenen Lehre in einem anerkannten Lehrberuf erfolgt die weitere Fortbildung zum Taucher in einem von der Tiefbau-Berufsgenossenschaft genannten Taucherausbildungsbetrieb. Nach Absolvierung von mindestens 200 Tauchstunden kann die Prüfung zum Abschluß Geprüfter Taucher vor einer Industrie- und Handelskammer abgelegt werden. Der erfolgreiche

Abschluß ist Voraussetzung für die Durchführung kommerzieller Arbeiten mit Druckluft bis 50 m Wassertiefe.

Im Gegensatz zu ausländischen Regelungen gibt es in den deutschen Richtlinien keine Differenzierung der Taucher nach Tätigkeitsklassen entsprechend ihrer Ausbildung und taucherischen Erfahrung; ebenso ist der Verantwortungsbereich der bei Tauchaktivitäten auftretenden Parteien vergleichsweise knapp geregelt.

Genau umrissen ist der Aufgabenbereich des Tauchereinsatzleiters, der verantwortlich für den gesamten Taucheinsatz ist und schriftlich vom Unternehmer bestellt werden muß. Die Qualifikation von Einsatz- und Reservetaucher sowie von Signalmann (Tender) und gegebenenfalls Taucherhelfer ist in der UVV Taucherarbeiten [31] eindeutig vorgegeben.

Großbritannien hat zusammen mit Norwegen die Vorreiterrolle in Hinblick auf gesetzliche Regelungen von Offshore-Aktivitäten übernommen. Grund war die alarmierende Zahl von 45 tödlichen Tauchunfällen im Bereich der Nordsee von 1971 bis 79. Gesetzliche Basis für Tauchoperationen Offshore sind die 1981 herausgegebenen Tauchvorschriften [85]. Hier sind u.a. die Verantwortlichkeiten der beteiligten Gruppierungen genau definiert als auch die Qualifikation der eingesetzten Taucher geregelt. Die Tauchvorschriften in [85] fordern den Nachweis über eine ausreichende Ausbildung sowie die Zuordnung zu einem der vier Qualifikationsgrade entsprechend Regulation 10, Schedule 4:

HSE Part I: Kommerzieller Drucklufttaucher bis 50 m Wassertiefe
HSE Part II: Mischgas/Sättigungstaucher
HSE Part III: Drucklufttaucher, ohne Erfordernis einer Oberflächendekompressionskammer, normalerweise begrenzt auf 30 m WT
HSE Part IV: SCUBA-Taucher (Forschungstaucher)

Für die Offshore-Industrie kommen allerdings nur Taucher mit der Qualifikation HSE Part I und II infrage.

Norwegen hat vergleichbare Qualifikationsmerkmale wie Großbritannien, da beide Länder die Ausbildungszertifikate ihres Tauchpersonals gegenseitig anerkennen. Für oberflächenversorgtes Tauchen, das bis auf 50 m WT begrenzt ist, gilt ein Standard vergleichbar dem HSE Part I. Für das Tauchen mit einer Tauchglocke, deren Einsatztiefe unabhängig ist, fordern die norwegischen Vorschriften ein Bell Diver Certificate, das dem britischen HSE Part II-Standard vergleichbar ist. Die genannten Nachweise werden vom NPD (Norwegean Petroleum Directorate) ausgestellt oder von anderen Institutionen wie beispielsweise Tauchschulen, die vom NPD anerkannt sind. Die Erlangung der Bell Diver-Qualifikation erfordert eine Ausbildung, deren Inhalt und Zeitdauer mit NPD abgestimmt sein muß.

Die norwegischen Vorschriften umreißen auch sehr genau das Aufgabengebiet des Tauchereinsatzleiters und geben zeitliche Begrenzungen für Taucheinsätze. So sind beispielsweise Sättigungstauchgänge auf 16 Tage begrenzt, die mit Einverständnis aller Parteien bis auf 24 Tage und in Sonderfällen sogar bis auf 32 Tage ausgedehnt werden können.

Die Gesamtzeit eines Tauchers im Wasser oder in einer Tauchglocke soll 8 Stunden innerhalb eines 24 h-Zyklus nicht überschreiten. Innerhalb von 24 Stunden ist eine Erholungszeit von mindestens 12 Stunden einzuhalten.

Französische Ausbildungsregelungen sind in einer Ausführungsbestimmung (arrete) von Januar 1991 zum Decret Hyperbare Arbeiten überarbeitet worden [133]. Die Ausbildungszertifikate, abgekürzt CAH, differenzieren nach Aktivitätsmerkmalen A bis D und verschiedenen Druckbereichen. Die Ausbildung, deren Inhalte in [133] beschrieben sind, erfolgt in anerkannten Ausbildungszentren mit Schwerpunkt INPP. Für kommerzielle Taucher gilt das Aktivitätsmerkmal A mit folgenden drei Druckkategorien:

Klasse I, II oder III	Taucherarbeiten bis 4 bar (< 30 m WT)
Klasse II oder III	Taucherarbeiten von 4 - 6 bar (30 - 50 m WT)
Klasse III	Taucherarbeiten über 6 bar (> 50 m WT)

Sättigungstaucheinsätze sind nach [133] auf 30 Tage begrenzt.

Für Nordamerika hat die zuständige US-Küstenwache (USCG) unter Part 197 Rahmenbestimmungen für kommerzielle Tauchoperationen herausgegeben, die den Aufgabenbereich des Verantwortlichen (person in charge) und des Tauchereinsatzleiters sehr genau definieren. Staatliche Qualifikationsanforderungen und vorgeschriebene Ausbildungsinhalte gibt es nicht. Ausbildungsempfehlungen sind von privater Seite, der Association of Diving Contractors (ADC), formuliert worden. ADC unterscheidet:

Systems Diver	Qualifiziert für Mischgas- oder Drucklufteinsätze,
Diver	Qualifiziert für Drucklufteinsätze,
Diver/Tender	Drucklufteinsätze unter Aufsicht erlaubt.

Kanadische Bestimmungen sehen im Gegensatz zu den USA sehr strikte Ausbildungsregelungen für Tauchpersonal vor, die in den kanadischen Öl- und Gasrichtlinien [100] enthalten sind. Danach werden entsprechend ihren Einsatzbedingungen drei Kategorien von Tauchern unterschieden. Der Nachweis über eine Ausbildung, die einer der drei Kategorien I bis III entspricht, sowie ausreichende Tauchpraxis sind zur Klassifizierung durch die kanadische Aufsichtsbehörde zu erbringen.

Kategorie I	Tauchen bis zu 50 m WT mit Druckluft mit autonomen oder oberflächenversorgten Einrichtungen.
Kategorie II	Mischgastauchgänge mit oder ohne Tauchglocke in jeder Tiefe, aber keine Sättigungstauchgänge. Praxis von mindestens 1 Jahr als Taucher der Kategorie I,
Kategorie III	Alle Tauchoperationen einschließlich Sättigungstauchen. Praxis von mindestens 2 Jahren als Taucher der Kategorie II.

13.6.2 Tauchgangsabwicklung und Arbeitsbedingungen

Neben den bereits in Kapitel 9 vorgestellten tauchtechnischen Verfahren werden hier zur Gewährleistung der Sicherheit beim Tauchen einige administrative Maßnahmen dazu behandelt. Die organisatorischen Schritte zur sicheren Abwicklung eines Tauchganges hängen u.a. ab von der Art des gewählten Tauchverfahrens, den technischen Erfordernissen, der Unternehmensstruktur des Tauchbetriebs, usw; darüber hinaus gibt es einige Grundprinzipien für die generelle Durchführung von Tauchoperationen.

Dazu gehört beispielsweise die Aufstellung von sog. Tauchregeln, die unter Berücksichtigung der tauchrelevanten Gesetzgebung genaue Vorgehensweisen bei der Durchführung unterschiedlicher Tauchaktivitäten vorgeben. Ein wichtiger Aspekt ist dabei die laufende und umfassende Dokumentation aller Schritte, Sicherstellung einer ausreichenden Kommunikation zwischen Taucher und Oberfläche, Nachweis der medizinischen Fitness und der taucherischen sowie arbeitstechnischen Qualifikation und schließlich Aufbau und Größe der eingesetzten Tauchgruppe.

Generell gilt, daß Arbeiten unter Wasser nur von Tauchgruppen ausgeführt werden dürfen. Der Tauchunternehmer hat sicherzustellen, daß genügend Personal mit entsprechender Qualifikation sowie ausreichende Einrichtungen und Ausrüstungen zur Verfügung stehen, um die geplante Tauchoperation sicher durchführen zu können. Der vom Unternehmer schriftlich bestellte Tauchereinsatzleiter ist der Verantwortliche für die Operation vor Ort und für die Mitglieder der Tauchgruppe.

Die deutschen Vorschriften [31 bzw. 134] fordern für eine Tauchergruppe bei Einsätzen bis 50 m Tiefe eine Mindestanzahl von drei Personen, die aus Einsatztaucher, Reservetaucher und Signalmann bestehen muß. Diese Gruppe ist gegebenenfalls um einen Taucherhelfer zu erweitern, wenn die Bedienung des Kompressors oder andere Aufgaben dies erforderlich machen. Prinzipiell kann bis auf den Einsatztaucher jedes Mitglied derTauchgruppe bei vorausgesetzter Eignung die Funktion des Tauchereinsatzleiters übernehmen. Aus praktischen Erwägungen bietet sich aber der Signalmann bei Vorliegen entsprechender Fähigkeiten und Erfahrungen für diese Funktion an. Sind solche Voraussetzungen nicht gegeben, so ist ein gesonderter Einsatzleiter für die Tauchoperation erforderlich. Für einige Institutionen ist ein Tauchereinsatzleiter obligatorisch, der nicht aktiv am Tauchgang teilnehmen darf; in einem solchen Fall besteht die Tauchgruppe aus mindestens vier Teilnehmern.

Die britischen Regelungen [72, 85, 102] unterscheiden zwischen Drucklufttauchgängen bis 30 m Wassertiefe und den übrigen Tauchgängen. In der ersten Gruppe, die nur Tauchgänge in der Nullzeit erlaubt und auch nicht für Offshore-Einsätze gilt, besteht die Tauchergruppe neben dem Einsatztaucher aus Reservetaucher und Einsatzleiter, d.h. aus drei Personen als Minimum. Im Falle von Tauchoperationen nur bis 1,5 m Wassertiefe ohne besondere Gefährdungen kann der Reservetaucher entfallen, so daß sich die Tauchgruppe auf zwei Personen reduziert.

Alle übrigen Drucklufttauchgänge wie Einsätze im Offshore-Bereich, Tauchgänge mit Haltestufen zur Dekompression und Taucheinsätze über 30 m, erfordern neben dem Reservetaucher noch einen weiteren Taucher an der Oberfläche; damit besteht die Tauchergruppe aus vier Mitgliedern, zu denen noch weiteres Bedienungspersonal hinzukommen kann.

Beim Tauchen mit einer Tauchglocke (bell), die bis 50 m Wassertiefe mit Druckluft und bei größeren Tiefen mit Mischgas versorgt wird, besteht eine Mannschaft aus wenigstens zwei Tauchern, von denen jeweils einer als Reservetaucher (bellman) fungiert. Zusätzlich steht an der Oberfläche ein weiterer Reservetaucher zur Verfügung, der eingesetzt wird, sobald die Glocke die 50m-Grenze erreicht hat. An der Oberfläche befindet sich auch der Tauchereinsatzleiter und wenigstens ein weiterer Helfer zur Handhabung der Tauchglocke. Damit ergibt sich für solche Tauchgänge als unteres Limit eine Anzahl von fünf Gruppenmitgliedern, die in der Regel aber noch durch weiteres Bedienungspersonal ergänzt wird. Bei Sättigungstauchoperationen mit mehreren Tauchteams im gleichzeitigen Einsatz vervielfacht sich die Anzahl des Personals.

Die norwegischen Vorschriften definieren nicht im einzelnen die Anzahl der Mitglieder einer Tauchergruppe sondern fordern allgemein, daß Anzahl und Qualifikation der Beteiligten den Gegebenheiten und Anforderungen des Tauchgangs entsprechen müssen. Diese sehr allgemeine Forderung führt letztlich aber zu ähnlichen Größen der Tauchergruppen wie die britischen Regelungen.

Generell ist zu bemerken, daß sich im letzten Jahrzehnt im Bereich der

Nordsee ein Qualifikations- und Sicherheitsstandard herauskristallisiert hat, der weltweit als Nordseestandard die höchsten Anforderungen repräsentiert. Dieser Nordseestandard stellt die vergleichbar höchsten Ansprüche an Sicherheit, Qualifikation, Dokumentation, Notfallvorsorge, usw. für alle Arten von Tauchaktivitäten und wird heute von den Ölgesellschaften international gefordert [84]. Gerade in Hinblick auf Tauchgangsdokumentation haben Entwicklungen zur laufenden Taucherüberwachung und Registrierung begonnen [101]. Tauchzeit und -tiefe des Einsatztauchers werden auf einem Bildschirm mit weiteren relevanten Daten dem Einsatzleiter an der Oberfläche angezeigt und gespeichert, so daß damit ein objektives Tauchdokument vorliegt.

Die Arbeitsbedingungen für das Offshore-Personal und damit auch für die dort tätigen Taucher wechseln von Einsatzort und Einsatzfahrzeug bzw. Plattform weltweit. Eingeführt haben sich aber zweiwöchige oder monatliche Offshore-Einsätze, wobei sich Arbeitszeit Offshore und Freizeit an Land in gleicher Zeitfolge und -länge ablösen [102]. Während der Einsatzzeit sind 12 h-Schichten üblich, d.h. 12 Stunden Dienst und die anschließenden 12 Stunden frei. Die Unterbringung des Personals erfolgt in 2-, 4- oder sogar 8-Mannkabinen, abhängig von der Größe der Plattform oder des Taucherbasisschiffes. Das technische wie auch das nicht technische Personal an Bord muß im Bereich der Nordsee einen sicherheitstechnischen Grundlehrgang absolviert haben, der alle 3 Jahre zu wiederholen ist. Dies ist eine generelle Voraussetzung für jegliche Arbeit Offshore. Alkohol oder Drogen sind an Bord einer Plattform streng verboten; eine Übertretung führt zur sofortigen Entlassung und zum Rücktransport an Land.

13.6.3 Vergütungsrahmen

Die Vergütung von Tauchern und Offshore-Personal ist entsprechend den Gesetzen des Marktes laufenden Änderungen unterworfen, die sich an den Wirtschaftsentwicklungen des einzelnen Landes orientieren. Daher soll im wesentlichen das Vergütungsschema herausgearbeitet werden und weniger auf aktuelle Zahlen Bezug genommen werden. Der jeweils gültige Stand der geltenden Vergütungen kann bei einschlägigen Institutionen wie beispielsweise Gewerkschaften u.ä. erfragt werden.

Das Vergütungssystem im britischen Sektor der Nordsee ist vertraglich zwischen Tauchunternehmern und der Seemannsgewerkschaft (National Union of Seamen, kurz NUS) geregelt, die die Interessen des Offshore-Personals und damit auch die Interessen der Taucher vertritt.

Die bisherigen 3 Vergütungsgruppen für Druckluft- und Mischgastaucher sind seit Sommer 1989 auf 2 Gruppen reduziert worden [103]. Danach gibt es nur noch den Taucher und den Professionellen Taucher, jeweils für Druckluft- und Mischgas/Sättigungstaucheinsätze. Ein HSE Part I oder Part II Taucher muß mindestens 300 Tage Offshore nachweisen können und dabei 150 anerkannte Tauchgänge durchgeführt haben, bevor er die Qualifikation zum Professionellen Taucher und damit eine höhere Vergütung erhält.

Es werden Tagessätze bezahlt, die für die Aufenthaltszeiten Offshore gelten und Anzahl und Tiefe der Tauchgänge nicht berücksichtigen. Lediglich bei Sättigungstauchgängen gibt es einen zusätzlichen Bonus pro Stunde, der ebenfalls unabhängig von der Tauchtiefe ist und sich nur nach der Aufenthaltszeit unter Sättigungsbedingungen richtet. Dazu kommen noch für alle Taucher Zuschläge für Verpflegung, An- und Abreisen und Bekleidungsaufwand, die nur einen vergleichbar kleinen Beitrag liefern.

Um eine Vorstellung über die Größenordnung der Vergütung zu geben; die Tagesrate für Professionelle Mischgastaucher im britischen Nordseesektor liegen z.Z. bei etwa 150 britischen Pfund, zu denen noch ein Bonus von rund 11 Pfund pro Stunde Sättigung dazu kommt. Drucklufttaucher erhalten die gleichen Tagesraten wie Mischgas/Sättigungstaucher mit der vergleichbaren Qualifikation; Kammerfahrpersonal und Hilfskräfte sind vom Taucherlevel ausgehend nach unten abgestuft.

Zu den Vereinbarungen zwischen Tauchunternehmern und der Gewerkschaft (NUS) gehört auch die Begrenzung der maximalen Aufenthaltszeit Offshore auf 28 Tage. Danach folgt die gleiche Zeitspanne als Freizeit an Land. In besonderen Fällen ist allerdings eine Überschreitung dieser zeitlichen Fristen möglich.

Das Vergütungssystem im Bereich des norwegischen Festlandssockels ist dem britischen System vergleichbar mit festen Tagesraten für eine bestimmte Qualifikation des Offshore beschäftigten Personals.

Die Vergütung des angestellten Tauchpersonals in der Bundesrepublik ist grundsätzlich in Tarifverträgen zwischen Tauchunternehmern bzw. der Unternehmervertretung und der entsprechenden Gewerkschaft geregelt. Für Taucheinsätze werden neben dem tariflichen Lohn oder Gehalt Zulagen gezahlt, die sich nach Tauchtiefe, Tauchzeit und Schwierigkeitsgrad staffeln und generell nur für Drucklufteinsätze bis 50 m Tauchtiefe gelten [104].

Für Taucheinsätze, die nicht durch die UVV Taucherarbeiten [31] abgedeckt sind, gelten Ausnahmeregelungen und auch Sonderregelungen für die Vergütung. Eine solche z.Z. gültige Sonderregelung für Sättigungstaucheinsätze basiert auf den geltenden Regelungen für Drucklufttauchgänge, die entsprechend den größeren Tiefen und längeren Tauchzeiten angepaßt wurde.

14 Taucheraktivitäten Offshore

14.1 Einführung

Unter dem Begriff Offshore werden die freien Seegebiete einschließlich der Küstenregionen verstanden, wo verschiedenste Aktivitäten zur Erschließung und Nutzung der Meere anfallen. Aus der großen Palette der hier speziell interessierenden Unterwasseraufgaben werden insbesondere die herausgegriffen, die mit der Gewinnung von Öl und Gas zu tun haben. Neben Drucklufteinsätzen werden sowohl andere Tauchverfahren (Kapitel 9) als auch unterschiedliche Atemgase angewendet.

Der heutige Offshore-Taucher spielt eine wichtige Rolle bei der Erkundung mariner Öl- oder Gaslager und deren wirtschaftliche Nutzung, siehe Abb 14.1. Seine Einsatzbereiche sind im wesentlichen verknüpft mit der

- Unterstützung von Aufschlußbohrungen,
- Unterstützung bei der Errichtung von Seebauwerken und beim Legen von Pipelines,
- Wartung, Inspektion und Reparatur von Plattformen und Pipelines, sowie der Entsorgung technisch veralteter Unterwassereinrichtungen und Seebauwerke.

Tausende von Plattformen sind weltweit installiert, im Golf von Mexiko allein über 4000, von denen die größten in einer Wassertiefe von über 400 Metern stehen. Die Entwicklung setzt sich zu noch größere Tiefen fort, wobei ein aktuelles Beispiel die Erdöllagerstätten im Campusbecken vor Brasiliens Küste sind, die in einem Tiefenbereich zwischen 400 bis 1500 m Wassertiefe liegen.

Zum Verständnis der begleitenden Tauchaufgaben wird kurz auf die Erkundung und Erschließung mariner Lagerstätten eingegangen. Als erster Schritt folgt nach umfangreichen geologischen Voruntersuchungen die Phase der Probebohrungen, um Gewißheit über das Vorhandensein einer Lagerstätte und deren zu erwartende Ergiebigkeit zu erhalten. Probeboh-

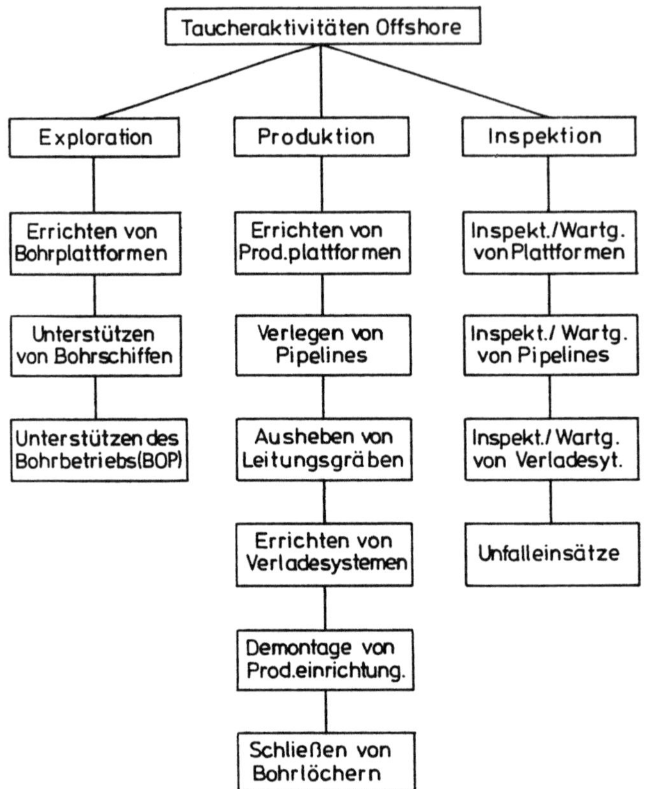

Abb 14.1. Übersicht über Offshore-Taucheraktivitäten

rungen werden von unterschiedlichen Fahrzeugen bzw. Geräteträgern ausgebracht, abhängig vom Einsatzgebiet und der Wassertiefe.

Sind die Probebohrungen günstig verlaufen und versprechen die Ergebnisse eine wirtschaftliche Nutzung der Lagerstätte, beginnt die Konstruktion und Installation einer oder mehrerer Produktionssysteme, die wiederum von der Wassertiefe, dem vorgesehenen Verteilungssystem und anderen Einflußfaktoren abhängen. Wird beispielsweise der kontinuierliche Abtransport des Rohöls oder Erdgases über eine Pipeline geplant, muß auch diese konstruiert und im Meer installiert werden.

Der letzte Schritt beinhaltet die Produktionsphase, die die Förderung und den Abtransport des Erdöls oder Erdgases zur weiteren Verarbeitung an Land übernimmt. Die Lebenszeit eines Produktionssystems richtet sich im wesentlichen nach der Größe der Lagerstätte und kann 20 Jahre und mehr erreichen. Alle genannten Schritte von der Erkundung bis zur kontinuierlichen Produktion werden durch Taucheraktivitäten unterstützt und begleitet. Die dabei anfallenden Unterwasseraufgaben erfordern umfassende Kenntnisse, technisches Verständnis und Geschick sowie die Beherrschung einschlägiger Arbeitstechniken unter Wasser [105].

14.2 Übersicht über Unterwasserarbeitstechniken

Die Vielfalt handwerklicher Aufgaben im konstruktiven Ingenieurbau und die Bearbeitung von Materialien verschiedenster Art hat durch Aufgabentrennung und Spezialisierung an Land zu der breiten Berufspalette geführt. Unter Wasser fällt eine ähnliche Vielfalt von handwerklichen Aufgaben an, deren erfolgreiche Ausführung vom Taucher erwartet werden und die unter wesentlich schwierigeren Randbedingungen in einer lebensfeindlichen Umgebung durchgeführt werden müssen. Kälte, schlechte bzw. keine Sicht und Strömungen erschweren noch die ohnehin schon schwierigen Aufgaben des Tauchers.

Neben körperlicher Fitness und sicherer Beherrschung der Tauchtechnik gehören handwerkliches Geschick und technisches Verständnis für unterschiedliche Unterwasseraufgaben zum Rüstzeug des Tauchers. Er muß nach anglo-amerikanischen Sprachgebrauch ein "jack of all trades" sein, in jedem Handwerk zu Hause. Natürlich gibt es auch im Unterwasserbereich Spezialisierungen, aber bei weitem nicht in dem Umfang wie an Land. Daher ist die Forderung in den deutschen Regelungen zur Taucherfortbildung nach einem vorher abgeschlossenen einschlägigen Beruf [99] nicht

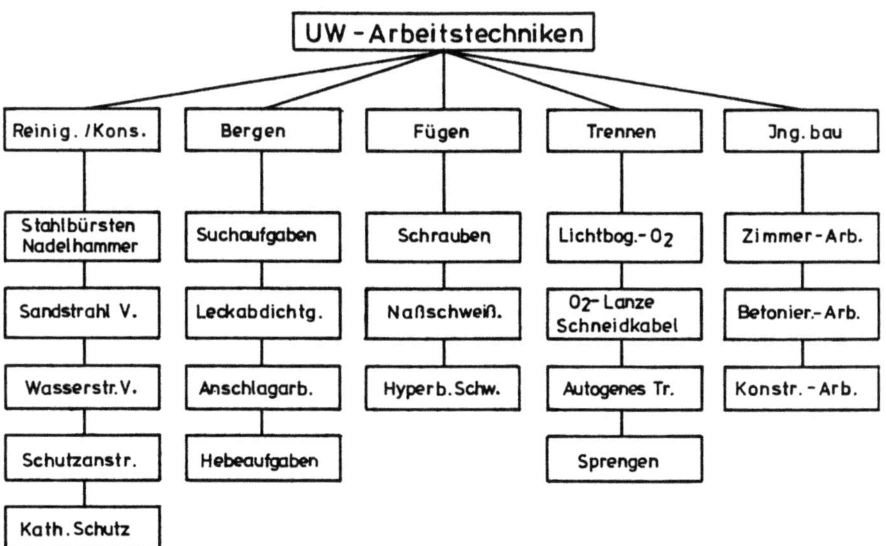

Abb 14.2. Unterwasserarbeitstechniken

unbegründet. Es leuchtet auch ein, daß eingeführte Arbeitstechniken und vertraute Arbeitsgeräte unter Wasser modifiziert werden müssen. So werden anstelle von elektrisch betriebenen Werkzeugen vorzugsweise solche mit pneumatischen oder hydraulichen Antrieben eingesetzt.

Nachfolgend wird ohne Anspruch auf Vollständigkeit ein Überblick über die im Unterwassereinsatz angewendeten Arbeitstechniken gegeben, siehe dazu u.a. [39, 72, 105] sowie Abb 14.2.

14.2.1 Reinigungs/Konservierungsarbeiten

Die Durchführung von Konservierungsarbeiten setzt allgemein immer Reinigungsarbeiten voraus. Meeresbauwerke bilden eine ideale Grundlage für marinen Bewuchs, der als harter Bewuchs in Form von Muscheln und Korallen auftreten kann oder als weicher Bewuchs in Form von Anemonen, Schwämmen. Seetang, usw. Je nach Wassertiefe und Temperatur können diese Schichten etliche Zentimeter stark werden.

Wenn die Struktur des Unterwasserbauwerks konserviert werden soll oder wenn beispielsweise Inspektionsarbeiten bzw. Schweiß- oder Schneidarbeiten für Reparaturen durchzuführen sind, ist die Reinigung der Oberfläche unabdingbare Voraussetzung. Reinigungsarbeiten können ebenfalls bei der Entfernung von Rost bei Stahlkonstruktionen anfallen. Da für das Rosten Sauerstoff notwendig ist, sind Rostansätze vorzugsweise in der Wasserwechselzone und den oberen Wasserschichten zu finden.

Für Unterwasser-Reinigungsarbeiten kommen entweder mechanisch betriebene Werkzeuge wie Bürsten, Nagelhämmer oder ähnliches infrage oder Strahlgeräte, die sowohl mit reinen Wasserstrahlen als auch mit Wasserstrahlen und einem Zusatzmittel wie Sand oder Schlacke arbeiten.

Im Offshore-Bereich hat sich der Einsatz des Hochdruckwasserstrahlens, englisch water jetting, erfolgreich eingeführt. Die dabei verwendeten Arbeitsdrücke liegen zwischen 70 und 1000 bar. Damit läßt sich nicht nur der marine Bewuchs entfernen, sondern damit können auch Beton und andere Materialien geschnitten werden. Da das unsachgemäße Arbeiten mit Hochdruckwasserstrahlen zu erheblichen Gefährdungen des Tauchers führen kann, sind für die Benutzung eine Reihe von Vorschriften und Sicherheitsempfehlungen zu beachten, z.B. in [106, 107].

Konservierungsarbeiten spielen eine wichtige Rolle in der UW-Technik, schützen sie doch die Seebauwerke vor den aggressiven Angriffen des Seewassers. Eine spezielle Gefahr stellt dabei die Korrosion dar, die unter ungünstigen Verhältnissen zu raschen Materialabtragungen führen kann und damit die Integrität der gesamten Bauwerksstruktur gefährdet.

Unterschiedliche Materialien führen in Anwesenheit eines Elektrolyten durch galvanische Elementbildung in kürzester Zeit zum Materialabtrag des unedleren Stoffes entsprechend der Spannungsreihe. Eine Möglichkeit des Korrosionsschutzes ist das Aufbringen von Konservierungsanstrichen, die das Strukturmaterial elektrisch isolieren und dabei chemisch resistent und abriebfest sind [108, 109].

Eine andere Möglichkeit des Korrosionsschutzes ist der Einsatz sog. Opferanoden, die wie beispielsweise Zink unedler als das Grundmaterial Stahl sind und mit der Zeit aufgezehrt werden. Anstelle der Opferanoden können aktive Anoden verwendet werden, die durch einen Gleichstrom gleicher Größe entsprechend der Spannungsdifferenz in der Spannungsreihe eine galvanische Elementbildung aktiv unterdrücken und so die Struktur unter Wasser schützen.

14.2.2 Bergungsarbeiten

Unter dem Begriff Bergungsarbeiten verbirgt sich eine Reihe von Einzelaufgaben, die in etwa folgende Bereiche abdecken:

- Suchaufgaben,
- Anschlagarbeiten,
- Bergungsaufgaben,
- Leckabdichtungen.

Jede dieser Aufgaben kann einzeln oder in Kombination auch bei anderen Unterwassertätigkeiten auftreten und ist nicht nur auf Bergungsarbeiten beschränkt. So fallen beispielsweise Anschlagarbeiten bei praktisch allen Aufgaben unter Wasser in der einen oder anderen Form an. Das sichere Anschlagen von Lasten gehört mit zu den Grundfertigkeiten eines jeden Tauchers, unabhängig von Einsatzgebiet oder Tauchtiefe.

Suchaufgaben treten in großer Vielfalt in der Taucherei auf, sei es die Suche nach kleinsten Objekten oder riesigen Schiffswracks, die in etlichen tausend Meter Tiefe liegen können. Je nach Sichtigkeit des Wassers und der Tiefenregion werden erprobte manuelle Suchtechniken bis hin zu technisch anspruchsvollen Suchsystemen angewendet. Spektakulärstes Ereignis in dieser Hinsicht war das wiedergefundene Wrack des vor fast 90 Jahren untergegangenen Passagierschiffes "Titanic" in ca. 4000 m Tiefe mit Hilfe von ferngesteuerten Unterwasserfahrzeugen (Remote Operated Vessel oder kurz ROV). Das Suchen, Finden und Markieren des infrage stehenden Objektes ist die notwendige Voraussetzung für das Einleiten der Bergungsmaßnahmen. Dabei kann sich das Interesse nur auf bestimmte Teile des gesunkenen Objektes konzentrieren wie beispielsweise auf einen besonders wertvollen Ladungsanteil in den Laderäumen eines untergegangenen Schiffes oder aber auf extrem gefährliche Ladungsgüter, die bei Freisetzung die Umwelt in hohem Maße gefährden würden.

Die andere Alternative ist das Bergen des gesamten Objektes, das nach Art und Größe sehr verschieden sein kann. In Abhängigkeit von den vorhandenen Randbedingungen wie Wassertiefe, verfügbare Hilfsmittel, zeitliche und örtliche Beschränkungen sowie Lage, Abmessungen und Zustand des zu hebenden Objektes stehen erprobte Bergungstechniken zur Verfügung.

Das Abdichten von Lecks ist häufig eine der Vorarbeiten zum erfolgreichen Bergen besonders großer Objekte wie beispielsweise Schiffe. Als Dichtungsmaterial kommen Metall, Holz oder schnell bindender Beton infrage.

Eine Möglichkeit des Abdichtens von Lecks unter Wasser ist das Anbringen von Stahlplatten vor dem Leck, wobei nach der Entfernung eventuell störender Konstruktionsteile die Platten an den Stahlrumpf angeschweißt bzw. nur angeheftet werden.
Eine andere Möglichkeit des Abdichtens größerer Lecks besteht im Bau eines Kastens aus Holzplanken mit einer offenen Seite. Der Kasten wird an der Oberfläche gefertigt und danach mit der offenen Seite vor das Leck gesetzt. Weichmaterial zwischen Kastenwänden und Außenhaut übernehmen die Dichtung. Nach Auspumpen der beschädigten Abteilung preßt der äußere Wasserdruck den Kasten an die Außenhaut und verschließt so das Leck. Hervorstehende Konstruktionsteile werden durch den Kasten abgedeckt. Der Kasten kann auch mit schnell bindenden Beton gefüllt werden, der das vorhandene Wasser verdrängt.

Möglich ist auch der Einsatz beweglich verbundener Holzplanken, die sich dank ihrer Beweglichkeit der Schiffsform anpassen und mit Weichmaterial für eine entsprechende Abdichtung des Lecks sorgen.

Anschlagarbeiten sind der nächste Schritt bei Bergungsaufgaben, aber nicht nur hier. Der sachgerechte Umgang mit Anschlagmitteln wie Tauen, Drahtseilen, Ketten, Schäkeln, Haken, usw. und die sichere Beherrschung gängiger Knoten gehört zu den Grundfertigkeiten eines jeden Tauchers. Knoten müssen einerseits sicher gegen ein unfreiwilliges Lösen sein, sollen aber andererseits auch wieder leicht lösbar sein, selbst wenn sie unter starkem Zug gestanden haben.

Bei Konstruktionsaufgaben unter Wasser werden auch häufig einfache Maschinen wie Flaschen- oder Hubzüge benutzt, die von einem erfahrenen Taucher effektiv eingesetzt und gehandhabt werden. Einen Eindruck von der Vielfalt der Anschlagaufgaben gibt z.B. [111].
Hebeaufgaben umfassen alle Maßnahmen, um gesunkene Objekte wieder

an die Oberfläche zu bringen. Auch hier steht eine Auswahl an Möglichkeiten zur Verfügung, die in Abhängigkeit von Wassertiefe, Art und Größe des Objektes, Bodenstruktur und Bodenkontakt, usw. eingesetzt werden können.

Die Hebeaufgabe wird wesentlich einfacher, wenn der Auftrieb des Objektes voll wirksam ist, siehe 8.3. Bei weichen Sedimentböden muß dieser erst unterhalb des zu hebenden Objektes fortgespült werden, um die Kräfte zum Losreißen vom Meeresboden möglichst klein zu halten.

Kleine Objekte werden vom Taucher selbst mit zur Oberfläche gebracht; bei größeren Objekten werden Hebesäcke eingesetzt, die durch ihren Auftrieb wirken und in verschiedenen Größen zur Verfügung stehen. Anstelle von Hebesäcken werden bei Schiffswracks Hebepontons benutzt, die von der Oberfläche aus operieren. Ebenfalls von der Oberfläche aus werden verschiedene Krankonfigurationen verwendet, die vom leichten Schiffskran bis zum schweren Schwimmkran reichen.

Hebeaktionen gesunkener Schiffe werden unterstützt durch Leerpumpen noch intakter Abteilungen oder durch Verdrängen des Wassers in den Abteilungen mit Hilfe von Kunststoffschäumen oder ähnlichem. Bergungen sind ein gesondertes Gebiet in der Taucherei, das viel Erfahrung und Spezialwissen erfordert.

14.2.3 Trennverfahren

Im Rahmen von Konstruktions- und Reparaturaufgaben unter Wasser ist das Trennen durch Lichtbogen-Sauerstoffschneiden das gebräuchlichste Verfahren, englisch oxy-arc. Das Schneidprinzip basiert auf einem Oxydationsprozeß des metallischen Grundmaterials bei hohen Temperaturen, die der elektrische Lichtbogen erzeugt. Ummantelte Hohlelektroden halten den Lichtbogen und führen den Schneidsauerstoff an das Werkstück, wo das geschmolzene Material oxydiert und durch den Schneidstrahl fortgeblasen wird. Zu den apparativen Voraussetzungen gehört eine Gleichstromquelle mit einer Kapazität von mehreren Hundert Ampere sowie ein entsprechend großer Sauerstoffvorrat, siehe Abb 14.3. Der Spannungsabfall in der elektrischen Zuleitung muß durch eine höhere Ausgangsspannung kompensiert werden. Der Spannungsabfall bestimmt sich hauptsächlich durch Kabellänge und -durchmesser und liegt in der Größenordnung von ca. 15 V für 100 m Kabellänge bei einem Arbeitsstrom von 400 A.

Der Umgang mit elektrischen Strömen unter Wasser bedeutet eine potentielle Gefährdung des Tauchers, zumal es sich in aller Regel um gut leitendes Seewasser handelt. Zum Schutz des Tauchers sind daher entsprechende

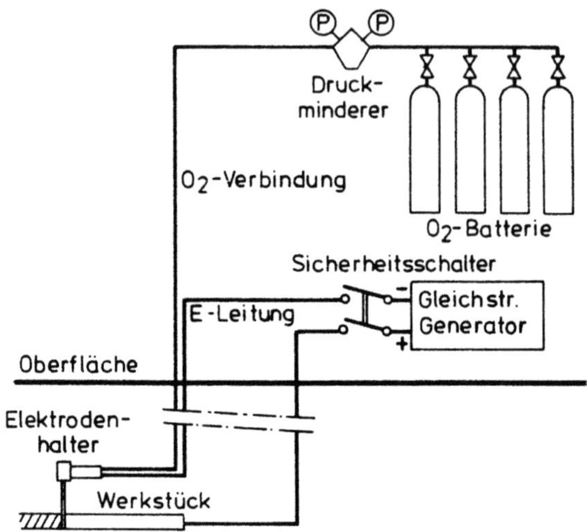

Abb 14.3. Prinzipielle Anordnung einer UW-Schneideinrichtung

Sicherheitseinrichtungen und Schutzmaßnahmen vorzusehen [88]. Eine dieser Sicherheitseinrichtungen ist der zum System gehörende Sicherheitsschalter, der grundsätzlich offen ist und nur auf ausdrücklicher Anordnung des Tauchers geschlossen wird, Abb 14.3.

Nach deutschen Sicherheitsregelungen dürfen für Unterwasser-Schweiß- oder Schneidarbeiten nur Gleichstromquellen verwendet werden, deren Leerlaufspannung auf 65 V begrenzt ist [82]. Die eingesetzten Schneidelektroden sind im einfachsten Fall Hohlelektroden aus Stahl. Zur Erzielung höherer Temperaturen beim Schneiden werden auch Speziallegierungen bzw. Ummantelungen mit Thermitpulver verwendet. Darüber hinaus gibt es sog. ultrathermische Hohlelektroden, die in ihrem Innern neben Eisendrähten einen Aluminium/Magnesiumdraht enthalten. Dabei entstehen auf Grund der aluminothermischen Reaktionen Temperaturen von 5000 °C und mehr. Diese Art der Schneidelektroden benötigen nur Stromstärken in der Größenordnung von 150 A und trennen außer Metallen auch Beton, Stein und Holz. *Sauerstofflanzen* bzw. Schneidkabel arbeiten nach dem gleichen Prinzip wie ultrathermische Elektroden. Die Sauerstofflanze besteht aus einem Stahlrohr von etwa 10 mm Durchmesser und reicht bis zu 3 m Länge. Die Lanze ist mit Eisendrähten gefüllt und an eine Sauerstoffversorgung angeschlossen. Nach der elektrischen Zündung brennt die Lanze allein weiter und vermag wegen der hohen Temperaturen Eisen- und Nichteisenmetalle, Beton und Stein zu trennen. Die Sauerstofflanze kann nur durch Unterbrechen der Sauerstoffzufuhr abgeschaltet werden.

Beim Trennen von Beton oder Stein können sich in Kavernen zündfähige Gasgemische bilden, die zu Verpuffungen neigen. Die dabei entstehenden

Druckwellen können zu Schädigungen der gasgefüllten Hohlräume im Körper des Tauchers führen. Die Sauerstofflanze ist aber ein sehr effektives Trenn- und Schneidwerkzeug, das nur ein vergleichsweise geringes Training zur Handhabung bedarf und auch Werkstoffkombinationen von Stahl und Beton bei armierten Betonkonstruktionen problemlos schneidet.

Eine Variante der Sauerstofflanze ist das *Schneidkabel*. Es besteht aus einem Kunststoffmantel, der flexible Stahldrähte enthält und am Ende an eine Sauerstoffversorgung angeschlossen ist. Das Kabel kann bis zu 30 m lang sein und kommt in Durchmessern von 6 und 12 mm auf den Markt. Es wird ebenfalls elektrisch gezündet und brennt dann allein weiter. Die Schneidtemperaturen liegen allerdings mit ca. 2700 °C deutlich niedriger.

Ein heute weniger gebräuchliches Unterwassertrennverfahren ist das *autogene Brennschneiden*, ähnlich dem Verfahren an der Oberfläche. Die Zündung des brennbaren Gemisches erfolgt entweder mit einer elektrischen Zündvorrichtung unter Wasser oder bei flacheren Gewässern an der Oberfläche. Der Trennprozeß mit dem zusätzlichen Schneidsauerstoff läuft wie beim Lichtbogen-Sauerstoffschneiden ab.

Bei allen Trennverfahren unter Wasser muß auf den Aufbau von explosiven Gasgemischen geachtet werden, die sich bei behindertem Abzug der entstehenden Gase in gefangenen Räumen bilden können. Eine besondere Gefahr stellen Trennarbeiten an Schiffswänden dar, die Räume umschliessen, deren Inhalt nicht oder nur ungenügend bekannt ist.

Unterwassersprengarbeiten sind übliche und häufig angewendete Trennverfahren in der Unterwassertechnik. Wegen der erhöhten Gefährdung beim Umgang mit Explosivstoffen sind strenge Sicherheitsvorschriften beim Transport, der Handhabung und schließlich dem Setzen und Zünden von Sprengladungen zu beachten. Zu den gesetzlichen Regelungen über den Umgang mit explosionsgefährlichen Stoffen gehört neben dem Sprengstoffgesetz die UVV Sprengarbeiten [83], die besondere Bestimmungen für Unterwassersprengungen enthält. Danach darf nur ein Sprengberechtigter, der gleichzeitig Taucher ist, das Vorbereiten und Anbringen von Unterwassersprengungen vornehmen.

Der Trenneffekt beruht auf der physikalischen Grundlage, daß der Explosivstoff aufgrund chemischer Reaktionen in Sekundenbruchteilen in den gasförmigen Zustand übergeht unter Aufbau einer enormen Druck- und Temperaturwelle, die das im Wege stehende Material zerstört. Für Unterwassersprengungen kommen nur hochexplosive Sprengstoffe infrage mit Explosionsgeschwindigkeiten zwischen 5000 und 9000 m/s. Diese Geschwindigkeiten liegen damit um das 3- bis 6-fache höher als die Schallgeschwindigkeit in Wasser. Die bei der Detonation entstehende Gasblase breitet sich mit Überschallgeschwindigkeit konzentrisch nach allen Seiten aus und verdrängt und komprimiert dabei das umgebende Wasser. In der Folge sinkt der Anfangsdruck des Gases, bis nachgeliefertes Gas zu einem neuen Druckanstieg und einer erneuten Kompression des Wassers führt, allerdings mit abnehmender Energie. Diese Oszillation klingt nach etwa 10 Zyklen aus.

Der Sprengstoff, der z. B. als Plastiksprengstoff in verschiedenen Zusammensetzungen und Formen auftritt, läßt sich nur schwer entzünden und es bedarf eines besonderen Detonators als Zündmittel. Bei Unterwassersprengungen werden vorzugsweise elektrische Zünder verwendet, wobei der notwendige Strom in einer Zündmaschine über Wasser erzeugt wird. Bei mehreren Ladungen und damit auch mehreren Zündern können diese in Reihen- Parallel- oder kombinierter Reihen/Parallelschaltung gezündet werden.

Sprengstoff unter Wasser findet ein vielseitiges Einsatzfeld bei der Entfernung von Unterwasserhindernissen wie Wracks oder Felsen, bei der Vorbereitung von Gräben für Kabel und Rohrleitungen in felsigem, aber auch weichem Untergrund, bei der Demontage oder Reparaturvorbereitung von Unterwasserstrukturen, beim Trennen von schweren Stahltrossen oder Schiffswellen u.a.m. Gerade bei den letzteren Aufgaben gelingt es mit Hilfe sog. Formladungen die Detonationswirkung zu verstärken und sehr exakte Schnitte zu erzeugen. Die konische Anordnung des Sprengstoffs bei gleichzeitiger Einhaltung eines optimalen Abstandes von der Oberfläche des Werkstücks bündelt die Druckwelle auf einen Punkt oder eine Linie und liefert damit glatte Löcher oder Trennschnitte, siehe Abb 14.4.

Formladungen sind entsprechend ihrem Einsatzzweck als Ringladung für

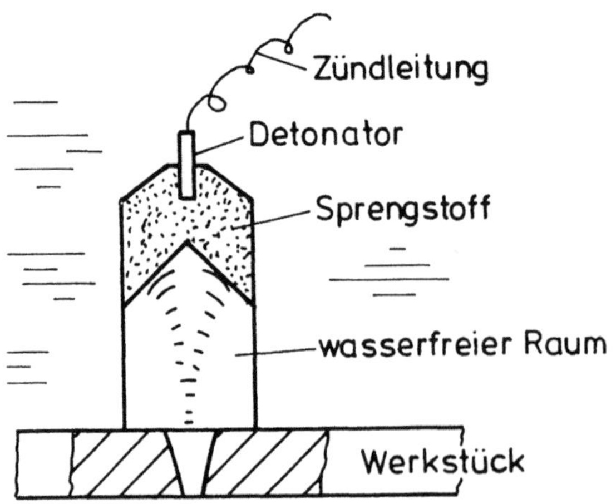

Abb 14.4. Prinzipieller Aufbau einer Formladung zum UW-Sprengen

das Durchtrennen von Rohren, Wellen oder Stahltrossen ausgebildet; für punktförmige Durchdringungen oder für das Trennen von Blechen werden Punkt- bzw. Linienladungen eingesetzt. Da das Gefährdungspotential beim Umgang mit Sprengstoffen und Zündern im Vergleich zu anderen Tätigkeiten deutlich höher ist, muß auf die strikte Einhaltung der einschlägigen Sicherheitsvorschriften gedrungen werden.

14.2.4 Fügearbeiten

Zu den in der Unterwassertechnik eigesetzten Fügeverfahren gehört neben den Schraubverbindungen das Fügen durch Schweißen. Schweißen ist nach Definition, siehe dazu DIN 1910, das Vereinigen von Werkstoffen in der Schweißzone unter Anwendung von Wärme mit oder ohne Schweißzusatz. Aus der Palette möglicher Kombinationen von Schweißverfahren haben sich nur wenige herauskristallisiert, die unter Wasser angewendet werden. Unterteilt werden die Verfahren nach ihrer Anwendung her ganz grob in:

- Nasses Unterwasserschweißen,
- Trockenes (hyperbares) Unterwasserschweißen.

Beim *nassen Unterwasserschweißen* findet der Schweißprozeß direkt im Wasser statt, d.h. das Wasser befindet sich in unmittelbarer Nähe des Lichtbogens. Beim trockenen Unterwasserschweißen wird durch Vorrichtungen dafür gesorgt, daß der Schweißprozeß zwar in einer hyperbaren, aber trockenen Umgebung ablaufen kann.

Das Schweißen unter Wasser ist keine Entwicklung unserer Tage; die ersten Naßschweißungen wurden bereits in den zwanziger Jahren, d.h. vor mehr als 70 Jahren durchgeführt. Das klassische Unterwasserschweißverfahren ist nach wie vor das manuelle Lichtbogenschweißen mit Stabelektrode. Die heutigen Elektroden haben Umhüllungen, die verschiedene

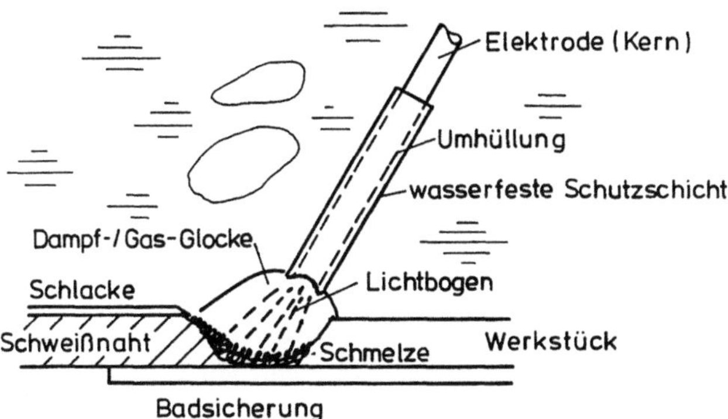

Abb 14.5. Werkstoffübergang beim nassen Unterwasserschweißen

Aufgaben beim Einsatz übernehmen wie die Bildung einer Schutzgasglocke, in deren Schutz der Werkstoffübergang von der Elektrode zum Werkstück stattfindet, die Bildung einer schützenden Schlackeschicht auf der Schweißnaht, u.a.m.

Abb 14.5 zeigt schematisch die Verhältnisse beim nassen Unterwasserschweißen mit Stabelektrode. Der Werkstoffübergang im Lichtbogenplasma erfolgt in einer Gasglocke, die neben der Schutzgasatmosphäre auch Wasserdampf sowie dissoziierten Sauerstoff und Wasserstoff enthält. Der Wasserstoff gelangt direkt in die Schmelze und führt zur Versprödung der Schweißnaht. Ein anderes Problem ist die hohe Abkühlgeschwindigkeit des Schweißgutes durch das umgebende Wasser. Die schnelle Abkühlung, die im Mittel 15 mal größer ist als bei Luft, führt zu Aufhärtungen in der Wärmeeinflußzone und damit zu einer Abnahme der Duktilität, insbesondere bei Stählen mit höheren Kohlenstoffgehalten. Unterwasserschweissungen in nasser Umgebung haben geringere Festigkeit und Duktilität. Diese Aussage muß aber relativiert werden, da in der Zwischenzeit spezielle Elektroden entwickelt wurden, die die Qualität der Schweißungen deutlich verbessert haben. Ein geübter Unterwasserschweißer kann bei geeigneter Werkstoff- und Elektrodenwahl Verbindungen erreichen, die an oberflächengeschweißte Nähte heranreichen. Natürlich bleibt das Handikap der ungünstigeren Randbedingungen.

Naßschweißungen werden in der Praxis hauptsächlich als Kehlnaht ausgeführt; diese Nahtform hat nebenbei den Vorteil, daß bei schlechten Sichtverhältnissen die Kehle als Führung für die Elektrode dient. Beim Schweißen von Stumpfnähten wird in der Regel mit sog. Badsicherungen gearbeitet, um das leichte Auslaufen der Schmelze aus der Wurzel zu verhindern.

Die Tiefe spielt beim Unterwasserschweißen insofern eine Rolle, als die Größe der schützenden Gasglocke durch den statischen Umgebungsdruck bestimmt wird. Durch das Abschmelzen der Elektrode wird auch laufend Schutzgas aus der Umhüllung freigesetzt. In unregelmäßigen Zeitabständen lösen sich Gasblasen aus der Schutzglocke, die wiederum zum Oszillieren der Gasglocke führen und dadurch die Stabilität des Lichtbogens ungünstig beeinflußen, siehe Abb 14.5.

Damit bei längerem Aufenthalt unter Wasser ein Eindringen von Feuchtigkeit in die Umhüllung der Elektroden weitgehend unterbunden wird, werden diese mit einer wasserfesten Schutzschicht versehen; in der Regel besteht dieser Schutz aus einem Lacküberzug, in den die Elektroden an der Oberfläche getaucht wurden.

Über den Umgang mit Elektrizität unter Wasser gilt das bereits in Abschnitt 14.2.3 gesagte über Trennverfahren unter Wasser. Arbeitsschutzmaßnahmen und Arbeitsschutzvorkehrungen zum Unterwasserschweißen und -schneiden enthalten u.a. [112, 113].

Der große Vorteil des manuellen Lichtbogenschweißens mit Stabelektrode liegt im einfachen und flexiblen Einsatz dieses Unterwasserschweißverfahrens sowie im vergleichsweise geringen gerätetechnischen Aufwand. Gegenüber dem Unterwasser-Lichtbogenschneiden entfällt hierbei der Schneidsauerstoff mit der zusätzlichen Schlauchleitung, siehe Abb 14.3.

Um den oben genannten Vorteil voll nutzen zu können, hat es nicht an Versuchen gefehlt die mangelnde Schweißqualität dieses Verfahrens zu verbessern, wie beispielsweise durch Auswahl und Entwicklung geeigneter Elektroden. In [114] sind im Rahmen einer Studienarbeit verschiedene Elektroden auf ihre Eignung für den Unterwassereinsatz untersucht worden. Dabei zeigten sich bei sonst gleichen Randbedingungen allein durch den Elektrodentyp bereits merkliche Qualitätsunterschiede. Auch läßt sich verfahrenstechnisch eine Qualitätssteigerung erreichen, wenn Mehrlagenschweißungen angewendet werden. Durch diese Vorgehensweise wird das Schweißgut der vorangegangenen Lagen wieder erwärmt und damit das unerwünschte Härtegefüge teilweise rekristallisiert.

Ein weiterer verfahrenstechnischer Weg ist das Freihalten der unmittelbaren Umgebung des Lichtbogens vom Wasser durch sog. halbnasse Schweißverfahren. Dabei werden Verfahren wie das Metallschutzgasschweißen (MIG/MAG) angewendet, wobei der Schweißbereich durch einen schützenden Wasser- und Gasmantel vom umgebenden Wasser getrennt wird, siehe [115].

Das *trockene hyperbare Unterwasserschweißen* bietet die Möglichkeiten, prüfbare Qualitätsschweißungen mit vergleichbaren Gütewerten wie beim Oberflächenschweißen zu erzielen. Im Gegensatz zum Naßschweißen befinden sich Werkstück und Elektrode im Trockenen und vermeiden damit die gravierensten Nachteile des nassen Unterwasserschweißens. Der Schweißer kann sich bei den verschiedenen Varianten des Trockenschweißens sowohl ganz oder teilweise im Wasser befinden als auch völlig im Trockenen innerhalb eines Schweißhabitats seine Arbeiten durchführen, siehe als Beispiele dazu Abb 14.6 und 14.7.

Trockenschweißungen sind bei Experimentaltauchgängen in Druckkammern bis zu 600 m Tiefe erfolgreich durchgeführt worden; in der Praxis lagen jedoch die größten Tiefen im Bereich zwischen 300 und 450 m, bei denen hyperbare Schweißungen in entsprechenden Habitats ausgeführt

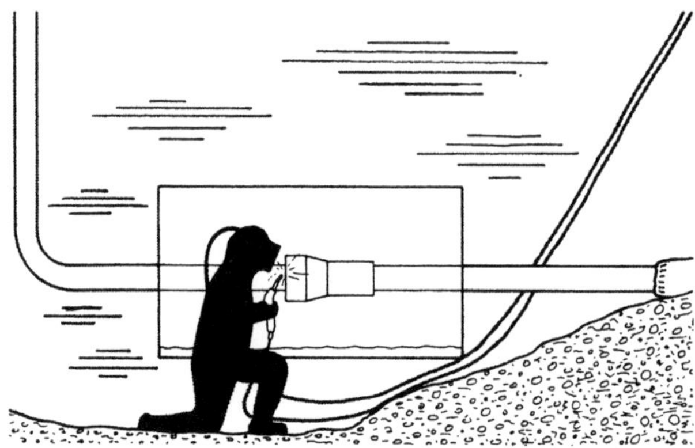

Abb 14.6. Hyperbares UW-Schweißen in einer Teilkammer

wurden. In solchen Tiefen macht sich der Einfluß des Umgebungsdruckes und der Kammeratmosphäre auf den Schweißprozeß deutlich bemerkbar.

Neben dem klasssischen Lichtbogenhandschweißen mit Stabelektrode werden beim trockenen Unterwasserschweißen auch Metallschutzgas- (MIG/MAG) und Wolframinertgasverfahren sowie Kombinationen davon angewendet. In der Praxis wird häufig die Wurzel mit dem Wolframinertgasverfahren (WIG) geschweißt, während die folgenden Lagen mit anderen Lichtbogenschweißverfahren ausgeführt werden. Da sich WIG- und MIG/MAG-Verfahren für mechanisierte bzw. voll automatisierte Schweißprozesse anbieten, liegt hier noch erhebliches Entwicklungspotential; dies wird auch erforderlich im Hinblick auf steigende Arbeitstiefen, wo sich ein Einsatz von Tauchern verbietet.

Der apparative Aufwand für das trockene Unterwasserschweißen ist deutlich höher gegenüber dem nassen Verfahren, erlaubt aber auf der anderen Seite qualitativ hochwertige Unterwasserschweißungen, die den strengen

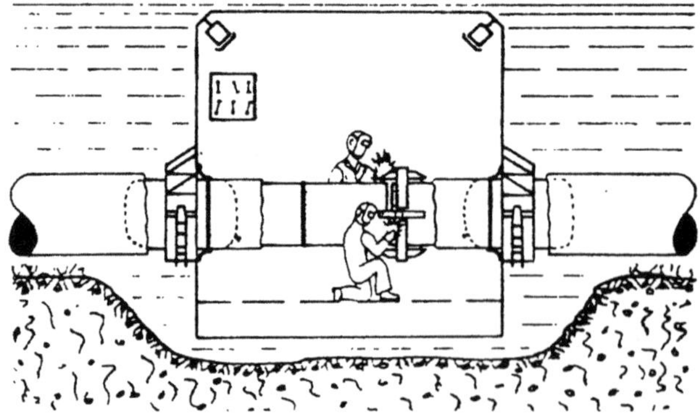

Abb 14.7. Hyperbares UW-Schweißen in einem Schweißhabitat

Qualitätsanforderungen genügen, die beispielsweise an die Nahtgüte von Unterwasserpipelines gestellt werden. Gerade für Pipeline-Installationen und Reparaturen werden Schweißhabitats eingesetzt, die den gesamten Arbeitsbereich trocken halten und auch dem Personal mehr Bewegungsfreiheit geben, siehe Abb 14.7; so entfällt beispielsweise das Tragen von Tauchausrüstungen. Durch die eingestellte Schutzgasatmosphäre im Habitat, die ein Atmen aus dieser Umgebung verbieten kann, und durch die beim Schweißen entstehenden toxischen Dämpfe und Stäube kann es erforderlich werden, daß die Schweißer über Atemmasken individuell versorgt werden müssen. Die Versorgung eines solchen Schweißhabitats erfolgt von der Oberfläche aus von einer Plattform oder einem Taucherbasisschiff.

Die Wassertiefe und damit der Umgebungsdruck führen zu einer Einschnürung des Lichtbogens, so daß der Lichtbogen zu Instabilitäten neigt und das Werkstoffübergangsverhalten und der veränderte Abbrand von Legierungselementen die Nahtqualität ungünstig beeinflußen [116, 117].

Besteht die Atmosphäre des Schweißhabitats vorwiegend aus Helium, muß die höhere Wärmeleitfähigkeit des Heliums gegenüber Luft berücksichtigt werden, die zu höheren Abkühlgeschwindigkeiten führt. Jedoch bietet die trockene Umgebung des Habitats die Möglichkeit der Vorwärmung oder Wärmenachbehandlung von geschweißten Verbindungen.

Eine Sonderform des trockenen Unterwasserschweißens soll der Vollständigkeit halber erwähnt werden, das sog. 1-bar Schweißen. Dieses Verfahren hält unabhängig von der aktuellen Wassertiefe in der Schweißkammer den Atmosphärendruck von 1 bar aufrecht, so daß keine besonderen tauchtechnischen Anforderungen vom Schweißer zu erbringen sind und die Bedingungen des Oberflächenschweißens vorliegen. Der apparative Aufwand ist allerdings enorm, da eine wasserdichte und druckfeste Schweißkammer mit der notwendigen Logistik die Mindestvoraussetzung ist.

14.2.5 Ingenieurbau unter Wasser

Für ingenieurtechnische Aufgaben unter Wasser, die bei der Errichtung, Reparatur und Beseitigung von Seebauwerken und Unterwasserkonstruktionen anfallen, wird die ganze Palette handwerklicher Arbeitstechniken und Fertigkeiten benötigt, wie sie auch an Land eingesetzt werden.

Diese umfaßt den gesamten Bereich der Zimmerarbeiten, vom Zuschneiden und Setzen von Streben und Versteifungen über den Bau von Schalungen bis zum Abdichten von Lecks durch Balkenkonstruktionen. Voraussetzung ist dafür die professionelle Handhabung manueller und maschineller Werkzeuge, die für den Unterwasserbetrieb geeignet sein müssen.

Ein weiteres Anwendungsgebiet im Ingenieurbau sind Betonierungsarbeiten unter Wasser. Sie schließen die Errichtung von Fundamenten aller Art ein, umfassen Reparaturen an Betonkonstruktionen wie Einlaufbauwerken oder hafentechnischen Unterwasserbauten sowie die Beseitigung von Auskolkungen durch Strömungseinflüsse und reichen schließlich bis zu Leckabdichtungen mit schnell bindenden Beton oder Planierungsaufgaben am Meeresboden zur Aufstellung von Seebauwerken.

Letztlich sind auch die Konstruktionsaufgaben zu nennen, die im konstruktiven Ingenieurbau in ähnlicher Vielfalt unter Wasser auftreten wie an der Oberfläche. Dazu gehört das Verbinden und Lösen von Bauteilen mit entsprechenden Unterwasserwerkzeugen unter Einsatz von Zug- oder Hebeeinrichtungen.

Weiterhin gehören handwerkliche Aufgaben dazu wie die Bearbeitung von Metallen durch vorwiegend manuelle Verfahren. Daher ist ein solider handwerklicher Hintergrund eine notwendige Voraussetzung für einen guten Taucher.

14.3 Übersicht über Unterwasserinspektionstechniken

14.3.1 Übersichtsinspektionen

Ein wesentliches Aufgabengebiet im Bereich der Unterwassertechnik umfaßt Inspektionen verschiedenster Art; diese Inspektionen haben letztlich das Ziel, ein möglichst genaues Bild über den Zustand eines meerestechnischen Bauwerks zu liefern. Da solche Bauwerke manchmal 25 Jahre und mehr im Einsatz sind und dabei den aggressiven Angriffen von Wind und See ausgesetzt werden, sind laufende Kontrollen des baulichen Zustandes, der Belastungsverteilung, des kathodischen Schutzes u.a.m. unabdingbar. Diese Kontrollen geben Aufschluß über die Sicherheit der Konstruktion, gewährleisten den wirtschaftlichen Betrieb der Anlage und lassen die Notwendigkeit von Reparaturen rechtzeitig erkennen.

Inspektionen können aufgeschlüsselt werden nach der zeitlichen Abfolge, dem Aufgabenbereich oder schließlich nach der eingesetzten Methode oder Technik. Für die folgende Betrachtung ist die Unterteilung nach den in der Praxis angewendeten Unterwasserinspektionstechniken gewählt worden, die keinen Anspruch auf Vollständigkeit erhebt. Einen Überblick über Inspektionstechniken im Unterwasserbereich gibt Abb 14.8. Informationen über angewendete Inspektionsverfahren und die Ausbildung von Unterwasserinspektionspersonal finden sich u.a. in [39, 118, 119].

Visuelle Inspektionen sind in aller Regel der erste Schritt, um sich ein

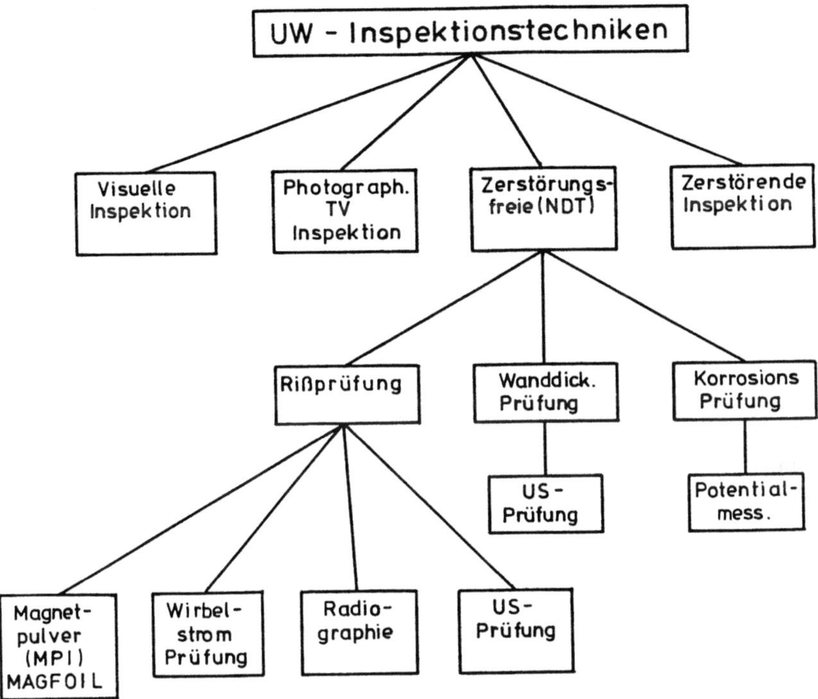

Abb 14.8. Übersicht über Unterwasserinspektionstechniken

Bild über ein Gesamtbauwerk, ein bestimmtes Strukturelement, ein interessierendes Meeresbodenareal oder über ein Unfallszenario zu verschaffen. Der apparative Aufwand ist dabei vernachlässigbar, da hierbei nur ein geschultes Auge für die Beobachtung und Bewertung notwendig ist. Allerdings bedarf es einiger Erfahrung, um visuelle Inspektionen gezielt durchzuführen und die Ergebnisse in einem anschließenden Bericht festzuhalten. Neben den vielen Vorteilen, die das menschliche Auge im Hinblick auf räumliches Sehen, Farberkennung und Adaptionsfähigkeit hat, ist es bei anderen Anwendungen deutlich technischen Systemen unterlegen. Es bringt beispielsweise nicht die Lichtempfindlichkeit von Kameras oder TV-Systemen und kann auch keine Bildausschnitte vergrößern. Weiterhin ist wegen der optischen Verhältnisse im dichteren Wasser die Abschätzung von Größen und Entfernungen schwierig und häufig fehlerhaft, siehe dazu Abschn. 3.3.

Die photographische/ TV-Inspektion bietet sich neben der visuellen an, wird in der Regel auch kombiniert angewendet. Es gibt heute leistungsfähige Photo- und TV-Kameras, die bis zu größten Tiefen eingesetzt werden können. Mit Hilfe von ferngesteuerten Systemen (ROV), die mit Kameras und Beleuchtungseinrichtungen ausgerüstet sind, ist der Mensch in der Lage, seinen eigenen, sehr begrenzten Einsatzbereich um ein Vielfaches auszudehnen.

Des weiteren bietet der Einsatz von Photo/TV-Kameras die Möglichkeit, daß beliebig viele Beobachter an der Oberfläche über Monitore gleichzeitig mitsehen und den Taucher beraten und führen können. Vorteilhaft ist auch die höhere Auflösung der Kameras gegenüber dem menschlichen Auge und vor allen Dingen die Möglichkeit der laufenden Aufzeichnung und Dokumentation für spätere Auswertungen [120]. Dabei ist der technische Aufwand im Vergleich zur visuellen Inspektion nicht viel größer.

Da die Kamerasysteme mit ihren elektronischen Bauelementen sehr klein zu bauen sind, eignen sie sich auch für die Inneninspektion von Rohrleitungen oder für den Einsatz in Räumen, die aus baulichen oder sicherheitstechnischen Gründen nicht von Menschen betreten werden können.

14.3.2 Zerstörungsfreie (NDT) Inspektionen

Während es sich bei den visuellen bzw. photographischen Inspektionstechniken mehr um Übersichtsverfahren handelt, die einen Überblick über den Zustand einer Gesamtstruktur oder Teilen davon geben, konzentrieren sich die zerstörungsfreien Inspektionen, englisch Non Destructive Testing (NDT), schwerpunktsmäßig auf lokale Bereiche, die jetzt allerdings wesentlich intensiver und mit entsprechendem technischen Aufwand untersucht werden.

Eine Ausnahme davon bildet die *Korrosionsprüfung.* Potentialdifferenzen, die durch elektrolytische Prozesse entstehen und eine Ursache für Korrosionen sind, lassen eine quantifizierbare Aussage über die Korrosionsgefährdung einer Unterwasserinstallation zu. Durch Potentialmessungen mit Hilfe eines elektrischen Vergleichselements kann das Korrosionsverhalten der gesamten Metallkonstruktion unter Wasser abgeschätzt werden, so daß an Hand der Ergebnisse gezielte Gegenmaßnahmen eingeleitet werden können.

Voraussetzung für Potentialmessungen ist ein guter metallischer Kontakt an der Meßstelle, um die Meßergebnisse nicht zu verfälschen. Daher müssen in der Regel Reinigungsarbeiten vorausgehen, um die Meßpunkte von Bewuchs zu befreien und metallisch blank zu machen.

Wanddickenprüfungen bilden ein wesentliches Element zur Bestimmung der Integrität und baulichen Sicherheit einer Struktur. Korrosions- und Erosionseinflüsse können die Wandstärke eines Bauwerkes oder von relevanten Bauteilen soweit reduziert haben, daß ein sicherer Betrieb wegen der hohen Versagenswahrscheinlichkeit nicht mehr gewährleistet werden kann.

Daher gehört die Kontrolle der Wanddicken von Plattformen, Pipelines, Spundwänden und sonstigen See- und Hafenbauwerken zu den Routineaufgaben. Das Standardverfahren der Wanddickenmessung ist die Ultraschall (US)-Prüfung; bei diesem Prüfverfahren werden hochfrequente Schallwellen senkrecht zur Materialoberfläche ausgesandt, die an der Rückseite des Prüfstücks reflektiert werden. Mit der bekannten Schallgeschwindigkeit im Material und der gemessenen Laufzeit des Schalls läßt sich die Wandstärke sehr genau bestimmen. Voraussetzung ist auch hier eine metallisch blanke Oberfläche des untersuchten Materials.

Rißprüfungen, für die verschiedene Verfahren zur Verfügung stehen, werden in der Regel auf solche Bereiche begrenzt, wo beispielsweise Spannungskonzentrationen, Schweißnahtanhäufungen, usw. das Auftreten von Rissen an der Oberfläche oder von Fehlstellen im Material erwarten lassen.

Das Magnetpulververfahren, englisch Magnetic Particle Inspection (MPI), ist ein mögliches Verfahren zur Oberflächenrißprüfung. Dieses Verfahren ist sowohl über als auch unter Wasser anwendbar, wobei dem Magnetpulver beim Unterwassereinsatz noch ein fluoreszierender Farbstoff zugesetzt wird.

Die zu untersuchende Prüfzone wird mit einem starken Magneten magnetisiert; feine Eisenspäne werden in einer Suspension auf die Prüffläche aufgetragen und mit ultraviolettem Licht bestrahlt. Die Eisenspäne richten sich nach den Feldlinien des Magneten aus und werden durch das UV-Licht sichtbar. Im Falle von Oberflächenrissen oder Rissen dicht unterhalb der Oberfläche werden die Feldlinien entsprechend der Größe und Tiefe des Risses gestört und damit sichtbar.

Das Verfahren ist relativ einfach und zuverlässig; jedoch bedarf es zur korrekten Anwendung und Auswertung einige Erfahrung. Risse parallel zu den Feldlinien werden gar nicht oder nur noch sehr schwach angezeigt. Daher muß bei unbekannten Rißlagen die Stellung des Magneten variiert und für guten Kontakt zwischen Magnetpolen und Material gesorgt werden, um ausreichende Feldstärken zu erreichen. Auch die Größe der Magnetpulverpartikel spielt eine Rolle, die in Relation zur Rißgröße stehen muß. Die Dokumentation ist etwas schwierig und geschieht entweder durch Farbkennzeichnung der Fehlstelle vor Ort oder mit Hilfe von Spezialphotographien.

Eine Abart des Magnetpulververfahrens ist das *Mag-Foil-Verfahren.* Das Magnetpulver wird dabei nicht direkt auf das Prüfstück aufgebracht, sondern befindet sich in einem Kunststoffolienträger, zusammen mit einer

Spezialflüssigkeit. Bevor die Mag-Foil-Folie eingesetzt werden kann, wird die Flüssigkeit mit dem Magnetpulver in der Folie vermischt und der Folienträger mit den Abmessungen von 160 x 80 mm auf den Prüfbereich gelegt. Das Magnetfeld wird eingeschaltet und nach ca. 3 Minuten ist das Magnetpulvergemisch im Folienträger ausgehärtet, wobei Fehlstellen genau abgebildet werden. Die Mag-Foil-Folie paßt sich gut gekrümmten Oberflächen an und der unmittelbare Kontakt des Magnetpulvers mit dem umgebenden Wasser oder dem Prüfstück wird vermieden. Der ausgehärtete Folieninhalt stellt ein Dokument dar, das auch an der Oberfläche ausgewertet werden kann [117].

Die Wirbelstromprüfung ist ein weiteres Verfahren zur Oberflächenrißprüfung. Die Veränderung der Permeabilität und Polarität bei Störungen der Oberfläche wird zur Lokalisierung von Oberflächenrissen benutzt. Die Führung der Sonde unter Wasser ist relativ einfach und geschieht auf Anweisung des Oberflächenpersonals. Die Signale der Sonde werden ebenfalls an der Oberfläche angezeigt und ausgewertet, so daß der Taucher hierbei nur eine Hilfsfunktion übernimmt.

Die Radiographie hat sich als Rißprüfverfahren im Unterwasserbereich wegen der Schwierigkeit der Rißerkennung weniger eingeführt. Auf der anderen Seite ist es aber ein sehr leistungsfähiges Verfahren, das selbst größte Materialstärken zu durchleuchten vermag.

Das Meßprinzip beruht darauf, daß eine starke radioaktive Quelle das Prüfstück in dem interessierenden Bereich durchstrahlt und dabei einen Film auf der Gegenseite der Wandung belichtet. Der so belichtete Film wird an der Oberfläche entwickelt und ausgewertet. Hierbei werden sowohl Oberflächenrisse als auch auch im Material liegende Fehlstellen erfaßt. Die Auswertung erfordert allerdings viel Erfahrung und muß die zeitliche Verschiebung zwischen Belichtung und Entwicklung in Kauf nehmen. Eine radiologische Gefährdung des Tauchers beim Umgang mit der Quelle ist weitgehend auszuschließen. Einmal ist die radioaktive Quelle strahlensicher verpackt und die Blende wird nur für die Zeit der Belichtung kurz geöffnet, auf der anderen Seite ist der Taucher durch die guten Abschirmungseigenschaften des Wassers sogar besser geschützt als an der Oberfläche, siehe Abschnitt 10.5.

Das Ultraschall (US)-Prüfverfahren hat bei der Rißprüfung unter Wasser eine weite Anwendung gefunden. Es eignet sich für die Detektion von Oberflächenrissen als auch für den Rißnachweis im Material selbst, erfordert jedoch viel Erfahrung zur Beurteilung und Auswertung der Meßsignale. Wie bei der Wirbelstromprüfung wird ein Meßkopf vom Taucher über den Prüfbereich geführt, während die Signale an der Oberfläche angezeigt und ausgewertet werden.

Durch Schrägeinstrahlung unter verschiedenen Winkeln mit entsprechenden Prüfköpfen für 30 , 45 , 60 Grad, usw. lassen sich auch schwer zu erkennende Wurzelfehler von Schweißnähten finden. Eine Weiterentwicklung ist die Intensitätsanzeige des Fehlersignals beim Taucher, der so selbständig das Optimum suchen kann und damit das Oberflächenpersonal aktiv unterstützt [121, 122].

14.4 Übersicht über Taucheraktivitäten im Offshore-Bereich

14.4.1 Einführung

Taucheraktivitäten im Offshore-Bereich umfassen geographisch alle Einsätze im Gebiet der freien See sowie der Küstenregionen. Da diese Einsätze bis auf wenige Ausnahmen auf die Gewinnung von Öl und Gas aus marinen Lagerstätten ausgerichtet sind, laufen die Taucheraktivitäten auf die Unterstützung der unterseeischen Rohstoffgewinnung hinaus.

Die taucherischen Aktivitäten lassen sich nach verschiedenen Gesichtspunkten unterteilen; hier wird eine Aufteilung gewählt, die sich an die einzelnen Phasen der marinen Kohlenwasserstoffgewinnung anlehnt.

Diese beginnt mit der *Explorationsphase*, die die Suche nach abbauwürdigen Lagerstätten umfaßt. In der folgenden *Produktionsphase* steht die wirtschaftliche Ausbeutung der Lagerstätte einschließlich Transport und Verteilung im Vordergrund. Parallel zur Explorations- und Produktionsphase laufen die begleitenden *Inspektionen, Wartungen und Reparaturen*, englisch Inspection, Maintenance and Repair (IMR), um die Installationen intakt zu halten und um einen reibungslosen Betrieb sicherzustellen unter Gewährleistung der Sicherheit für Personal und Umwelt. Gerade dieser letzte Aspekt ist nach verschiedenen spektakulären Unfällen mit z.T. Hunderten von Todesopfern in das öffentliche Bewußtsein gerückt.
Eine grobe Übersicht über anfallende Taucheraktivitäten im Offshore-Bereich bei der Gewinnung von Öl und Gas geben Abb 14.1 sowie [39, 97, 105].

14.4.2 Exploration

Das Finden und Erkunden mariner Lagerstätten erfordert umfangreiche und kostenträchtige Vorarbeiten. Wenn nach entsprechenden geologischen Studien und seismischen Messungen das Vorhandensein einer Lagerstätte vermutet werden kann, bringt die letzte Gewißheit nur die Probebohrung. Probebohrungen auf See erfordern einen erheblichen technischen und finanziellen Aufwand, der in Abhängigkeit von den Wetter- und Seegangsbedingungen im geplanten Areal und der dort vorherrschenden Wassertiefe steigt. Abhängig von der Einsatztiefe werden als Bohreinrichtungen eingesetzt:

- Plattformen mit beweglichen Beinen (Jack-up) Einsatztiefe ca 120 m
- Halbtaucher Einsatztiefe ca. 1500 m
- Bohrschiffe Einsatztiefe ca. 1500 m

Bohrplattformen mit beweglichen Beinen stehen auf drei oder mehr Stützbeinen auf dem Meeresgrund und können die Plattform je nach Arbeitstiefe auf- oder abbewegen (jack up). Typische Taucheraufgaben sind dabei die Vorbereitung des Meeresbodens mit Entfernung evtl. Unterwasserhindernisse, die Kontrolle der Plattformbeine auf dem Boden wie beispielsweise Lage, Eindringtiefe in den Boden, Auskolkungen, usw. und schließlich der Einsatz bei verlorengegangenen oder beschädigten Bohr- und Ausrüstungsgegenständen. Dieser letzte Punkt gilt auch bei der Verwendung von Halbtauchern bzw. Bohrschiffen, wenn die Arbeitstiefe den Einsatz von Tauchern noch erlaubt.

Halbtaucher und Bohrschiffe sind von ihrer Konzeption her tiefenunabhängig, hier bestimmt die Bohraufgabe die zulässige Wassertiefe. Große Anforderungen müssen dabei an die Verankerung gestellt werden, da das Fahrzeug trotz Wind und Wellen sich nur in sehr engen Toleranzen von wenigen Metern von seiner Oberflächenposition entfernen darf, um das Bohrgestänge nicht zu gefährden.

Verankerungen werden bis etwa 450 m Wassertiefe eingesetzt; dazu werden acht Anker und mehr ausgebracht, die mit automatisch arbeitenden Winden an Deck über Ketten oder Drahtseile verbunden sind.

Bei größeren Wassertiefen werden dynamisch positionierende Systeme (DP) eingesetzt, die aus mehreren Strahlrudern bestehen und über Rechner kontrolliert und gesteuert werden. Die Anforderungen an das Navigationssystem sind dabei extrem hoch; daher ist der Einsatz sog. Satellitenrechner mit Satelliten als Referenzsystem heute als Standard anzusehen.

Die taucherischen Aufgaben zielen deshalb auf die Überwachung und Bereitschaft der Strahlruder und sonstiger Unterwassereinrichtungen bei Halbtauchern bzw. Bohrschiffen. Können Anker eingesetzt werden, assistieren Taucher beim Ausbringen und Wiedereinholen der Anker durch Inspektion des Untergrundes und durch Kontrolle der Lage und Markierung der Anker.

Die prinzipielle Anordnung eines marinen Bohrsystems an Bord eines Schiffes zeigt Abb 14.9. Der typische Bohrturm enthält in seinem oberen

Teil einen schweren Flaschenzug, der das Gewicht des gesamten Bohrgestänges abfängt. Auf dem Arbeitsdeck des Schiffes befindet sich der Drehtisch mit Antrieb, der die Drehbewegung über das oft kilometerlange Bohrgestänge zum Bohrkopf überträgt. Bohrschlamm wird über das Innere des Gestänges umgepumpt und dient zur Kühlung der Bohrkrone.

Das Bohrloch wird durch Stahlverkleidungen vor dem Einsturz geschützt, die mit einem Durchmesser von 30 Zoll (76 cm) beginnen und sich bis zur vorgesehenen Zieltiefe von 5000 m und mehr auf 7 Zoll (18 cm) verjüngen. Den Bohrlochabschluß auf dem Meeresboden bildet ein sog. Ausblaseschutz, englisch Blow Out Preventer (BOP). Dieser BOP ist im Prinzip ein sehr massiv ausgeführtes Schiebersystem mit der Funktion eines Absperrventils. Beim Anbohren von Gasreservoirs, die unter enormen Drücken stehen können, soll der BOP das Ausblasen von Öl und Gas verhindern. Durch die Reibung entzündet sich in aller Regel das Öl/Gasgemisch und explodiert. Die hydraulich betätigten Schieber des BOP sind auch in der Lage, in einem Notfall das Bohrgestänge zu durchtrennen, um das Ausblasen zu verhindern. Eine Führungsplatte auf dem Meeresboden mit Führungsseilen zur Oberfläche bildet das Fundament und dient zum korrekten Absenken des BOP auf die genaue Bohrlochposition. Der BOP ist ein rela-

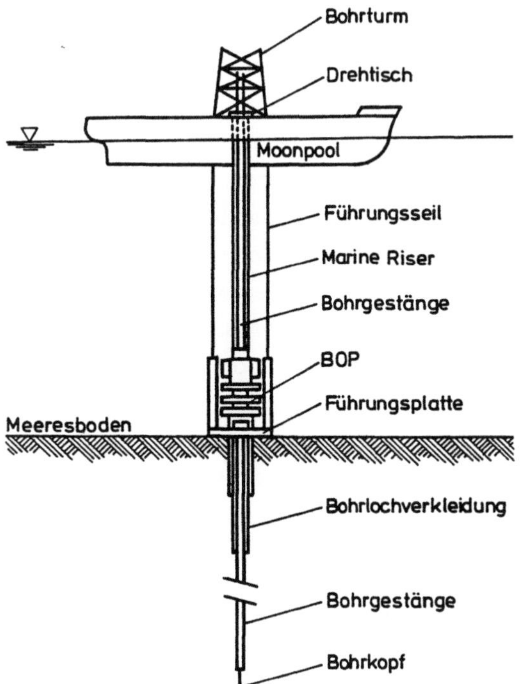

Abb 14.9. Schema einer Unterwasserbohrung von einem Bohrschiff

tiv komplexes System, das durch TV-Kameras laufend überwacht wird. Im rauhen Offshore-Betrieb über Monate und Jahre nutzen sich Komponenten ab bzw. werden beschädigt.

Hier fallen für Taucher eine Vielzahl von Montage- und Wartungsarbeiten zur Unterstützung des Bohrbetriebs an. Trotz der Anstrengungen nach einem taucherlosen Betrieb durch Automation und Fernkontrolle bleibt beim Versagen technischer Komponenten oft nur der Taucher als letzte Möglichkeit zur Reparatur oder Bergung entsprechender Systeme.

Das Niederbringen einer Bohrung ist mit erheblichen technischen und finanziellen Risiken behaftet; der größte Kostenanteil fällt neben der Errichtung und Unterhaltung von Produktionssystemen bei der Erschließung eines Öl- oder Gasfeldes an. Mit einer Bohrung ist ein Feld auch nicht zu erschließen; war diese erfolgreich, müssen zur Abschätzung der Feldgröße und zur wirtschaftlichen Nutzung der Lagerstätte weitere Bohrungen niedergebracht werden, die durch sog. wellheads verschlossen werden.

War die erste Probebohrung nicht erfolgreich, folgen weitere bis man entweder fündig wird oder die Suchbohrungen nach Kohlenwasserstoffen in diesem Gebiet abgebrochen werden. Das bedeutet dann, daß der ganze technische und finanzielle Aufwand in diesem Sektor umsonst war.

1989 wurden im Bereich der Nordsee rund 230 Bohrungen durchgeführt und in der Zukunft wird diese Zahl noch deutlich steigen.

14.4.3 Produktion

Nach Abschluß der Explorationsphase liegen belastbare Daten über die zu erwartende Größe und Ergiebigkeit der Lagerstätte vor, so daß als nächster Schritt mit der Produktion die Phase der wirtschaftlichen Nutzung beginnt. Das bedeutet die Förderung des Erdöls oder Erdgases und den Transport an Land zur weiteren Verarbeitung und Verteilung, wobei beim Erdöl erst die gasförmigen Anteile und das Wasser separiert werden.
Je nach Größe des Feldes werden ein oder mehrere *Produktionsplattformen* errichtet, die wiederum mit einer Reihe von Bohrungen (satellite wells) über Förderleitungen auf dem Meeresboden verbunden sind. In Abhängigkeit von der Wassertiefe, den im Fördergebiet vorherrschenden Seebedingungen, dem Produktionskonzept und schließlich dem finanziellen Aufwand bieten sich verschiedene Lösungen für Produktionsplattformen an [123].

- Gerammte Plattform (fixed platform); dieser Plattformtyp ist in der Regel eine Stahlkonstruktion auf drei bis acht Beinen, die fest in den Meeresboden gerammt sind.

- Schwerkraftplattform (gravity platform); der Standardentwurf einer solchen Plattform besteht aus Beton bzw. aus einer Kombination von Beton und Stahl. Im Fundamentbereich sind Lagertanks angeordnet, die zum Absenken der Plattform geflutet werden und später als Lagertanks für das geförderte Rohöl dienen. Vier Betonsäulen tragen die Arbeitsplattform an der Oberfläche.
- Verspannte Turmplattform (guyed tower); das Hauptkonstruktionselement ist ein stählerner Gittermast mit einem beweglichen Fußpunkt am Meeresboden. Am Mastkopf befindet sich die Arbeitsplattform und von hier aus gehen die Mastverspannungen nach allen Seiten zu den Bodenankern.
- Zugglieder-Plattform (tension leg platform); die schwimmende Plattform ist als Halbtaucher konzipiert. Die Verbindung zum Meeresboden geschieht über Zugglieder, die als elastische Rohrstränge oder Zugseile ausgebildet und am Boden verankert sind. In der Regel sind vier Gruppen von Zuggliedern vorhanden, die durch den Auftrieb des Halbtauchers unter Zugspannungen gehalten werden.

Die Abmessungen und Gewichte von Plattformen sind enorm, ebenso die Bau- und Installationskosten. Stahlplattformen weisen Massen in der Größenordnung von 60 000 t auf, Betonplattformen gehen sogar bis zu 800 000 t. Konstruktionsdetails von Plattformen finden sich beispielsweise in [123]. Plattformen sind bisher für Wassertiefen bis zu 400 m gebaut worden. Sie enthalten neben den notwendigen technischen Einrichtungen für die Produktion und Separation des Rohöls auch Taucheinrichtungen, Werkstätten sowie Wohn- und Versorgungseinrichtungen für das Personal, das an Bord einer Plattform 200 Personen und mehr ausmachen kann. Der Verantwortliche für den Gesamtbetrieb auf einer Plattform ist der Offshore Installation Manager (OIM), der durch entsprechendes Fachpersonal unterstützt wird.
Ein ganz typisches Konstruktionselement einer Produktionsplattform ist der bis zu 200 m lange Abgasmast, der zum Abfackeln der bei der Separation anfallenden Gaskomponenten benutzt wird. Die Mündung des Abgasmastes muß aus Sicherheitsgründen soweit wie möglich von der Plattform entfernt angeordnet werden.

Obwohl Produktionsplattformen vorwiegend für die Produktion eingerichtet sind, können sie vielfach auch für Bohreinsätze verwendet werden und haben dementsprechend die notwendigen Bohreinrichtungen an Bord .

Die Konstruktion von Plattformen wird weitgehend auf der Bauwerft vorgefertigt, um Montagearbeiten auf See an der geplanten Position möglichst gering zu halten. Bei der Installation ist der Einsatz einer Kran-Barge üblich, von denen die größten Bargen Hebekapazitäten bis zu 7000 t haben. Da die Installationsarbeiten sehr stark vom Wetter beeinflußt werden, ist eine sorgfältige Planung, ausgefeilte Vorbereitung und schließlich eine zügige Durchführung wesentlich.

Bei diesen Arbeiten hat der Taucher wichtige Teilaufgaben zu übernehmen. Zu seinen Aufgaben gehört die Untersuchung des Meeresbodens, die Vorbereitung der Fundamentierungen sowie die laufende Überwachung und Positionskontrolle unter Wasser bei der Errichtung des Bauwerkes. Bei einigen Plattformkonzepten ist die korrekte Verankerung von vitaler Bedeutung, die ebenfalls unter Taucherassistenz erfolgt. Taucher werden weiter bei der Installation der Förderleitungen mit ihren vertikalen Verbindungen zum Arbeitsdeck, englisch als riser bezeichnet, eingesetzt. Der Aufgabenbereich unter Wasser ist recht vielfältig und verlangt Taucher mit vielfältigen Fertigkeiten, siehe auch [105].

Der Abtransport des geförderten Rohöls zur Aufbereitung und Verteilung an Land kann entweder über Pipelines oder mit Tankschiffen erfolgen. Beide Lösungen haben ihre Vor- und Nachteile, deren Erörterung hier aber nicht interessieren soll. Statt dessen werden die technischen Lösungen unter taucherischen Gesichtspunkten kurz angesprochen.

Der Abtransport mit Tankschiffen erfordert eine entsprechende Übergabeeinrichtung, die weit genug von der Produktionsplattform entfernt sein muß, um ausreichend Raum zum Manövrieren beim An- und Ablegen der Tanker sicherzustellen. Als Übergabestation kommt üblicherweise eine Festmacherboje, englisch Single Point Mooring (SPM) infrage, für die es verschiedene konstruktive Ausführungen gibt. Gemeinsam ist allen Ausführungen die am Meeresboden verlegte Versorgungsleitung von der Plattform, die an einer unterseeischen Absperrung endet und von hier aus mit einer flexiblen Schlauchleitung zum Übergabekopf hochgeführt wird. Am Übergabekopf befindet sich die Schlauchkupplung zum Tanker einschließlich der Absperrungen und die Festmachereinrichtung für den Tanker. Diese muß sich um 360° drehen lassen, damit sich das Tankschiff immer in den Wind legen kann.

Das gebräuchlichste Übergabesystem mit über 200 Ausführungen weltweit ist die kettenverankerte Festmacher- und Übergabeboje, englisch Catenary Anchor Leg Mooring (CALM). Eine weitere Spielart ist die einfach verankerte Festmacher- und Übergabeboje, englisch Single Anchor Leg Mooring (SALM), die in Abhängigkeit von der Wassertiefe in abweichenden Bauformen eingesetzt wird. Darüberhinaus gibt es Konstruktionen als

Einzelboje oder Gelenkboje, die in der Praxis anzutreffen sind.

Bei der Installation und Inbetriebnahme der verschiedenen Bojentypen fallen in Abhängigkeit von der spezifischen Bauart eine Reihe von Unterwasseraufgaben an, die den Einsatz von Tauchern erforderlich machen.

Wie bei der Errichtung jedes Seebauwerkes steht am Anfang die Kontrolle und Vorbereitung des Meeresbodens an der vorgesehenen Lokation. Die nachfolgende Verlegung der Versorgungsleitung und die Installation der Absperrung auf dem Meeresboden wird durch Taucher ausgeführt und überwacht. Bei der Installation der Übergabeboje ist die korrekte Verankerung wesentlich; sie muß die Boje auch bei schwerstem Wetter auf Position halten und darf bei gelegentlichen Rammstößen von Tankern während eines Anlegemanövers nicht versagen.

Bei der Ausbringung des Verankerungssystems bedarf es der Unterstützung durch Taucher, ebenso bei der Montage der flexiblen Schlauchleitungen zum Übergabekopf. Die Leitungen im Wasser müssen nach vorgegebenen Seilkurven verlaufen zur Kompensation von Vertikalbewegungen.

Weiterhin kann Öl und Gas über Pipelines von der Produktionsplattform zur Landstation transportiert werden. Weltweit sind inzwischen mehr als 40 000 km Unterwasserpipelines für Öl und Gas verlegt. Im Bereich der Nordsee versorgen Pipelines Großbritannien, Norwegen, die Niederlande, Dänemark und die Bundesrepublik.

Der Durchmesser der Rohre hängt im wesentlichen von den Eigenschaften des zu transportierenden Mediums und der verlangten Durchflußrate ab und bewegt sich zwischen 6 (15 cm) und 48 Zoll (120 cm). Die Verlegung von marinen Rohrleitungen bis zu Wassertiefen von mehreren hundert Metern erfordert eine aufwendige Technik unter Einsatz von speziellen Rohrlege-Bargen, die in verschiedenen technischen Versionen im Einsatz sind. Das Rohrlegeverfahren läuft prinzipiell so ab, daß betonummantelte Rohrstücke mit einer Standardlänge von 40 Fuß (12 m) laufend an Bord der Verlege-Barge zusammengeschweißt werden. Die Schweißnaht wird auf Fehlerfreiheit kontrolliert und anschließend wird dieser Schweißnahtbereich ebenfalls betoniert bzw. asphaltiert.

Der so endlos gefertigte Rohrstrang wird über einen langen Unterstützungsarm, den sog. Stinger, in das Wasser abgelassen, bis der Meeresboden erreicht ist. siehe Abb 14.10. Bei größeren Tiefen wird das J-Verlegeverfahren angewendet, bei dem der Rohrstrang nur eine Krümmung erfährt und keine S-Form bildet. Die Barge zieht sich entsprechend dem Fortschrittsgrad der Verlegearbeiten an ihrem eigenen Ankersystem weiter. Der Betonmantel um die Pipelinerohre bietet nicht nur Schutz gegen

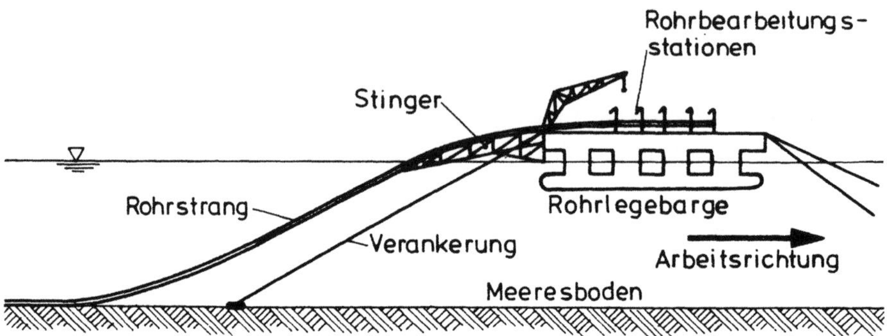

Abb 14.10. Verlegung von UW-Pipelines mit einer Rohrlege-Barge

Umwelteinflüsse, sondern kompensiert durch sein Gewicht den Auftrieb der Leitung.

Diese Endlosproduktion der Pipeline mit nachfolgender Verlegung läßt sich nicht mehr bei schlechten Wetterbedingungen durchführen. Muß die Verlegearbeit wegen Sturm und schwerer See abgebrochen werden, wird der Rohrstrang am Ende verschlossen und auf den Meeresboden abgesenkt. Erlaubt das Wetter wieder die Fortsetzung der Arbeiten, wird das Rohrende auf die Barge hochgeholt und der Verlegeprozeß geht weiter.

In flacheren Offshore-Regionen wird die Pipeline zum Schutz vor äußeren Beschädigungen in den Meeresboden abgesenkt. Dazu werden sog. Jet-Bargen eingesetzt, die mit Hilfe von Hochdruckwasserstrahlen einen Graben ausspülen, in dem Rohrleitungen, aber auch Unterseekabel u.a. abgesenkt werden. Die Jet-Bargen ziehen einen Unterwasser-Schlitten hinter sich her, auf dem sich die Strahldüsen befinden. Damit wird der Graben ausgespült, die Rohrleitung in den Graben abgesenkt und schließlich mit dem fortgeschleuderten Material wieder zugedeckt.

Auch beim Verlegen und Eingraben von Pipelines fallen viefältige Aufgaben für den Taucher an. Er hat den Meeresboden auf Hindernisse zu kontrollieren, die Neigung des Stingers zu justieren sowie die Verlegearbeiten unter Wasser generell zu unterstützen. Bei Einsatz einer Jet-Barge kontrolliert der Taucher die korrekte Position des Schlittens und überwacht laufend die Ausspülarbeiten auf dem Schlitten.

Ein weiterer Bereich, der hier mit zur Produktionsphase gezählt werden soll, betrifft die Demontage von Plattformen und anderen Offshore-Installationen. Da die Lagerstätten in ihrer Kapazität begrenzt sind, können sie nach etlichen Jahren soweit ausgebeutet sein, daß eine weitere Förderung wirtschaftlich nicht mehr lohnt. Nach ersten Schätzungen werden allein im Bereich der Nordsee bis 1993 etwa 27 Felder erschöpft sein.

Bei der Aufgabe eines Feldes ist der Konzessionsinhaber verpflichtet, den ursprünglichen Zustand in der Förderregion wieder herzustellen. Das bedeutet den Abbau der Produktionsplattform oder mehrerer Plattformen sowie der übrigen Unterwasserinstallationen. Für die Plattformen bleibt die Möglichkeit der Wiederverwendung auf einer neuen Lokation. Eine Wiederverwendung ist aber in der Regel nicht gegeben wegen technischer Überalterung oder wegen der Schwierigkeiten und Kosten einer bauerhaltenden Demontage.

Bei der Demontage werden in großem Umfang Taucher eingesetzt, die bei ihren Arbeiten weitgehend die in Abschnitt 14.2.3 beschriebenen Trennverfahren einsetzen. Da auf dem Meeresgrund keine Reste zurückbleiben sollen, werden beispielsweise die gerammten Stahlbeine der festen Plattformen einige Meter unterhalb des Meeresbodenniveaus abgetrennt und die verbleibende Konstruktion mit Kran-Bargen herausgehoben und abtransportiert. Beim Abschluß von Bohrlöchern wird ähnlich verfahren; die Bohrlochverkleidung wird nach der Demontage aller Unterwassereinrichtungen und nach dem Verschließen des Bohrloches ebenfalls unterhalb der Bodenlinie abgetrennt.

14.4.4 Unterwasserinspektionen

Die vielen meerestechnischen Bauwerke, die über Jahrzehnte dem Angriff von Wind und Wellen, Meeresströmungen, Korrosionen und Erosionen ausgesetzt sind, müssen laufend überwacht und gewartet werden. Einmal muß die Funktionstüchtigkeit des Bauwerkes und seiner Einrichtungen erhalten bleiben; zum anderen ist die Sicherheit von Personal und Umwelt sicherzustellen.

Daher haben die Plattformbetreiber in der Vergangenheit ausgeklügelte Wartungs- und Inspektionsprogramme für ihre Offshore-Installationen entwickelt und ein beachtlicher Teil der laufenden Produktionskosten entfällt auf Inspektion und Wartung. Die Anstrengungen gehen in Richtung taucherlose Wartung, wo automatisierte Systeme und Fernüberwachungen die Aufgaben des Tauchers übernehmen [124]. Trotz alledem bleibt noch ein weites Feld für den Einsatz von Tauchern, die häufig wirtschaftlicher und weit effektiver anstehende Unterwasseraufgaben lösen können.

Eine wesentliche Inspektionsaufgabe ist die kontinuierliche Überwachung von Plattformen für die Explorationsphase, aber mehr noch für den Zeitraum der Produktion. Das beinhaltet die Kontrolle der Fundamente z.B. nach Auskolkungen durch Bodenströmungen. Ein weites Gebiet bildet die Korrosionsüberwachung und damit verknüpft die Kontrolle der Wandstärken und die Rißüberwachung besonders beanspruchter Knotenpunkte. Opferanoden müssen in regelmäßigen Abständen ausgewechselt werden bzw. Potentialmessungen bei Korrosionsschutzmaßnahmen mit aufgeprägten Strömen in festen zeitlichen Intervallen durchgeführt werden. Neben den Großbauten (Plattformen) müssen auch kleinere Unterwasserbauten wie die Ventilgruppen von Bohrlochabschlüssen u.a. überwacht und gewartet werden.

Besonders korrosionsgefährdet ist die Wasserwechselzone, also der Bereich, der abwechselnd mit Luft als auch mit Wasser in Berührung kommt. Hinzu kommt, daß hier die Bauwerksbelastungen durch Oberflächenwellen sowie durch gelegentliche Stöße bei Anlegemanövern am größten sind.

Neben Überwachungs- und Kontrollaufgaben übernehmen Taucher auch alle Arten von Reparaturen an Unterwasserinstallationen, wobei die unter Abschnitt 14.2 beschriebenen Arbeitstechniken in weitem Umfang eingesetzt werden.

Eine weitere Gruppe von meerestechnischen Installationen, die einer regelmäßigen Inspektion bedürfen, sind die *Unterwasser-Pipelines* [39]. Inspektionen und gegebenenfalls auch Reparaturen von Pipelines gehören mit zu den Standardaufgaben im Offshore-Bereich. Die reinen Inspektionsaufgaben werden mehr und mehr von bemannten oder sogar unbemannten Unterwasserfahrzeugen übernommen.

Bei vergrabenen Rohrleitungen ist die Gefahr einer äußeren Beschädigung naturgemäß sehr gering im Vergleich zu frei verlegten Leitungen. Trotzdem können starke Unterwasserströmungen Leitungsabschnitte freispülen; das gilt in weit stärkerem Maße für frei verlegte Pipelines, die über einen längeren Bereich unterspült werden können und dann ungestützt über größere Längen frei im Wasser hängen. Dabei treten dann je nach Stützweite zusätzliche Kräfte auf, für die die Pipeline nicht ausgelegt ist. In einem solchen Fall muß mit Sandsäcken, Steinen oder sonstigen Materialien für eine Unterfütterung der Leitung gesorgt werden.

Ein anderes Problem bei frei auf dem Meeresboden verlegten Pipelines, besonders in flacheren Bereichen, ist die Gefahr der Beschädigung durch Netze, Anker, Ketten, mitgeschleppten Steinen, usw. Hier muß nach dem Grad der Beschädigung entweder nur der Betonmantel ausgebessert oder ein ganzer Rohrabschnitt erneuert werden. Letzteres erfordert einen erheblichen Reparaturaufwand, da für die notwendigen Qualitätsschweissungen nur trockene Unterwasserschweißverfahren infrage kommen.

Zur Orientierung an den kilometerlangen Pipelines unter Wasser dienen die Rohrverbindungsstellen, englisch Field Joints, die nach dem Zusammenschweißen und anschließendem Betonieren der einzelnen Rohrlängen an Bord der Verlege-Barge mit einer fortlaufenden Nummer versehen werden. Diese Nummern geben dem Taucher damit sowohl die Richtung als auch den Abstand seines augenblicklichen Standortes von der Ausgangsposition an.

Neben Plattformen und Pipelines müssen die *Verladesysteme* laufend inspiziert und gewartet werden [39]. Bei Verladesystemen mit Fundamenten auf dem Meeresboden sind diese auf Auskolkungen und Standsicherheit zu überprüfen. Bei Systemen mit Kettenverankerungen hängt die Funktionssicherheit des Systems im wesentlichen von dem ordnungsgemäßen Zustand der Ketten ab. Daher konzentriert sich hier die Inspektionstätigkeit der Taucher auf die Kontrolle der vorgegebenen Kettenneigung und des Abriebs von Kette und Bojenbefestigung.

Generell erfordert die Struktur des Übergabesystems sowohl im Überwasser- als auch im Unterwasserbereich eine ständige Wartung und Überwachung. Undichtigkeiten an den flexiblen Schlauchleitungen bzw. Schlauchkupplungen führen zum Ölaustritt und damit zur Meeresverschmutzung.

Die Festmachersysteme für die Tankschiffe auf den Übergabeanlagen sind durch Seegang und rauhem Betrieb einem erheblichen Verschleiß ausgesetzt. Alle Teile unterhalb der Wasseroberfläche müssen daher laufend von Tauchern kontrolliert und gewartet werden, um die Funktionssicherheit zu gewährleisten.

Zusamenfassend läßt sich zu den Taucheraktvitäten Offshore feststellen, daß sich ohne den Unterwassereinsatz des Menschen mit seinen intellektuellen und manuellen Fähigkeiten keine Offshore-Industrie im heutigen Sinne hätte entwickeln können.

Die Entwicklung geht inzwischen zu taucherlosen Unterwassersystemen und Bedieneinrichtungen, insbesondere bei der Erschließung von Lagerstätten im Tiefenbereich von 1000 m und mehr. Hier werden fernbediente Unterwasserinstallationen einschließlich der zum Abtransport der Kohlenwasserstoffe notwendigen Leitungen und ferngesteuerte Geräteträger (ROVs) verwendet, die auch unter dem arktischen Eis eingesetzt werden können. Tauchereinsätze verbieten sich für diese Tiefen, wenn man nicht zu besonderen Hilfsmitteln wie Tauchbooten greift. In diesem Zusammenhang werden druckfeste Tauchanzüge, sog. 1-bar Tauchsysteme (ADS) verwendet, siehe Abschnitt 9.2. Tiefen bis 360 m werden derzeit damit erreicht, ein druckfester Anzug bis 600 m WT ist in der Entwicklung.

14.4.5 Offshore-Unfälle

Ein besonderes Kapitel ist der Einsatz von Tauchern bei Offshore-Unfällen, wenn die Opfer geborgen werden und die zerstörten Strukturen entfernt werden müssen. Seit 1965 hat es über ein Dutzend schwerer Offshore-Unfälle in aller Welt gegeben mit einer Gesamtanzahl von über 550 Todesopfern. Allein in den vergangenen acht Jahren von 1980 bis 87 sind weltweit 54 Offshore-Einrichtungen verloren gegangen [125, 126]. Die beiden spektakulärsten Unfälle mit der bislang größten Anzahl an Toten waren die Unglücke der norwegischen Versorgungsplattform "Alexander Kielland" im März 1980 und der britischen Produktionsplattform "Piper Alpha" im Juli 1988.

Bei der "Alexander Kielland", einem Halbtaucher mit fünf Pontonbeinen, brach in einem Sturm rund 260 km vor der norwegischen Küste eines der Pontonbeine. Der Halbtaucher kenterte und riß 123 Menschen mit in den Tod. Bei der Plattform "Piper Alpha", die ca. 190 km nordöstlich vor Aberdeen stationiert war, führte vermutlich austretendes Gas zu einer Reihe von Explosionen, bei der die Plattform völlig ausbrannte und 167 Menschen ihr Leben verloren.

Welche Gefährdungen mit dem Bohren nach Erdöl bzw. Erdgas verbunden sind, mögen zwei typische Unglücksfälle unterstreichen. Im Juni 1979 geriet eine Bohrstelle im Golf von Mexiko durch Explosion in Brand, der erst neun Monate später gelöscht werden konnte; der dabei entstandene Schaden belief sich auf ungefähr 1,1 Mrd DM. Der zweite Fall ereignete sich im April 1988 vor der Küste Brasiliens, als sich an der Bohrstelle ausströmendes Gas entzündete und der Brand erst nach mehreren Wochen gelöscht werden konnte mit einem Schadensumfang von rund 0,7 Mrd DM.

Die Offshore-Industrie setzt alles daran, die Unfallrate so niedrig wie möglich zu halten und die gemachten Erfahrungen in einen höheren Sicherheitsstandard umzusetzen. Neben den vorrangigen Personenschäden schlägt auch das finanzielle Risiko durch Produktionsausfall und Umweltverschmutzung auf die Plattformbetreiber durch. Unfallanalysen von Offshore-Installationen sagen etwas über Art und Eintrittswahrscheinlichkeit von Unfällen aus und geben auf der anderen Seite Hinweise auf Verbesserungsmöglichkeiten zur Erhöhung der Sicherheit.

In einer jüngst veröffentlichten Studie [127] sind Unfälle von Plattformen, Halbtauchern und Bohrschiffen für den Zeitraum von 1979 bis 1988 nach Anzahl und Ursache aufgeschlüsselt worden, siehe Tabelle 14.1.

Danach bedeutet für alle drei Offshore-Installationen das Ausblasen eines Bohrloches, englisch blow out, eine große Unfallgefahr, die eng mit dem

Tabelle 14.1. Unfallstatistik von Offshore-Einrichtungen nach [127]

Art der Installation	Gesamtunfälle	Installation x Einsatzjahre
Feste Plattform (Jack up)	226	3500
Halbtaucher	139	1150
Bohrschiff	40	500

Risiko eines Brandes verknüpft ist. Bei den festen Plattformen, die mit Abstand die Mehrzahl aller Offshore-Bauwerke ausmachen, bilden Explosionen bzw. Brände mit fast 50% aller Unfälle die häufigste Unfallursache.

An erster Stelle steht bei den Plattformen mit beweglichen Beinen (Jack up) als systembedingte Unfallursache das Standproblem der Beine auf dem Meeresboden, gefolgt von Unfällen beim Verschleppen auf andere Lokationen. Bei den Halbtauchern rückt das Versagen der Verankerung als systembedingte Unfallursache an die erste Stelle, ebenfalls gefolgt von Unfällen beim Verschleppen auf andere Lokationen. An dritter Stelle der Unfallursachen steht bei beiden Offshore-Installationen der Blow-out -Unfall, der bei den Bohrschiffen die erste Stelle einnimmt. Eine Abschätzung des Risikos verschiedener Offshore-Bauwerke nach [127] zeigt Abb 14.11.

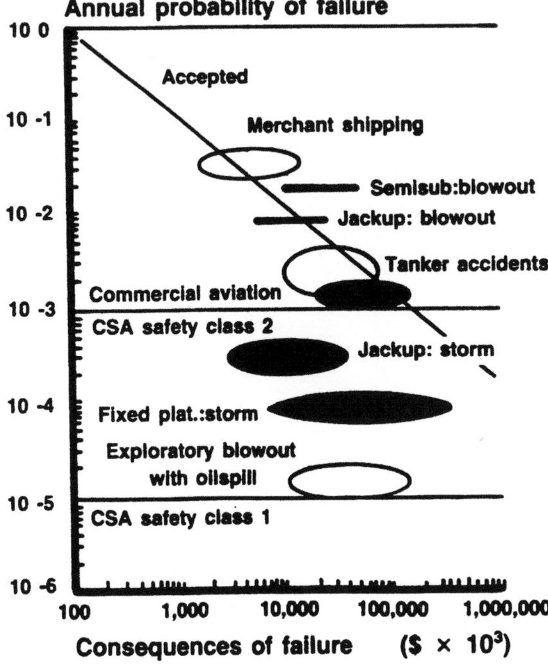

Abb 14.11. Wahrscheinlichkeit für das Auftreten von Unfällen bei Schiffen und Plattformen nach [127]

Nach der Behandlung von Unfällen Offshore und deren häufigsten Ursachen sollen die Einsatzszenarien für Taucher nach solchen Ereignissen angesprochen werden. Häufig genug besteht nach schweren Unfällen der Einsatz von Tauchern nur noch in der Bergung der Toten .

Desweiteren muß die Unfallstelle von Trümmern auf dem Meeresboden geräumt werden; beschädigte Bauteile von Offshore-Strukturen im Unterwasserbereich werden entweder entfernt oder repariert, wenn eine Reparatur noch technisch möglich und wirtschaftlich sinnvoll ist.

Wie bei der Analyse der Unfallursachen deutlich wurde, stehen Ausblasunfälle mit an exponierter Stelle. Bei der Bekämpfung solcher Unfälle sind erfolgreich Taucher eingesetzt worden [128]. Beim Ausblasvorgang, bei dem ein Öl- oder Gasstrom unkontrolliert aus dem Bohrloch austritt, breitet sich der Massenstrom auf dem Wege zur Oberfläche kontinuierlich aus und reißt dabei auch umgebendes Wasser mit. Direkt am Bohrloch stellt sich eine beruhigte Zone ein, die u.a. von dem statischen Druck, d.h. von der Wassertiefe, und dem Ausströmquerschnitt abhängt. Innerhalb dieser beruhigten Zone können sich Taucher unbeschadet an die Bohröffnung heranarbeiten und Maßnahmen zum Verschließen der Öffnung einleiten. Solche Einsätze sind nicht ganz ungefährlich, da die Unfallsituation sehr schnell ohne Vorankündigung wechseln kann. Daher geht man bei solchen Einsätzen in Richtung ferngesteuerter Handhabungsgeräte.

Literatur

1 Smith, E.B.: On the science of deep-sea diving - observations on the respiration of different kinds of air. Undersea Biom. Research 14 (1978)

2 Gesetz über die Einheiten im Meßwesen (i.d.F.Febr.1985). Bonn: BGBl.I, S. 409 sowie Einheitenverordnung BGBl.I, S. 2272 Dez. 1985

3 DIN 1301, Teil 1: Einheiten, Einheitsnamen, Einheitszeichen.
Teil 2: Einheiten, Allgemein angewendete Teile und Vielfache. Berlin: Beuth 1978

4 Myers, J.J. (Ed.); Holm, C.H.; McAllister, R.F.: Handbook of ocean and underwater engineering. New York: McGraw-Hill 1969

5 Shilling, Ch. W.; Werts, M.F.; Schandelmeier, N.R.: The underwater handbook. New York, London: Plenum Press 1976

6 The British sub-aqua club: Safety and rescue for divers. London: Stanley Paul 1987

7 Miller, J.W. (Ed.): NOAA diving manual, diving for science and technology, 2. ed. San Pedro, Cal.: Best Publishing Co. 1979

8 Tammeling, G.J.; Quanjer, Ph. H.: Physiologie der Atmung, I und II. Frankfurt/M.: pharm- und medical information 1984

9 Navy Dept.: US Navy diving manual, 2.ed. San Pedro, Cal.: Best Publishing Co. 1980

10 Bennett, P.B.; Elliott, H.D. (Ed.): The physiology and medicine of diving, 3. ed. London: Bailliere Tindall 1982

11 Webb, P.: Thermal problems. chapt. 12 in 10, p. 297 ff

12 Luther, G.; Fock, H.: Klimatisierung von Tauchern. Geesthacht: GKSS-Forschungszentrum, Bericht 88/E/68

13 Bennett, P.B.; McLeod, M.: Probing the limits of human deep diving. Phil. Trans. Royal Soc. B 304 (1984)

14 Gortan, C.; Fructus, X.; Gardette, B.; Delauze, H.G.: Deep diving hydrogenated breathing mixture. Luxemburg: 3. EC-Symposium 1988

15 AODC 014 Guidance note on the minimum quantities of gas required offshore. London: Association of Offshore Diving Contractors 1983

16 Verordnung über Druckbehälter, Druckgasbehälter und Füllanlagen. Bonn: Bundesgesetzblatt I 1980, S. 173 ff

17 TRG 102 Technische Gasgemische. Berlin: Beuth 1985

18 TRG 402 Betreiben von Füllanlagen. Berlin: Beuth 1972

19 Unfallverhütungsvorschrift Gase (VBG 61). München: Tiefbau-Berufsgenossenschaft 1977

20 Unfallverhütungsvorschrift Verdichter - Kompressoren (VBG 16). München: Tiefbau-Berufsgenossenschaft 1979

21 Unfallverhütungsvorschrift Sauerstoff (VBG 62). München: Tefbau-Berufsgenossenschaft 1969

22 DIN 3171 Nahtlose Stahlflaschen für Druckluft und verdichteten Sauerstoff. Berlin: Beuth 1977

23 DIN 58 640 Autonome Leichttauchgeräte mit Druckluft, Teil 1 u. 2. Berlin: Beuth 1985

24 AODC 016 Guidance note on colour coding and marking of diving gas cylinders and banks. London: Association of Offshore Diving Contractors 1983

25 Vorschriften für Unterwassertechnik, Kapitel 1: Tauchanlagen und Tauchsimulatoren. Hamburg: Germanischer Lloyd 1986

26 DIN 3188 Druckluft für Atemgeräte. Berlin: Beuth 1984

27 Diving Safety Memo 7/1984: Diving gases - suppliers standard. London: Diving Inspectorate, Dept. of Energy 1984

28 Bartmann, H.: Taucher - Handbuch. Landsberg/Leck: ecomed Verlagsgesellschaft 1989

29 AOCD 029 Guidance note on oxygen cleaning. London: Association of Offshore Diving Contractors

30 SUT: Developments in diving technology, vol 1, London: Graham & Trotman 1985

31 Unfallverhütungsvorschrift Taucherarbeiten (VBG 39). München: Tiefbau-Berufsgenossenschaft 1985

32 AODC 038 Guidance note on the use of inert gases. London: Association of Offshore Diving Contractors 1986

33 Haux, G.: Subsea manned engineering. San Pedro, Cal.: Best Publishing Co. 1982

34 Technical specifications and information. Vancouver: International Hard Suits Inc. 1988

35 Friesbie, F. R.: Inspecting and repairing offshore platforms today. Ocean Industry 22 (1987)

36 DIN 3179 Einteilung von Atemgeräten. Berlin: Beuth 1977

37 Hauptverband gewerbl. Berufsgenossenschaften: Sicherheitsregeln für Druckluft-Leichttauchgeräte (ZH 1/237). Köln: C. Heymanns 1986

38 Haux, G.: Tauchtechnik. Berlin, Heidelberg, New York: Springer 1969

39 Sisman, D. (Ed.): The professional diver's handbook. London: Submex 1982

40 Schütt, W.: Dräger Mischgas - Tauchsystem. Lübeck: Drägerwerk AG 1976

41 Böe, J.; Hartung, K.H.: Einsatz des Taucher-Gasmischers Polycom 101 bei einem Großprojekt in Norwegen. Lübeck: Drägerwerk AG, H. 326 (1983)

42 Altner, A.: Taucher-Fachtagung der Tiefbau-Berufsgenossenschaft in Regensburg. München: Tiefbau-BG 99 (1987) 23 ff

43 Commercial diver training manual, 2. ed. Los Angeles: College of Oceaneering 1983

44 Lettnin, H.: Sättigungstauchtechnik erleichtert marine Rohstoffgewinnung, Teil 1 und 2. technik heute 37 (1984)

45 Comex completes record dive. London: Lloyd's List v. 28.3.1986

46 Rekordtiefe: 531 Meter. tauchen 6 (1988) S. 48 ff

47 Lotz, W.E. (Ed.): Protection of divers in water containing hazardous chemicals, pathogenic organisms and radioactive material. Bethesda: Undersea Medical Society 1982

48 Lettnin, H.K.J.: Arbeiten unter Überdruck in kontaminierter Umgebung. München: Tiefbau BG. 101 (1989) S. 370 ff

49 Lettnin, H.K.J.: Über den Umgang mit radioaktiven Material beim Tauchen. Geesthacht: GKSS-Forschungszentrum GKSS 81/I/20 1981

50 Lettnin, H.: Polluted water diving, diving equipment for diving in contaminated atmospheres, especially in radioactive contaminated waters. siehe 47 p. 259 ff

51 Rosenbaum, O.: Die neue Strahlenschutzverordnung, 2. Aufl. Kissing: Weka-Verlag 1978

52 Boycott, A. E.; Damant, G. C. C.; Haldane, J. S.: Prevention of compressed air illness. London: Journal Hyg. 8 (1908) 342 ff

53 Bühlmann, A.A.: Dekompression - Dekompressionskrankheit. Berlin, Heidelberg, New York: Springer 1983

54 Yu-Chong, L.; Niu, A. K. C.: Hyperbaric physiology and medicine. San Pedro, Cal.: Best Publishing Co. 1988

55 Bennett, P.B.; Schafstall, H. G.; Schnegelsberg, W.; Holthaus, J.; Vann, R.D.: An analysis of 14 successful Trimix 5 deep saturation dives between 150 m - 600 m. Kobe: 9. Int. Symp. on Underwater and Hyperbaric Physiology 1986

56 Lettnin, H.: GUSI-Taucher als Forscher und Erforschte. technik heute 40 (1987)

57 Holthaus, J.: Tauchrisiken Stand 1989. tauchen 9 (1989) S. 60 ff

58 Wienke, B.R.: Tissue gas exchange models and decompression computations: a review. Und. Bio. Res. 16, No.1 (1989)

59 Workman, R. D.; Bornman, R. C.: Decompression theory: American practice. chapt. 17 in 10, p. 307 ff

60 Hempleman, H. V.: Decompression theory: British practice. chapt. 18 in 10, p. 331 ff

61 Gase - Handbuch, 3. Aufl. Frankfurt: Messer Griesheim

62 Weathersby, P. K.; Homer, L. D.; Flynn, L. T.: On the likelihood of decompression sickness. J. Appl. Physiol. 57 (1984)

63 Royal navy diving manual, B.R. 2806. London: H.M.S.O. 1976

64 Betriebsschutzweisung 17, Taucherdienst im Geschäftsbereich des BWB. Koblenz: Bund. f. Wehrtechnik u. Beschaf. 1988

65 Holthaus, J.: Längere Tauchzeiten in Tiefen bis 50 m. Geesthacht: GKSS-Forschungszentrum. GKSS 86/E/42 1986

66 Oxy-helium saturation diving tables. London: Underwater Engineering Group, report UR 11, 1978

67 Thalman, E: D.: Testing of revised unlimited duration upward excursions during helium-oxygen sat. dives. Und. Bio. Res. 16, No.3 (1989)

68 D'Aoust, B. G.; Lambertsen, C. J.: Isobaric gas exchange and supersaturation by counterdiffusion. chapt. 15 in 10, p. 383 ff

69 D'Aoust, B. G.: Investigations of transient and steady-state isobaric supersaturation by Doppler bubble detection. Virginia Mason Res. Cent. ONR N 00014-78-C-0749, 1980

70 Vann, R.D.: Decompression theory and applications. chapt. 14 in 10 p. 352 ff

71 The DMAC & EUBS Workshop, Newsletter 10. Aberdeen: European Und. Bio. Soc. 1988

72 The principles of safe diving practice. London: Underwater Engineering Group, report UR 23 1984

73 Berghage, T. E.; Vorosmarti, J.; Barnard, E. E. P.: Recompression treatment tables used throughout the world by government and industry. Bethesda: Naval Med. Res. Inst., report 78 - 16 1978

74 James, P. B.: The choice of a therapeutic compression table in relation to the causative dive. Dundee: AOCD - Symp. 1983

75 Holthaus, J.: Stand der therapeutischen Kompression. 20/80 Heloxsaturation - Mittel der Wahl bei Spätfällen. Zentralbl. f. Arbeitsmed., Arbeitsschutz, Prophylaxe u. Ergonometrie 39 (1989)

76 Kuhlmann, A.: Einführung in die Sicherheitswissenschaft. Wiesbaden: Friedr. Vieweg & Sohn, 1981

77 Hauptverband gewerbl. Berufsgenossenschaften: Richtlinien für den Einsatz von Forschungstauchern, (ZH1/540). Köln: C. Heymanns 1988

78 Bergverordnung für den Festlandssockel (Fls Berg V). Bonn: Bundesgesetzblatt I 1989 S. 554 ff

79 Unfallverhütungsvorschrift Allgemeine Vorschriften (VBG 1). München: Tiefbau-Berufsgenossenschaft 1985

80 Unfallverhütungsvorschrift Arbeitsmedizinische Vorsorge (VBG 100). München: Tiefbau-Berufsgenossenschaft 1985

81 Unfallverhütungsvorschrift Erste Hilfe (VBG 109). München: Tiefbau-Berufsgenossenschaft 1980

82 Unfallverhütungsvorschrift Schweißen, Schneiden und verwandte Arbeitsverfahren (VBG 15). München: Tiefbau-Berufsgenossenschaft 1978

83 Unfallverhütungsvorschrift Sprengarbeiten (VBG 46). München: Tiefbauberufsgenossenschaft 1985

84 Arnoux, G.A.: Safety in diving operations. Operational acquaintance course for engineers, Plymouth 1988

85 SI 399 Diving operations at work regulations. London: Dept. of Energy, H.M.S.O. 1981

86 Götz, A.: Die erste Revision im Kernkraftwerk Stade. Atomwirtschaft 19 (1974) S. 302 ff

87 Shields, T. G.; Duff, P. M.; Wilcock, S.E.; Giles, R.: Decompression sickness from commercial offshore air-diving operations on the UK continental shelf during 1982 to 1988. SUT Vol 23, Subtech 89 Dordrecht, Boston, London: Kluwer Academic Publ. 1990 p. 259 ff

88 AODC 035 Code of practice for the safe use of electricity under water. London: Association of Offshore Diving Contractors 1985

89 AODC 032 Remotely operated vehicle/ diver involvement. London: Association of Offshore Diving Contractors

90 AODC 022 Code of practice for the operation of manned submersible craft. London: Association of Offshore Diving Contractors

91 The diving supervisors manual. London: The Underwater Centre and Ass. Offshore Diving Contr. 1986

92 US Coast Guard: Commercial diving regulations, part 197. Washington: Dept. of Transportation 1979

93 Commercial diving operations. Washington: Occupational Safety and Health Standards, part 1910, title 29, 1977

94 Betriebssicherheit und Gesundheitsschutz beim Tauchen. Luxemburg: Komm. der Europ. Gemeinsch. 1985

95 Borsch, P.; Münch, E.: Nutzen und Risiko der Kernenergie, 3. Aufl. Jülich: KFA Jülich, Jül-Conf-17 1977

96 Jacobsen, E.; Tönjum, S.; Omarheim, J.; Pedersen, O.: Safety in manned diving. Stavanger, Oslo, Bergen, Tromsö: Universitetsforlaget 1984

97 Barrett, B.; Hindley, B.; Howells, R.: Safety in the offshore petroleum industry. London: Kogan Page 1987

98 Training standards. Luxemburg: European Div. Techn. Comm. 1988

99 Verordnung über die Prüfung zum anerkannten Abschluß Geprüfter Taucher. Bonn: Bundesgesetzblatt I 1980 S. 1936 ff

100 Canada oil and gas regulations - diving. Ottawa: Oil and Gas Production and Conservation Act 1982

101 Lafferty, C. F.; Graves, D. F.; Jones, B. A.: Automatic dive data monitoring/ recording. SUT Vol 23 Subtech 89 Dordrecht, Boston, London: Kluwer Academic Publ. 1990 p. 199 ff

102 AODC 048 Offshore diving team manning levels. London: Association of Offshore Diving Contractors 1988

103 Diver grading system. London: Int. Asso. of Underwater Eng. Contr., Newsletter 31 1989

104 Rahmentarifvertrag für das Taucherei- und Bergungsgewerbe. Stuttgart: ÖTV-Gewerkschaft 1988

105 Zinkowki, N. B.: Commercial oilfield diving, 2. Ed. Cambridge, USA: Cornell Maritime Press 1978

106 Diving Safety Memo 9/1980: Use of jetting equipment. London: Diving Inspectorate, Dept. of Energy 1980

107 AODC 049 Code of practice for the use of high pressure water jetting equipment by divers. London: Association of Offshore Diving Contractors 1988

108 Capeller, L.; Donker, B.; Richter, U.: Unterwasserkonservierung - Korrosionsschutz für Bauteile im Meerwasser. Geesthacht: GKSS-Forschungszentrum GKSS 80/E/41 1980

109 Donker, B.; Richter, U.; Schafstall, H. G.; Szelagowski, P.: Unterwasserreinigen und - beschichten von Stahl- und Betonstrukturen. Geesthacht: GKSS-Forschungszentrum Jahresbericht 1983

110 Brady, E: M.: Marine salvage operations. Cambridge, USA: Cornell Maritime Press 1960

111 Rossnagel, W. E.; Higgins, L. R.; McDonald, J. A.: Handbook of rigging, 4. Ed. New York: McGraw-Hill 1988

112 US Navy: Diving technical manual, underwater cutting and welding. Carson, Cal.: Best Publishing Co 1980

113 Merkblatt DVS 1812: Arbeitsschutz beim Unterwasserschweißen und -schneiden. Düsseldorf: Deutscher Verband für Schweißtechnik 1987

114 Loebel, P.; Schafstall, H. G.; Szelagowski, P.: Naßschweißen mit Stabelektroden. Geesthacht: GKSS-Forschungszentrum Jahresbericht 1986

115 Schäfer, R.; Schafstall, H. G.: Fortschritte beim hyperbaren Schweißen bis in große Wassertiefen infolge der Meerestechnikentwicklung. Geesthacht: GKSS-Forschungszentrum GKSS 82/E/16 1982

116 Int. Symposium - Unterwasserschweißen und -schneiden. Geesthacht: GKSS-Forschungszentrum, DVS, WIM 1983

117 2. Int. GUSI-Symposium - Underwater technology. Geesthacht: GKSS-Forschungszentrum, DVS, VDMA 1987

118 Miles, P. H.: Underwater engineering surveys. Houston: Gulf Publishing Corp. 1980

119 US Navy: Diving technical manual, underwater inspection, testing, monitoring of offshore sructures. Carson, Cal.: Best Publish. Co 1980

120 Mittleman, J.: Diving technical manual, underwater stereo photography for hull inspection. Carson, Cal.: Best Publish. Co 1980

121 Manthey, H. J.: Ultraschall - Prüfgerätesystem mit ORMON für den Unterwassereinsatz Geesthacht: GKSS-Forschungszentrum GKSS 87/I/10 1987

122 Manthey, H. J.: Entwicklungsarbeiten zur zerstörungsfreien Prüftechnik für den Unterwassereinsatz. Geesthacht: GKSS-Forschungszentrum GKSS 88/I/12 1988

123 Claus, G.; Lehmann, E.; Östergaard, C.: Meerestechnische Konstruktionen. Berlin, Heidelberg, New York: Springer 1988

124 SUT: Second generation subsea production systems, vol. 20 London: Graham & Trotman 1989

125 Smith, L.: Second incident at platform. London: Lloyd's List 8. July 1988

126 Donnerbauer, R.: Diskussion um Sicherheit der Offshore-Technik neu entbrannt. VDI-Nachrichten Nr. 28 1988

127 Sharples, B. P. M.; Bennett, W. T.: Jack up risk analysis reveals accurate hazard assessments. Offshore 49 (1989) p. 45 ff

128 Adams, N.; Kuhlman, L.: Deepwater blowouts: can we control them ? Offshore 49 (1989) p. 32 ff

129 HYDRA 10. COMEX S.A. Marseille, Pressemitteilung Nov. 1992

130 Luther, G.: Bemannte Unterwasserarbeiten in kalten Gewässern. HANSA 22 (1990)

131 Gildhoff, J.: Atemgasversorgung in großen Tauchtiefen. HANSA 22 (1990)

132 Zuppke, B.: Hydromechanik im Bauwesen, 3. Aufl. Wiesbaden und Berlin: Bauverlag GmbH

133 Journal Officiel De La Republique Francaise: Travaux en Milieu Hyperbare. Paris: Direction des Journaux Officiels Juin 1992 No 1636

134 UVV Taucherarbeiten (VBG 39). München: Tiefbau-Berufsgenossenschaft, Fachausschußentwurf Fassung Febr. 1997

135 Barsky, Steven,M.: Diving in High-Risk Environments. Fort Collins, Colorado, USA: Dive Rescue Inc./Inernational 1990

136 Hamilton, R.W.: Tolerating Exposure to High Oxygen Levels: Repex and other Methods. Mar. Tech. Soc. Journal vol 23 No. 4 (1989)

137 International Maritime Organization: Code of Safety for Diving Systems, IMO. London, 1985

Sachregister

Arbeitstechniken
- , Bergungsarbeiten 255
- , Fügearbeiten 261
- , Inspektionen 266
- , Offshore 253
- , Reinigungsarbeiten 254
- , Sprengarbeiten 259
- , Trennverfahren 257

Archimedisches Prinzip 91
Atemgasversorgung
- , Druckluft 114
- , geschlossener Kreislauf 131
- , Life Support System 132
- , Mischgas 126
- , Sättigungstauchen 133

Atmosphäre 16, 17
Atmung 20
- , Atemgastemperatur 31

Ausströmende Flüssigkeiten 93
Austauchtabellen 165

Behandlung von Dekompressionskrankheiten
- , Drucklufttauchen 215
- , Mischgastauchen 219

Buffalo-System 89

Dekompression
- , Belastungs-Index 212
- , bei Druckluft 169
- , Kriterien 163
- , Medien dichter als Wasser 178
- , Mischgas autonom 179
- , Mischgas schlauchversorgt 180
- , bei Nitrox 176
- , Oberflächentauchgängen 174
- , beim Sättigungstauchen 198
- , mit Sauerstoff 173
- , bei Tauchglockeneinsatz 193
- , bei Wiederholungstauchen 171

Deko-Krankheiten 204, 207
- , Behandlung von 213
- , bei Flügen 212
- , Symptome 209

Dichte, Definition der 5
- , von Helium 29, 129
- , von Kohlendioxid 28
- , von Luft 27
- , von Sauerstoff 20
- , von Stickstoff 25
- , tiefenabhängige 137
- , Wasserstoff 33

Exkursionstauchgänge 203
Explosionsdruck im Wasser 12, 13

Gasanalyse 51
 - , geräte 52
Gasbedarf 58
 - , von Kreislaufgeräten 110
Gasgesetze, ideales 34
 - , abgeleitete 35
Gasmanagement 46
Gasmischen 70
 - , Mischformeln 72
Gastransport
 - , Aufsättigungsprozeß 158
 - , Entsättigungsprozeß 159
 - , bei isobarer Gegendiffusion 223
 - , ungelöster Inertgase 168
 - , mathematische Modelle 156, 162
Gesetzliche Grundlagen
 - , für die Kennzeichnung 47, 48
 - , Umgang mit Druckgasen 46
 - , tauchbezogene ausländische 235
 - , tauchbezogene deutsche 232

Halbwertszeit
 - , biologische 159
 - , radiologische 144
Hebekräfte 94
Heliox 29, 136
Helium 29
 - , Atemgastemperatur 31
 - , HPNS 31, 137, 153
Henry 'sches Gesetz 38, 156
Hydrostatik 88

Inspektionen
 - , Übersicht 266
 - , Unterwasser 279
 - , Zerstörungsfreie (NDT) 268

Isobare Gegendiffusion 221
 - , Anwendung 225

Kohlendioxid 27, 28
Kompression 153
 - , Profil 155
 - , Therapeutische 213
 - , Tiefe 62
Kontaminierte Gewässer 139
 - , biologisch 141
 - , chemisch 142
 - , radiologisch 143
 - , thermisch 140
Kreislaufgeräte 109, 110

Licht
 - , Brechung 14
 - , Farbabsorption 15
Luft
 - , barometrische Höhenformel 17
 - , Reinheitsstandards 49
 - , Wasserdampfgehalt 17
 - , Zusammensetzung 16

Maßeinheiten
 - , abgeleitete 4
 - , amerikanische 7
 - , gesetzliche 4
Mischgastauchen
 - , Atemgasversorgung 126
 - , Behandlung von Dekompressionskrankheiten 219
 - , Dekompression 179, 180
 - , Notfallprozeduren 196
 - , Tauchsystem 120, 130
 - , Tauchverfahren 124

Narkotisches Potential 27
Nullzeiten 107

Offshore
- , Arbeitsbedingungen 246
- , Arbeitstechniken 253
- , Personalqualifikation 242
- , Taucheraktivitäten 251
- , Unfälle 282
- , Verantwortlichkeiten 237
- , Vergütungsrahmen 248

Partialdruck
- , Gesetz 36, 37
- , von Kohlendioxid 28
- , von Sauerstoff 20, 25
- , von Stickstoff 25, 26

Radioaktivität 143
- , Abschirmung 149
- , Einheiten 147
- , Quellen 148

Reinheit von Gasen 48

Sättigungstauchen
- , Atemgasversorgung 133
- , Dekompression 198
- , Exkursionen 203
- , Heliox 29, 136
- , Tauchsystem 130, 133
- , Tauchverfahren 126

Sauerstoff 20
- , Giftigkeitsvergleichsdosis 23
- , Handhabung 54
- , reiner 23
- , Toleranzgrenzen 51
- , Toxizität 20, 22, 122, 198

Sicherheit
- , ausländische Gesetze 235
- , deutsche Gesetze 232
- , Gesetzgebung 229
- , beim Tauchen 241

Stickstoff 25

Taucheraktivitäten
- , während der Exploration 271
- , bei Inspektionen 279
- , Offshore 251
- , während der Produktion 274

Taucherkrankheiten 204

Tauchgase
- , Reinheitsstandards 50
- , narkotisches Potential 27

Tauchglocken
- , Dekompression 193
- , geschlossene 117, 135
- , offene 116

Tauchsystem
- , für Sättigungstauchen 130, 133
- , geschlossene Tauchglocke 135
- , für Teilsättigungstauchen 120

Tauchverfahren
- , autonome 106
- , 1 bar 105
- , Mischgas 124
- , Nitrox 121
- , oberflächenversorgte 112
- , Sättigungs- 126
- , Übersicht

Tauchzeiten 107, 113, 123

Überlebenszeit im Wasser 11

Volumenbestimmung 57

Wärmeleitfähigkeit
- , von Helium 29, 129
- , von Kohlendioxid 28
- , von Luft 27
- , von Sauerstoff 20
- , von Stickstoff 25

- , von Wasserstoff 32
Wasser
- , akustische Eigenschaften 12
- , optische Eigenschaften 13
- , thermodynamische Eigenschaften 9
- , Druck 88, 89
Wasserstoff 32, 138

Zündfähigkeit
- , von Wasserstoff 32, 138

MIX
Papier aus verantwortungsvollen Quellen
Paper from responsible sources
FSC® C105338

If you have any concerns about our products,
you can contact us on
ProductSafety@springernature.com

In case Publisher is established outside the EU,
the EU authorized representative is:
Springer Nature Customer Service Center GmbH
Europaplatz 3, 69115 Heidelberg, Germany

Printed by Libri Plureos GmbH
in Hamburg, Germany